DR. MED. MATTHIAS MANKE

DOKTOR DRAUSSEN

Bewegung in der Natur –
die beste rezeptfreie Medizin

Inhalt

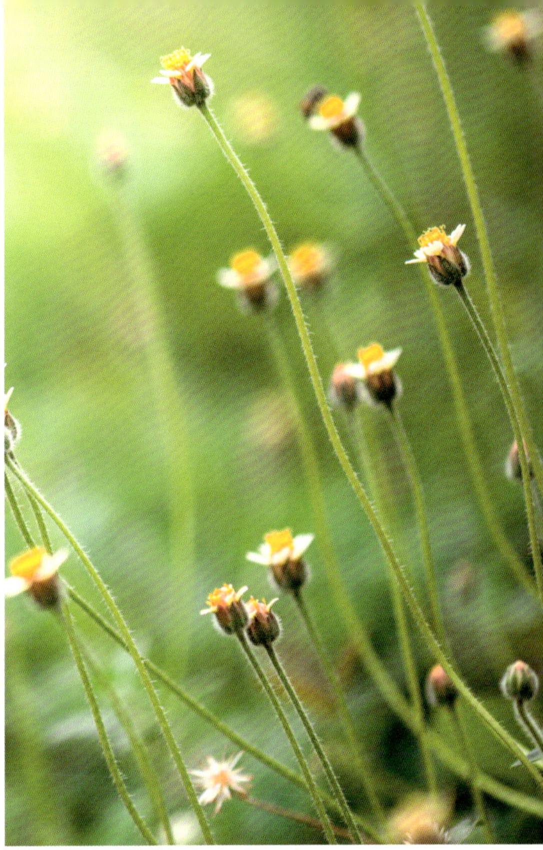

Vorwort 5

Kapitel 1

Was ist so gut an Doktor Draußen? 6

Natur – die beste Medizin ohne Rezept 8

Die Heilkraft der Natur 14

Mit nackten Füßen unterwegs 24

Erholung pur: In die Sterne gucken 28

Kein Abenteuer ohne Risiko 30

Die kleine Doktor-Draußen-Apotheke 36

Kapitel 2

Die Natur als Heilanstalt 42

Mit Bewegung vorbeugen und heilen 44

Test: Welcher Draußen-Typ bist du? 60

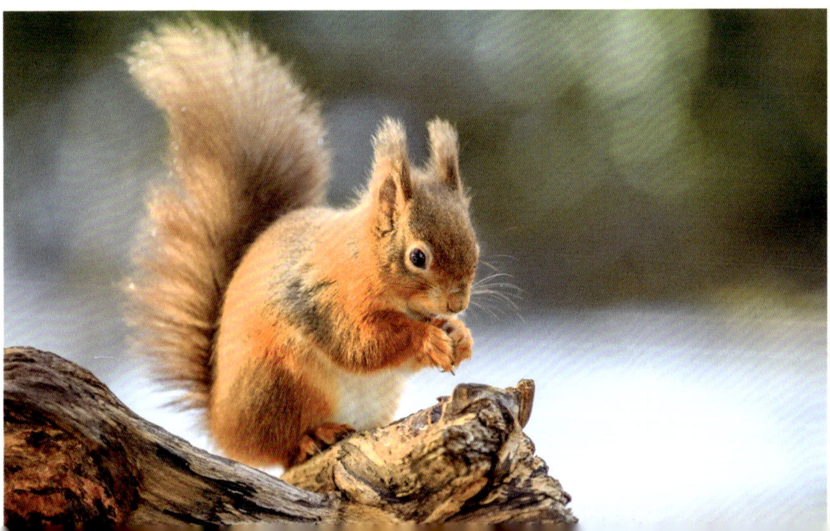

Kapitel 3

Ab nach draußen zum Sport 62

Draußen fühlt es sich besser an 64
Einfach loslegen: Auf geht's ins Grüne 66
Anleitung zum Waldbaden 68
Die Checkliste für Wandertouren 72
Auf ins kühle Nass 92
10 goldene Regeln beim Wasserspaß 94
Ohne Frust in den Frost 110

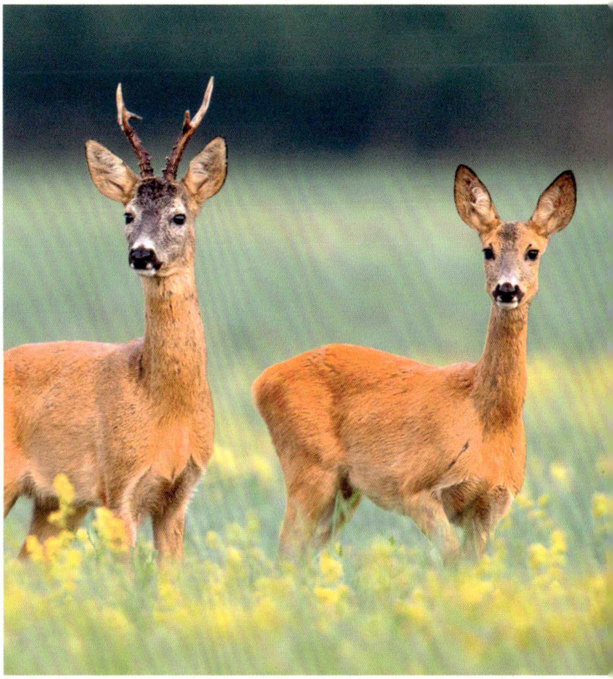

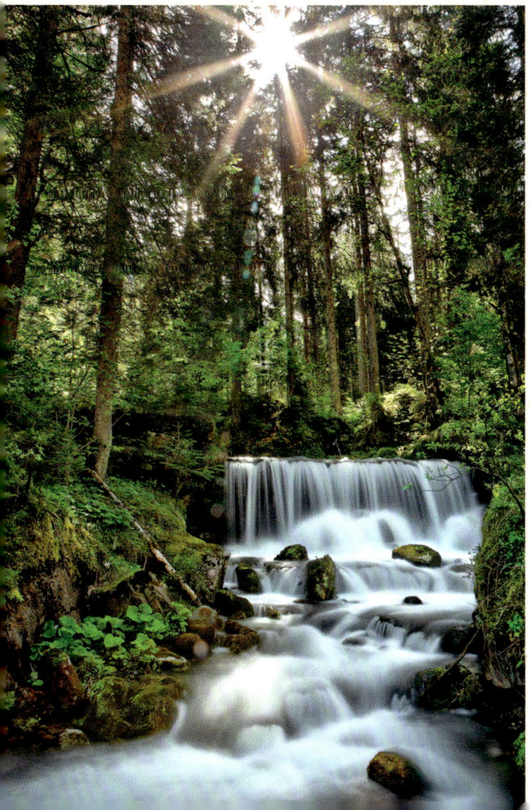

Kapitel 4

Green Exercises – los geht's 118

Test: Bist du fit für Green Exercises? 120
Übungen für Anfänger 122
Übungen für Fortgeschrittene 145
Dehnübungen 163
Nordic-Walking-Übungen 174

Danksagung 179
Register 180
Impressum 182

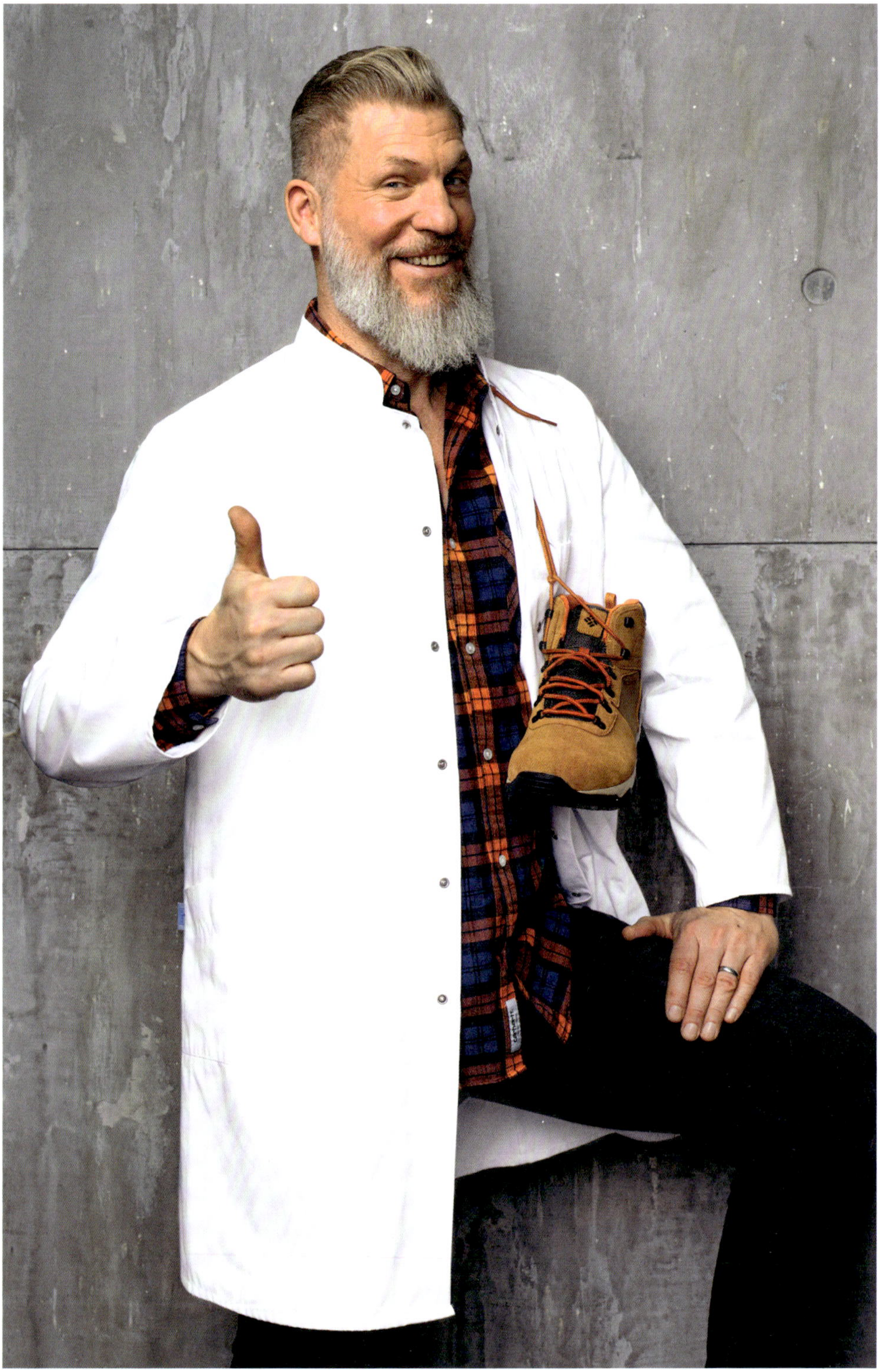

Willkommen im Grünen

Wir leben in einer gestressten Gesellschaft. Zwei von drei Menschen geben in Umfragen an, dass sie sich zumindest manchmal überfordert fühlen. Die alltäglichen Anforderungen in Beruf, Freizeit, Partnerschaft und Familie machen uns immer mehr zu schaffen. Es ist einfach zu viel in zu wenig Zeit zu tun. Gleichzeitig nimmt die Zahl der chronischen Erkrankungen zu. Bereits 40 Prozent der Bevölkerung leiden unter Zivilisationskrankheiten wie Bluthochdruck, Diabetes, starkem Übergewicht, Arthrose und Rückenschmerzen. Die fortschreitende Digitalisierung macht das nicht besser. Computer, Smartphone, Laptop, Fernseher – all die digitalen Ablenkungen helfen keineswegs. Im Gegenteil: Sie schaffen zusätzlichen Freizeitstress und verhindern, dass wir das tun, was ziemlich jedem sofort helfen würde: mehr rausgehen und mehr bewegen.

ALLHEILMITTEL GEGEN STRESS

Beides lässt sich hervorragend miteinander verbinden. Körperliche Aktivitäten an der frischen Luft sind ein Allheilmittel gegen Stress, Schmerzen, Ängste, Beschwerden, Krankheiten und schlechte Laune. Unter freiem Himmel finden wir genau das, was uns fehlt: innere Ruhe, neue Kraft und Gelassenheit. In der Natur werden wir zufriedener und gesünder, wenn wir all die Möglichkeiten nutzen, die uns eine grüne Umgebung in Kombination mit Bewegung bietet. Für dieses Buch bin ich in die Rolle von Doktor Draußen geschlüpft, um dir zu zeigen, was du im Grünen alles anstellen kannst. Ich erzähle von meinen eigenen Erfahrungen. Von Veränderungen, die ich bei mir selbst erlebt habe, seit Rausgehen ein fester Bestandteil meines Lebens ist. Mein Programm reicht vom Gassigehen in Wattenscheid bis zum Wellenreiten auf Norderney. Du wirst erfahren, wie Bewegung draußen im Einzelnen wirkt und welche wissenschaftlichen Erkenntnisse es dazu gibt. Wenn du noch auf der Suche nach einem passenden Outdoor-Sport bist, findest du Anregungen für Wald, Wiesen, Wasser und Schnee. Falls du nicht länger herumprobieren möchtest, ziehe los, suche dir ein Stück Wald und absolviere ein paar Übungen, wie ich sie dir am Ende dieses Buches zeige.

OHNE TRAINER UND THERAPEUTEN

Finde einen Weg in die Natur – und damit auch zu dir selbst, lautet meine Doktor-Draußen-Mission. Das Praktische an der Sache: Für leichten Sport im Grünen brauchst du weder Trainer noch Therapeuten. Die besten Orte zum Wohlfühlen liegen (fast) vor der Tür. Sie stehen dir kostenlos zur Verfügung. Unter freiem Himmel kannst du große und kleine Abenteuer erleben. Du musst nur bereit sein, einfach loszulaufen!

Auf geht's!

Dein Matthias Manke

Kapitel 1

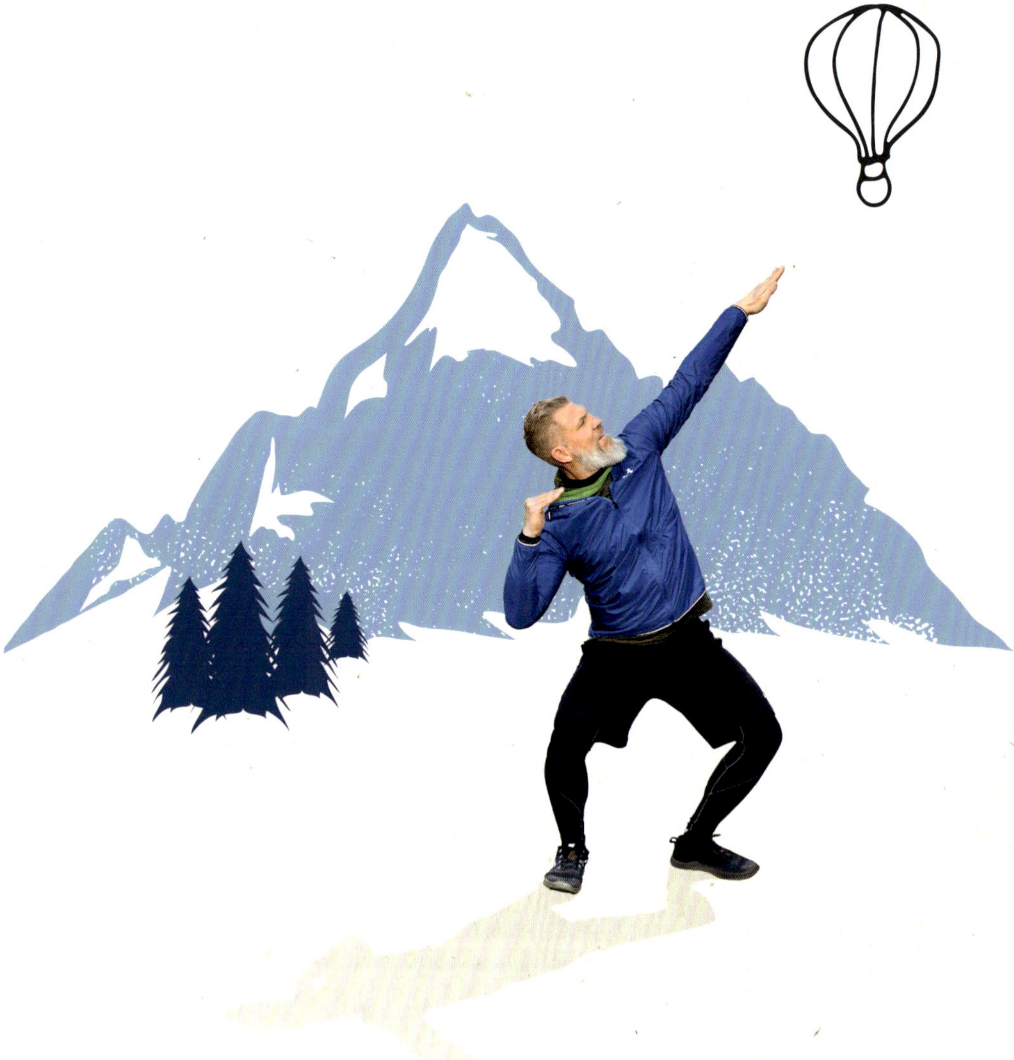

Was ist so gut an Doktor Draußen?

Bewegung in der Natur bietet schier unendliche Möglichkeiten, sich selbst etwas Gutes zu tun – und das für Körper, Geist und Seele gleichermaßen! Sie hilft und heilt bei einer Vielzahl von Krankheiten – ganz ohne unerwünschte Nebenwirkungen!

Also: Raus an die frische Luft und unter freiem Himmel die natürliche und rezeptfreie Powermedizin genießen!

Natur – die beste Medizin ohne Rezept

Bewegen, erholen, Energie tanken und den Kopf frei bekommen – für mich als Doktor Draußen wirkt die Natur wie ein Heilmittel gegen Zivilisationsmüdigkeit und Krankheiten. Was ich als Kind zur Strafe tun musste, ist heute Balsam für meinen Körper und meine Seele. Draußensein bietet alles, was der gestresste moderne Mensch braucht, um gesund zu bleiben.

„Zur Strafe musst du raus!" Das waren die Worte meiner Mutter, als ich zwölf Jahre alt war und mal wieder irgendeinen Mist gebaut hatte. Du liest richtig: Es gab keinen Stubenarrest. Ich wurde nicht in mein Zimmer geschickt, sondern einfach vor die Haustür. Dort saß ich die Zeitstrafe mit Frischluft ab. Wenn ich ein paar Jahre früher das Licht der Welt erblickt hätte, wäre ich wahrscheinlich losgezogen, um mit den Jungs aus der Nachbarschaft zu spielen und hätte ganz vergessen, dass ich ja eigentlich im offenen Vollzug unterwegs war. Draußen zu sein war aufregend. Doch die Zeit spielte gegen mich. Das Rausmüssen tat mir weh.

Denn mit Einführung meines ersten Computers – viele von euch kennen bestimmt noch den Commodore 64 – zog ich es vor, meine Freizeit drinnen zu verbringen. Das neue Medium war für mich viel interessanter als die Straßen, Wälder und Wiesen draußen, die ich schon kannte. Was mir und meinen Eltern damals noch nicht bewusst war: Wir standen am Anfang der digitalen Gesellschaft – und ich war einer der Ersten, der ihren Verlockungen verfallen war. Ich hockte stundenlang am Computer; Sitzen wurde meine liebste Freizeitbeschäftigung. Zwar war noch nicht an Instagram, Facebook, Twitter und Co. zu denken, aber mit den vielen Computerspielen ließ sich prima Zeit totschlagen. Drinnen waren die Jahre der Brettspiele im Kreis der Familie vorbei. Nach draußen wollte ich nicht mehr.

ZEITVERZÖGERT IN DIE NATUR

Hätte damals jemand meinen Eltern erzählt, dass ich eines Tages ein Buch über die Natur als beste rezeptfreie Medizin schreiben würde, Mama und Papa hätten herzlich gelacht. Ich selbst hätte es auch nicht geglaubt. Inzwischen bin ich aber froh, dass ich den Absprung in die Natur doch noch geschafft habe, wenn auch zeitverzögert um ein paar Jahrzehnte.

Dabei fing alles gut an: Meine Mutter und mein Vater waren schon immer sehr naturverbunden. Was machen junge Eltern, wenn das Kind gerne und gut schreit? Klar, sie gehen mit ihm an der „frischen Luft"

spazieren. Kleiner Hinweis für alle, die unser Revier nur mit Ruß auf weißer Wäsche im Garten verbinden: Bereits 1974 war das Ruhrgebiet schon sehr grün.
Im Kinderwagen konnte ich entspannt atmen, bis mein kleiner Bruder eintraf und mir die Liegeposition streitig machte. Mit zwei Jahren musste ich laufen. Mir blieb nichts anderes übrig. Das wäre heute undenkbar. Wenn ich mich so umsehe, werde ich das Gefühl nicht los, dass viele Kinder demnächst noch in die Grundschule geschoben werden. Sie sitzen häufig so lange in der Karre, dass die Füße schon fast über den Asphalt schleifen.
Ich lief tatsächlich ohne Handy oder Tablet. Einfach konzentriert auf mich und den Weg vor mir. Rückblickend weiß ich, dass mir das keineswegs geschadet hat. Heute sehe ich in jedem zweiten Kinderwagen ein Kleinkind, das gebannt auf das eigene Tablet starrt, während die Mutti, ebenfalls am Smartphone klebend, den Sprössling durch den Ort chauffiert. Ich hatte und brauchte damals nicht viel. Was ich aber hatte, war ein Auge für die Natur. Denn ohne Ablenkung ist dort echt was los für Kinder.

EINFACH NUR AUFREGEND

Für meine Eltern war es eine Herausforderung, für mich und meinen Bruder einfach nur aufregend: Wir entfernten uns oft aus der Umgebung unserer Erziehungsberechtigten und erkundeten die Welt. Wir kletterten auf Obstbäume im Garten unserer Oma. Wir spielten Verstecken im nahe gelegenem Rahmer Wald. Wir machten Wettrennen mit unseren Freunden. Im Winter fuhren wir mit unseren Schlitten den „Todesberg“ herunter, eine schwache Anhebung in unserem Vorort, die uns groß vorkam. Meine Eltern spielten mit uns Federball, Tischtennis und ließen uns Fahrrad fahren. Wir waren also viel draußen und immer in Bewegung.
Nicht einmal im Familienurlaub hatten wir unsere Ruhe. Ab nach Spanien und zwei Wochen am Strand liegen? Das gab es für uns nicht. Denn meine Eltern machten lieber in Deutschland Urlaub. Sie hatten die Welt schon bereist, bevor wir Kinder kamen und wollten mit uns auf sicherem Terrain bleiben. Los ging es an der Nordsee in Wyk auf Föhr und später bis hinunter nach Inzell bei Traunstein. Ich habe die gesamte Naturpalette kennengelernt, allerdings – typisch Kind – nicht in dem Maße wertgeschätzt, wie ich es jetzt tue.

REICHLICH PLATZ ZUM AUSTOBEN

Dafür konnte ich die Grundlagen später bei meinen eigenen beiden Kindern legen. Als ich selbst Vater war, fuhren wir mit der Familie – na klar – erst einmal nach Föhr. Also muss ja etwas Positives hängen geblieben sein. Die Nordseeinsel bietet Strand, Meer und Binnenlandschaft mit vielen Wiesen und Feldern. Also reichlich Platz, um sich auszutoben. Der Vorteil auf einer Insel ist: Man geht schwer verloren. Eltern müssen nicht mehr tun, als ihre Kinder im Blick zu haben, damit sie nicht von Strömungen überrascht werden. Da lässt sich auch mal ein nordfriesisches Bier im Strandkorb genießen.
Als Kind buddelst du stundenlang im Sand, baust Staudämme, fängst Seesterne und Krebse, die du später wieder in die Freiheit entlässt, rennst hin und her, jagst Drachen

in die Luft und bist am Ende des Tages herrlich erschöpft. Du schläfst früh ein und im besten Fall die ganze Nacht durch. Ein Vorteil für Eltern, den ich erst als Vater so richtig erkannt habe.

Was meine Eltern damals vielleicht nicht wussten, ist mir als Arzt mittlerweile bestens bekannt: Je mehr natürliche Reize auf ein Kind einwirken, umso besser ist seine motorische und geistige Entwicklung. Unser Körper braucht permanente Reize, um sich zu entwickeln. Das gilt auch noch im hohen Alter. In einer reizlosen Umgebung verkümmert der Mensch. Meine Eltern haben mir mein Leben lang viele Reize gegönnt und dabei auch selbst von der Natur profitiert.

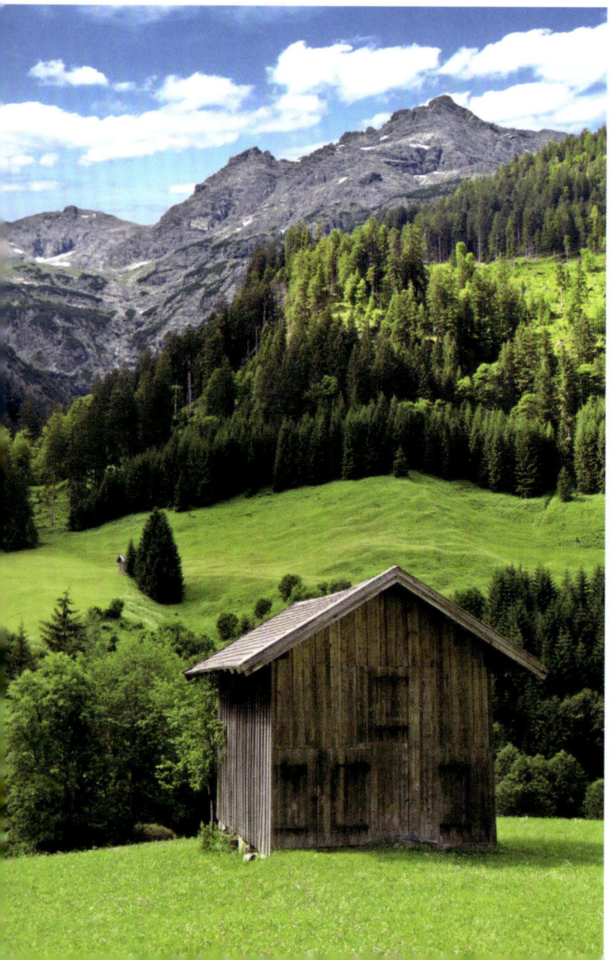

Meine Mutter war Finanzbeamtin und mein Vater diplomierter Betriebswirt in einem großen Stahlunternehmen. Beide arbeiteten im Büro. Immer die gleiche Arbeit in der gleichen Umgebung. Wenn man von Montag bis Freitag an der gleichen Stelle sitzt, möchte man mal Abwechslung haben. Auch wenn das Ruhrgebiet seine schönen Seiten hat: Es gibt keine Berge. Aber genau die hatten es meinen Eltern irgendwann angetan. So reiste die Familie Manke im beigefarbenen Mercedes zum Wandern nach Bayern.

WANDERN MIT ERLEBNISSEN

Wenn du als Kind zum ersten Mal zum Wandern fährst, kannst du dir noch nichts Konkretes darunter vorstellen. Das ändert sich jedoch schlagartig nach dem ersten Wandertag. Denn dann ist dir bewusst geworden, dass es sich beim Wandern um unendlich langes Laufen handelt mit dem Ziel, letztendlich wieder am Startpunkt anzukommen. Für Kinder kann das eine deprimierende Erkenntnis sein. Aber meine Eltern schalteten damals schnell und sorgten unterwegs für genug Abwechslung. Mal sammelten wir Naturschätze wie einen besonders schönen Stein oder einen Riesen-Tannenzapfen. Dann durften wir auf umgestürzten Baumstämmen oder Mauern am Wegesrand balancieren. Wenn wir klagten „Ich kann nicht mehr laufen“, fanden meine Eltern einen passenden Wanderstock unter herabgefallenen Ästen. Oder wir suchten einfach essbare Beeren. Gegen Langeweile halfen kleine Spielchen oder andere Events. Highlight war das Einkehren auf einer Alm. Denn da gab's eine eiskalte Spezi. Was habe ich dieses Getränk genossen – und tue es auch heute noch, wenn auch meist in der „Zero"-Ausführung.

LIEBER IN DISCOS UND BARS

Motivierend waren damals auch die vielen Stempelstationen. Auf jeder Wandertour konnte man seinen Wanderpass abstempeln. Am Ende des Urlaubs gab's dafür eine Anstecknadel in Bronze, Silber oder Gold. Anfangs reichte es natürlich nur für Bronze, mit fortgeschrittenem Alter haben wir dann auch schon mal Silber geschafft. Später nahm ich einfach ein Mountainbike zu Hilfe, mit dem ich die Wanderwege abfuhr. So kam ich immerhin zum ersehnten Gold.

Das wurde dann auch der Übergang meiner Wanderphase zur Radfahrerkarriere. Zwar fehlten mir zu Hause im Revier die Berge, aber ich war trotz beginnender Digitalisierung mit meinen Freunden wieder draußen. Wir erkundeten mit dem Rad fast jede Ecke meiner Geburtsstadt Dortmund. Der Bewegungsdrang unter freiem Himmel endete mit dem Führerschein. Mein Drahtesel wurde gegen einen Volkswagen Jetta eingetauscht. Mit dem Draußensein war erst einmal Schluss. In der Freizeit spielte ich Volleyball in der Halle, lernte an der Uni und zu Hause fürs Studium. Am Wochenende fand man mich eher in Discos und Bars als im Wald.

Das änderte sich, als erst die Tochter und ein wenig später der Sohn auf die Welt kamen. Nun nutzte ich die bereits aufgeführten Vorteile der Aufenthalte in Deutschland mit Draußen-Aktivitäten – nur in der Vaterrolle. Meine Kinder durchlebten also zwangsweise meine eigene Entwicklung draußen mit Urlaub an der See und im Gebirge. Schon jetzt kann ich feststellen, dass es ihnen keineswegs geschadet hat. Ganz im Gegenteil: Sie wissen es zu schätzen. So haben mein Sohn und ich im letzten Sommer auf Norderney einen Wellenreiterkurs absolviert. Was mich betrifft, war der Erfolg ausbaufähig, aber die Luft hervorragend. Die Sonne im Gesicht, die raue Nordsee um einen herum. Dann mit ein wenig Glück die Balance auf dem Brett halten und auf der Welle stehen, das ist schon ein tolles Gefühl. Das Wichtige für meinen Körper bestand darin, dass ich ihn wieder neuen Reizen aussetzen konnte.

WARUM DRAUSSENSEIN BERUHIGT

Während ich die Natur in der ersten Hälfte meines Lebens vor allem nutzte, um mich zu bewegen, etwas zu erleben und körperlich aktiv zu sein, kommt inzwischen eine weitere Funktion dazu, die für mich noch wichtiger ist: Draußensein beruhigt mich. Die Natur ist ein unverzichtbarer Ausgleich zu meinem Alltag im Beruf. Wie einst meine Eltern stecke auch ich mittlerweile fest im täglichen Arbeits-Hamsterrad. Wer meine Praxis kennt, weiß, dass das wörtlich gemeint ist.

Denn meine Räume haben einen runden Flur, durch den ich mindestens 30-mal am Tag im Kreis laufe. Ich fange morgens um halb acht an; mit Glück endet die Sprechstunde abends um halb sieben. In der Mittagspause arbeite ich am Schreibtisch. Zu Hause bin ich bemüht, mein Wissen in Bücher umzusetzen oder Vorträge und Fernsehauftritte vorzubereiten. Alles in allem besteht der Tag aus viel Arbeit.

Da muss ein Ausgleich her. Ich versuche zwar, mich regelmäßig auf die Rudermaschine zu setzen, aber das fällt mir leider mit zunehmendem Alter schwerer, weil ich mich an meinen früheren Zeiten messe. Eher zufällig kam ich auf ein neues Hobby. Meine Frau zwang mich immer mal wieder zu Wochenendausflügen. Nicht etwa zum Shoppen in die Metropolen Europas, sondern ganz einfach zum Wandern an Orte, wo man abschalten kann. Mal ins nahe gelegene Sauerland durch die Wälder, mal hoch an die Nordsee nach Cuxhaven ins Watt. Das Ziel: laufen, durchatmen, Zweisamkeit genießen und mal was anderes sehen.

ENDLICH MAL NUR STILLE

Also kein Arzt-Patienten-Gespräch, keine immer neuen Gesichter, die fast im Minutentakt wechseln. Mal nicht die Praxisdecke über dem Kopf. Stattdessen ganz andere Gerüche, neue Bewegungen, frische Eindrücke – und vor allem: endlich mal Stille. Denn still war es jahrelang nicht in meinem Kopf. Da laufen immer Dinge ab, die viel Aufmerksamkeit erfordern. Richtig frei von Gedanken sein? Dazu kommt es bei den meisten Menschen selten. Irgendwas beschäftigt uns immer, auch wenn wir gerne mal abschalten würden.
Die schnelle und digitalisierte Welt macht das keineswegs leichter. Ein Feierabendbier, ein Glas Wein, ein gutes Essen oder Beine hoch vorm Fernseher – solche Genüsse rechtfertigen wir gerne als notwendige Belohnung oder Entspannung. Doch wenn wir ehrlich sind, müssen wir zugeben: Das Glück bleibt danach nur kurz. Der Kopf wird nicht frei. Der Erfolg ist zeitlich begrenzt. Wir lassen uns von ungesunden Reizen regelrecht betuppen.
Anders kann das bei Ortswechseln werden. Abstand vom Alltag eröffnet neue Perspektiven. Kopf und Körper können in der Natur wirklich abschalten. Wenn ich durch den Wald gehe, ist das ein tolles Erlebnis für alle Sinne. Hören, sehen, riechen, schmecken, anfassen. Die Gerüche der vielfältigen Fauna, die Farbpalette der Bäume und die Geräusche, die Wind und Waldbewohner machen, haben eine beruhigende Wirkung auf mich. Gleichzeitig bewege ich meinen Körper und gönne ihm damit den erforderlichen Ausgleich zum Arbeitsalltag. Nicht genutzte Muskeln werden mal wieder belastet, die Lunge nimmt frische Waldluft auf. Je nach Steigung müssen Herz und Kreislauf auch mal aus der Komfortzone.
Selbst meine Füße steigen gerne aus den Wanderstiefeln heraus, um einen klaren Gebirgsbach zu begrüßen oder bei Ebbe im Wattenmeer von Cuxhaven-Duhnen durch den Schlick zu stapfen. Nicht umsonst wird der sandige Boden im Watt für Pflegeprodukte mit hautberuhigender Wirkung genutzt.
Stundenlang durchs Watt gehen, keine Gespräche führen, die Augen entspannen und den Wind im Gesicht zu spüren – du kannst mir glauben, das ist erholsam für Körper und Seele. Von einem Wochenendtrip an die Nordseeküste zehre ich im Alltag noch lange.

ZEITFRESSER BEKÄMPFEN

Wenn du dir Zeit dafür nimmst, wirst du merken, dass Achtsamkeit und Natur sich wunderbar miteinander vereinbaren lassen. Doch wie die meisten berufstätigen Menschen frage auch ich mich: Woher Zeit nehmen, wenn sie einem nicht zufliegt? Ich versuche deshalb, unvermeidbare Zeitfresser wie meine Arbeit konsequent zu erledigen und unnötige zu streichen. So kann ich mir kleine Reserven fürs Wochenende schaffen. Ich lese am Strand oder auf der Almhütte ein Buch, lasse aber TikTok und Co. wegen Hirnüberflutung und Suchtgefahr links liegen. Mit anderen Worten: Ich halte mich fern von unproduktiven Freizeitbeschäftigungen, die Müll fürs Gehirn sind und meine Leistungsfähigkeit negativ beeinflussen. Wann hast du dir das letzte Mal Zeit für dich selbst genommen? Bist raus in die Natur gegangen, spaziert, gewalkt oder gejoggt und hast dein Smartphone ausgestellt? Wann hast du das letzte Mal ein Blatt angefasst, einen Baum berührt oder bist barfuß über eine Wiese gelaufen? Was für unsere Vorfahren Alltag war, ist für die meisten von uns mittlerweile das Unbekannte. Dabei ist die Natur die beste rezeptfreie Medizin, die es gibt. Sie hat einen positiven Einfluss auf verschiedene Erkrankungen wie zum Beispiel Arthrose, Asthma, Allergien, Diabetes, Bluthochdruck, Depressionen, Herz-Kreislauf-Erkrankungen, Rückenschmerzen und Übergewicht.

MIT NACHHILFE VOM HUND

Um an die frische Luft zu kommen, musst du nicht unbedingt an die See oder ins Gebirge reisen. Oft finden sich in der näheren Umgebung schöne Fleckchen Erde für einen ausgedehnten Spaziergang mit ein paar Bewegungsübungen. Man muss sich nur umschauen. Ich brauchte für diese Erkenntnis ein wenig Zeit – und einen Hund.

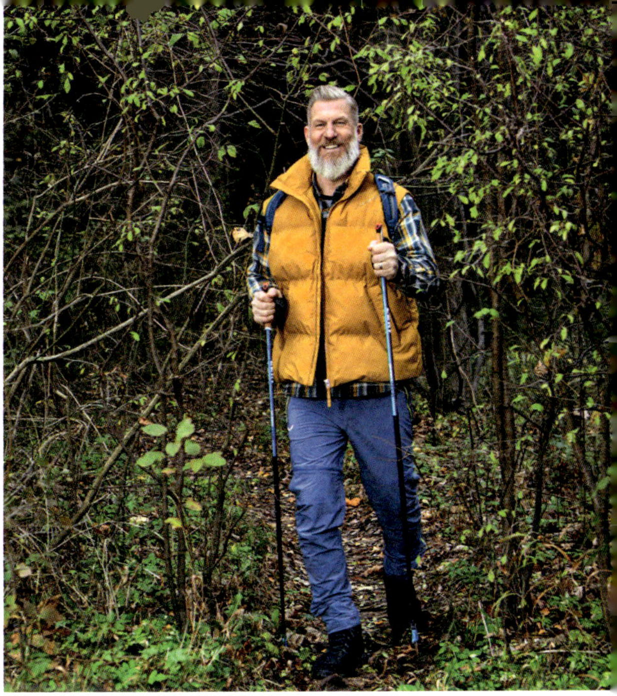

Meine Arbeit in der Mittagspause musste ich vor einem Jahr glücklicherweise einstellen, weil ein neues Familienmitglied einzog: ein Riesenschnauzer. Mir war vor der Hundeadaption nicht bewusst, dass wir uns für ein Modell mit großem Bewegungsdrang entschieden hatten, der noch dazu aus einer Sportlinie kommt. Zuerst hat er mich nur durch den Ort begleitet. Doch das wurde uns beiden irgendwann zu langweilig. Etwas weiter draußen in der Natur gehen wir mittlerweile bei jedem Wetter zwischen Feldern und genießen die Ruhe. Das Smartphone bleibt still. „Bei Regen ist das ja ungemütlich“, höre ich oft. Doch das stimmt nur auf den ersten Blick. Für mich gilt immer noch der Spruch meiner Mutter „Es gibt kein schlechtes Wetter, sondern nur unpassende Kleidung“. Da muss ich ihr zustimmen.

Die Heilkraft der Natur

Wenn wir uns draußen in der Natur bewegen, spüren wir es instinktiv: Es geht uns gut. Wir fühlen uns wohl. Körper und Seele entspannen. Danach kehren wir gestärkt und erfrischt in den Alltag zurück. Die Heilkraft der Natur ist schon jahrhundertelang bekannt und lässt sich auch wissenschaftlich nachweisen.

Bewegung in der Natur macht die ohnehin großartigen Effekte des Sports noch größer. Der Draußen-Spaß bereichert unser Leben nicht nur emotional, sondern lässt sich auch in medizinischer Hinsicht nachweisen. Wer sich selbst Frischluft mit Bewegung verordnet, beugt vor gegen zahlreiche Zivilisationskrankheiten von Asthma und Arthrose über Bluthochdruck, Knochenschwund, Diabetes und Herzkreislauf-Erkrankungen bis hin zu Allergien und Übergewicht. Ob am Wasser, im Stadtpark, auf schneebedeckten Bergen, im dichten Wald, im Regen oder in der Sonne – wir profitieren von allem, was die Natur zu bieten hat. Ich empfehle Wälder, Parks, Flüsse, Seen, Berge, Mittelgebirge und jede grüne Fläche als rezeptfreie Medizin. Das ist übrigens keine Erfindung der Neuzeit. Schon immer hat die Natur uns völlig kostenlos mit Heilmitteln versorgt. Wir mussten (und sollten immer noch) nur bereit sein, sie zu finden.

GRUNDBEDÜRFNISSE ERFÜLLT

Schließlich erfüllt die Natur uralte Bedürfnisse der Menschen. Auf der einen Seite nach Freiheit und Abenteuer, auf der anderen nach Ruhe und Geborgenheit. Wer herausfinden möchte, warum der freie Himmel uns so guttut, landet auch bei der Verbindung zu unseren Urahnen. Wir können ans Wasser gehen, wenn wir die Weite suchen. Oder uns im dichten Wald verkriechen, wenn wir ein Dach brauchen, das uns behütet. Schon die Urmenschen suchten Deckung in der Vegetation, schützten sich unter Bäumen und Büschen vor zu viel Sonne und nutzen sie als Verstecke, um von dort aus erfolgreich zu jagen.

Dafür muss man heute nicht auf Fernreisen gehen und vermeintliche Paradiese suchen. Der Zauber liegt nicht in Dauersonnenschein und Wohlfühltemperaturen, bei denen wir uns möglichst wenig bewegen müssen. Erst frösteln und dann aus eigener Kraft wieder warm werden. Erst schwitzen, um sich anschließend im Wasser abzukühlen – der Wechsel, den die Natur uns bietet, ist viel reizvoller und gesünder als Aufenthalte in Umgebungen, die keinerlei Abwechslung zwischen kalt und warm bieten.

Bei unterschiedlichen Temperaturen draußen zu sein, ist wie eine Kneippkur fürs Immunsystem.
Es gibt wenige Beschwerden, die sich nicht zumindest ein bisschen bessern, wenn wir unsere vier Wände verlassen und an die frische Luft gehen. Es ist so etwas wie eine intuitive Sehnsucht danach, natürliche Welten zu betrachten und zu erleben. Draußensein und Bewegung an der frischen Luft hellen die Stimmung auf, stärken die Abwehrkräfte und unterstützen die Heilung.

DIE FARBE GRÜN TUT GUT

Das klingt vielleicht etwas abstrakt, aber es lohnt sich, mal darüber nachzudenken: Wie wirken eigentlich Farben, Temperaturen, Atmosphären und Co. auf uns? Wenn du bereits zu den Freunden des Waldes gehörst, weißt du es längst: Grün zum Beispiel tut gut. Die Farbe steht fürs Leben. Sie signalisiert, dass es Wachsendes und Wasser gibt. Lange vor unserer Zeit war es lebenswichtig, die grünen Ecken zu entdecken. Bis heute empfinden wir im Grünen Glück und Zufriedenheit, haben das Gefühl, dass alles gut ist. Wenn es um uns herum blüht und gedeiht, kann nicht viel schiefgehen.
Im Zuge des Klimawandels werden wir zunehmend mit Hitze zu kämpfen haben. Kleine Fluchten bieten Ausflüge in den Wald, ans Wasser und in höhere Regionen, wo es immer etwas kälter ist. An heißen Tagen ist es zum Beispiel unter Bäumen bis zu acht Grad kühler als zwischen Häusern in der Stadt. Damit es in den Metropolen nicht noch heißer wird, brauchen sie große Bäume, die Schatten spenden und Sonnenstrahlen reflektieren, um die Temperatur zu senken.

WASSER FÜR DIE ABWEHRKRAFT

Wenn Flüsse rauschen oder Bäche vor sich hinplätschern, hat das ähnliche Effekte wie der Blick ins Grüne: Die Herzfrequenz sinkt, Alltagsprobleme rücken gedanklich in den Hintergrund. Innere Zufriedenheit macht sich breit. Wasserlandschaften stehen in der Natur für die Farbe Blau. Vor allem Wasserfälle haben es in sich. Aufenthalte dort sind nicht nur erfrischend, sie können auch heilen beziehungsweise Beschwerden lindern. Das liegt Forschungen des Instituts für Ökomedizin in Salzburg zufolge an Wasseraerosolen, die im Mikroklima eines Wasserfalls entstehen. Sogenannte negative Ionen, die im Sprühnebel hochkonzentriert sind, gelten als „Asthmaspray der Natur“. Weil sie extrem klein sind, dringen sie besonders tief in die Lunge und stärken dort die Abwehrkraft. Möglicherweise lindern sie Entzündungen und darüber auch Asthmabeschwerden. Ob Aufenthalte an Wasserfällen allerdings wirklich eine sinnvolle Therapie bei Asthma sind, ist bisher nicht ausreichend erforscht. Die Studienlage gilt noch als dürftig.

SCHNEE HELLT DIE STIMMUNG AUF

Der Winter bietet Bewegungsspaß im Schnee oder auf dem Eis. Hinzu kommt der reizvolle und gesunde Wechsel zwischen Wärme und Kälte („thermische Wechselreize“). Raus aus der warmen Wohnung, rein ins kühle Nass und dabei immer schön in Bewegung bleiben, damit es nicht zu kalt wird. Gerade in der dunklen Jahreszeit brauchen wir natürliches helles Licht und Luft als Kontrast zum Sofasitzen bei Kerzenschein. Die Atemwege werden bei Kälte besser durchblutet. Die Schleimhäute trocknen nicht so schnell aus. Lunge und Muskulatur sind stärker gefordert. Außerdem beugst du gegen Erkältungen vor. Im Winter neigen viele Menschen zu depressiven Phasen, weil sie zu wenig Sonnenlicht bekommen und sich nicht genug bewegen. Auch dagegen hilft es, viel rauszugehen.

HEILSAME LANDSCHAFTSBILDER

Übrigens: Um mit der Heilkraft der Natur schneller gesund zu werden, musst du nicht einmal rausgehen. Forschungen aus Schweden zeigten schon vor mehr als dreißig Jahren, dass allein der Blick durchs Fenster ins Grüne heilende Prozesse fördert. Im Rahmen einer Untersuchung stellte sich heraus, dass Patientinnen und Patienten nach Operationen im Krankenhaus schneller wieder nach Hause konnten, wenn sie in einem Zimmer mit Blick in beruhigende Landschaften untergebracht waren. Sie benötigten auch weniger Schmerzmittel und blickten optimistischer in die Zukunft als Leidensgenossen, die auf karge Backsteinmauern blicken mussten. Das galt sogar nicht nur bei echter Natur. Selbst Landschaftsbilder von Wäldern und Flüssen an den Wänden führten zu ähnlichen Effekten.

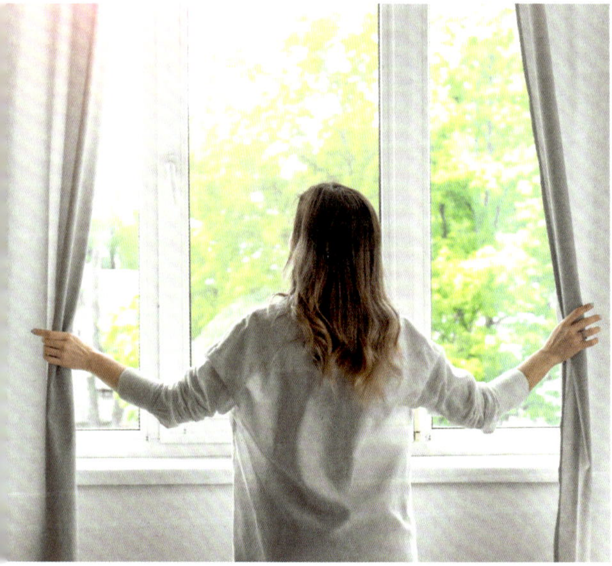

EINFLUSS AUF VIELE BEREICHE

Die Wirkung der Natur auf unser Wohlbefinden ist in vielen Punkten bereits gut erforscht. Dabei zeigt sich, in wie vielen Bereichen des Lebens Draußensein uns auch heute noch beeinflusst:

- Die Anzahl der Burn-outs steigt in Deutschland weiter an. Das liegt daran, dass wir nicht grenzenlos aufnahmefähig sind, trotzdem aber ständige Aufmerksamkeit von uns verlangen – bis es nicht mehr geht. Gelingt es in dieser Phase, zumindest in der Natur mal zur Ruhe zu kommen, lässt sich das **innere Ausbrennen** aufhalten. Denn draußen im Wald ist niemand gezwungen, aufmerksam zu sein, um tolle Leistungen zu erbringen. Der Akku des Lebens lässt sich auf diese Weise wieder aufladen und einen Burnout verhindern.
- **Gedächtnis und Konzentration** sind im Alltag viel gefordert. Kein Wunder, dass wir dabei ermüden. Ein Spaziergang oder andere Bewegungsformen an der frischen Luft schaffen schnell Abhilfe und schützen vor dauerhafter Informationsflut. Denn das

Gehirn wird dabei mit Sauerstoff versorgt und die Durchblutung verbessert. Die Denkleistung steigt. Schon nach fünf Minuten bessert sich draußen auch die Laune. Menschen, die regelmäßig in der Natur unterwegs sind, statt nur auf dem Sofa zu sitzen, werden seltener depressiv.

→ Frische Luft hilft gegen **übermäßigen Süßhunger.** Probiere es einfach mal aus: Sobald Heißhunger aufkommt, drehst du draußen eine Runde und die Riesenlust auf Schokolade schwindet. Das liegt daran, dass wir häufig zu Naschereien greifen, um die Stimmung ein bisschen aufzuhellen. Vor allem wenn die Sonne scheint, brauchst du draußen keine Süßigkeiten mehr, um Glückshormone zu produzieren.

→ Laut einer Studie der Universität Chicago gilt für Wohngegenden: Je weniger Bäume in Straßen, Gärten und Höfen stehen, desto größer ist das Risiko für **Zivilisationskrankheiten** wie Herz-Kreislauf-Schwäche, Bluthochdruck und Diabetes. Am Arbeitsplatz ist die **Zufriedenheit** höher, wenn hinter den Fensterscheiben Wälder zu sehen sind. Andere Untersuchungen zeigten, dass bei Menschen, die in der Nähe eines Waldes wohnen, die Gehirnregionen besonders aktiv sind, in der Stress verarbeitet wird.

→ Auch die Haut profitiert vom Draußensein. Dass dein **Teint schöner** wird, liegt nicht nur daran, dass du Farbe ins Gesicht bekommst und frischer aussiehst. Viel Sauerstoff regt auch die Zellteilung, die Durchblutung und die Versorgung mit Nährstoffen an. Bist du weniger gestresst, verlaufen Reparaturprozesse der Haut effektiver. Gerätst du ins Schwitzen, reinigt sich die Haut von innen.

→ Du liegst häufig müde, aber schlaflos im Bett? Das ist noch ein Grund, öfters mal rauszugehen. Je mehr du dich bewegst, desto besser wirst du schlafen. Treibst du draußen statt drinnen Sport, wirst du dabei entspannter. Frische Luft macht zusätzlich müde und Draußenaufenthalte bei hellem Tageslicht helfen dabei, in einen festen und **gesunden Schlafrhythmus** zu gelangen.

→ Wer seine Gesundheit noch intensiver pflegen will, bleibt nicht nur auf dem platten Land, sondern steigt hoch hinaus. Bergaufgehen ist gutes Training für Herz und Lunge. Je weiter wir uns dem Himmel nähern, desto besser ist es für den Körper. Das Licht verändert sich, es wird kühler. Besonders in höheren Lagen herrscht **Reizklima,** das den Kreislauf ankurbelt. Die Luft ist sauberer. Allergiker freuen sich über weniger Pollen. Wichtig: Du solltest deine Grenzen kennen, denn wer zu schnell zu hoch emporsteigt, riskiert die gefährliche Höhenkrankheit (siehe Seite 34 f.), die sich aber leicht vermeiden lässt.

→ Bewegung draußen ist in der Regel ein **kostenloser und niedrigschwelliger Spaß,** solange du keine aufwendigen Sportarten betreibst. Du kannst fast überall unter freiem Himmel herumlaufen und -turnen, ohne Eintrittsgelder, Mitgliedsbeiträge oder teures

Equipment zu bezahlen. Im Idealfall sparst du noch mehr Kosten, weil du weniger Medikamente brauchst. Solange du dich nicht verletzt, gibt es garantiert keine unerwünschten Nebenwirkungen.

ZAUBERMITTEL TERPENE

Eine wichtige Rolle spielen dabei die sogenannten Terpene. Die organischen Verbindungen gehören zu den Zaubermitteln der Bäume für unsere Gesundheit. Sie sind für den Geschmack und den Geruch der Pflanzen verantwortlich, schützen Bäume, Büsche, Sträucher und Co. vor Schädlingen und locken Insekten zum Bestäuben an. Schon im Altertum wurden die chemischen Substanzen für ätherische Öle und Extrakte genutzt. Die Pflanzen tauschen über die Terpene Botenstoffe miteinander aus. Und wer zwischen ihnen wandert, atmet sie ganz nebenbei ein. Dabei sinkt der Blutdruck, Stress lässt nach. Der Lärm der modernen Zivilisation wird gedämpft. Stattdessen dürfen wir Vogelgezwitscher hören und lauschen, wie es in den Blättern rauscht. Erstaunlicherweise profitieren wir sogar von der Waldluft, wenn wir gar nicht im Wald stehen. Für eine Studie der Nippon Medical School in Tokio reicherten Wissenschaftler die Luft in Hotelzimmern für ihre Probanden nachts mit Waldluft an und erreichten die gleichen Effekte wie bei einem echten Aufenthalt in der Natur.

Mehr gesunde Zellen im Grünen

Um die positiven Effekte der Natur auf die Menschen zu belegen, gibt es immer wieder Untersuchungen. In Japan, wo das Waldbaden erfunden wurde, schickte man Probanden drei Tage in die Natur. In dieser Zeit senkten sie nachweislich ihren Stresspegel und bildeten mehr natürliche Killerzellen, die unter anderem Krebs bekämpfen können. Damit war der Beweis aber noch nicht erbracht, denn ein dreitägiger Urlaub kann auch allein Stress reduzieren, weil man aus dem gewohnten Alltagstrott mal herauskommt. Deshalb verglichen die Forschenden die Daten mit denen von Probanden, die drei Tage auf einen Städtetrip gehen durften. Das Ergebnis war eindeutig: In der Stadt bildeten sich keine neuen nützlichen Zellen, der Stresspegel blieb hoch. Eine Zeit im Wald ist also tatsächlich gesünder als eine Reise in die Stadt.

DRAUSSEN ZU SEIN IST BEI UNS NICHT SELBSTVERSTÄNDLICH

Wann warst du das letzte Mal draußen? Damit meine ich nicht den Weg zur Arbeit oder den Gang in den Supermarkt, sondern richtig und länger draußen sein, um dich zu bewegen und frische Luft zu schnappen. Während sich in südlichen Ländern das Leben oft vor der Tür abspielt, sind wir Deutschen meistens zurückhaltend mit Aktivitäten unter freiem Himmel. Ist doch klar, wirst du sagen, im Süden ist das Wetter ja auch besser als in unseren Gefilden. Außerdem bist du vielleicht auch davon überzeugt, dass Rausgehen gar nicht so wichtig ist. Drinnen haben wir es schließlich viel schöner, wärmer und trockener. Am Schreibtisch oder in der Werkshalle sind wir immerhin gegen Sonne, Regen, Schnee und Sturm geschützt.

Wenn wir dann nach Hause kommen, können wir im Wohnzimme auf der Couch entspannen. Kein Wunder, dass wir immer bequemer werden, wie die Entwicklung der letzten Jahre zeigt.

Satt werden ohne aufzustehen

„Sitzen ist das neue Rauchen", hieß es schon vor ein paar Jahren. Und daran hat sich bis heute nichts geändert. Wir müssen nicht mehr aufstehen und das Haus verlassen, um etwas Essbares aufzutreiben. Mittlerweile braucht man nur noch ein Smartphone mit vollem Akku, um loszulegen. Warum in den Supermarkt gehen, wenn ich alles bestellen kann und ein freundlicher Mensch mit seinem Elektromobil vorfährt, um mir lächelnd die Einkaufstüten zu überreichen? Warum Getränkekisten in die dritte Etage schleppen, wenn der Lieferdienst sie hochträgt und im gleichen Zug mein Leergut wieder mitnimmt? Warum gesund mit heimischen Produkten aus der Natur kochen, wenn ein Essensbote mir chinesisches, amerikanisches, italienisches oder griechisches Fast Food zügig auf den Tisch bringt? So verlieren wir keine Zeit, denn der Streamingdienst bietet die nächste Serie. Nachteil: Bei einem so bewegungslosen Leben fehlt der Ausgleich.

Die Muskeln verkümmern

„Wer rastet, der rostet" – das gilt heute mehr denn je. Was passiert mit unserem Körper, wenn wir nicht mehr herumlaufen, sondern nur noch herumsitzen? Wir nehmen eine Zwangshaltung ein. Schultern und Kopf neigen sich nach vorne, die Schulter-Nacken-Muskulatur wird die ganze Zeit gedehnt. Die Beine im Hüft- und Kniegelenk sind so angewinkelt, dass sich die hintere Beinmuskulatur verkürzt. Die Rückseite des Oberkörpers wird permanent überstreckt. Der Muskel kann seine eigentliche Aufgabe nicht mehr erfüllen. Im gesunden Zustand zieht er sich zusammen und lässt sich dehnen. Das muss abwechselnd passieren. Wenn wir aber bewegungslos in der Bude verharren, geben wir unseren Muskeln nicht das erforderliche „Futter". Sie verkümmern.

Zivilisationskrankheiten breiten sich aus

Stelle dir mal vor, die Steinzeitmenschen hätten sich nicht bewegt. Sie wären schnell in der Höhle verhungert. Zum Glück mussten sie raus und essen, was die Natur hergab. Das waren nicht nur Pflanzen und Beeren. Unsere Vorfahren konnten auch Tiere fangen und sich von deren Fleisch ernähren. Wir wären in Sachen Evolution nicht so weit gekommen, wie wir jetzt sind, wenn die Steinzeitmenschen sich nicht bewegt hätten. Wir tun aber mit unserer Bequemlichkeit so, als ob der Körper stundenlanges Sitzen ohne Folgeschäden übersteht. Da er das nicht macht, breiten sich Zivilisationskrankheiten wie Arthrose, Asthma, Allergien, Diabetes, Bluthochdruck, Depressionen, Herz-Kreislauf-Erkrankungen, Rückenschmerzen und Übergewicht immer weiter aus. Um das zu verhindern, müssen wir dagegen vorgehen und uns bewegen.
Warum verbringen wir bloß den ganzen Tag in klimatisierten Räumen mit künstlichem Licht bei trockener Luft und nehmen dann Vitamintabletten fürs Immunsystem,

statt rauszugehen und die Natur als Medizin zu betrachten? Was unseren Vorfahren gutgetan hat, verbessert unsere Gesundheit auch heute noch. Wir können unsere Umgebung direkt vor Haustür, bei Ausflügen oder im Urlaub mit Wald, Bergen, Wiesen und Seen zur ganz persönlichen Outdoor-Fitness-Area machen – ganz nach dem Motto „Go green!“ Bitte nicht vergessen: Unser Körper ist für Bewegung gemacht. Nicht umsonst lautet meine Maxime: Bewegen heißt leben.

ICH MUSS HIER RAUS!

Von morgens bis abends fast bewegungslos in künstlichem Klima und dazwischen nur ein paar Schritte zum Auto und zurück – den Alltag eines modernen Büromenschen hat die Natur eigentlich nicht vorgesehen. Kein Wunder, dass wir uns nicht wohl dabei fühlen. Ich denke oft nach meiner Sprechstunde: Ich muss hier raus! Das liegt nicht am Bewegungsmangel, denn ich habe meine Praxisräume so eingerichtet, dass mein Team und ich immer wieder Wege zu Fuß zurücklegen können. Es liegt am künstlichen Licht, am Raumklima, ja auch an den Ausdünstungen mancher Besucher und am alltäglichen Stress. Wenn ich in der Mittagspause und am Abend mit dem Hund spazieren gehe, fühle ich mich sofort besser. Ich kann die Arbeit hinter mir lassen und nehme Abschied vom Drinnensein.

Schwierige Diagnose bei umweltbezogenen Leiden

Es gibt eine Vielzahl von menschengemachten Umwelteinflüssen, die sich negativ auf unsere Gesundheit auswirken können. Dazu gehören in erster Linie in städtischen Gebieten chemische Stoffe wie Schwermetalle, Asbest, Weichmacher, chlororganische Verbindungen, Luftschadstoffe wie zum Beispiel Ozon, Kohlenmonoxid, Kohlendioxid oder Pflanzenschutzmittel. Physikalische Einflüsse haben Lärm, UV-Strahlung, elektromagnetische Felder und Infraschall, also Krach, den wir gar nicht hören, weil er unterhalb der menschlichen Hörschwelle liegt. Hinzu kommt, dass sich gerade dort, wo viele Menschen auf engstem Raum wohnen, leben und arbeiten, natürliche Mikroorganismen wie Bakterien, Viren und Pilze tummeln, die Probleme bereiten können. In ländlichen Regionen dagegen machen Gräser und Pollen den Menschen oftmals zu schaffen.

Die Umweltmedizin befasst sich mit der Prävention, Diagnose und Behandlung von Krankheiten und Gesundheitsstörungen, die mit den genannten Umweltfaktoren in Verbindung gebracht werden. Sie analysiert die verschiedenen Faktoren, die einen schädlichen Einfluss auf unsere Gesundheit haben.

Viele wissen gar nicht, dass sie sich tagtäglich in einem Umfeld bewegen, das sie krank macht. Manch einer hat vielleicht Symptome wie Kopfschmerzen, Atemwegsbeschwerden oder Übelkeit, kann den Grund dafür aber nicht sicher einordnen. Oft wird das auf innere Ursachen beziehungsweise Erkrankungen zurückgeführt. Viele Beschwerden lassen sich aber auch auf giftige Bausubstanzen, Feinstaub, künstliches Licht oder Lärm zurückführen. Die Diagnose ist bei umweltbezogenen Leiden oft schwer, da sich meist keine erhöhten Schadstoffkonzentrationen im Blut, im Urin oder in inneren Organen nachweisen lassen.

Beschwerden durch Luftverschmutzung

Dass es solche Belastungen gibt, zeigt die ansteigende Zahl der Atemwegserkrankungen in den letzten Jahrzehnten. Immer mehr Menschen entwickeln asthmatische Beschwerden durch immer mehr Luftverschmutzung wie zum Beispiel mit Feinstaub, der im Straßenverkehr und in der Industrie erzeugt wird. Selbst wenn die Luft rein ist, können Chemikalien uns auf anderem Weg schaden – etwa über Ausdünstungen aus Produkten oder über die Haut. Bei der sogenannten Multiplen Chemikaliensensibilität (MCS) werden allgemeine Symptome wie Müdigkeit, Abgeschlagenheit, Atemprobleme oder Magen-Darm-Beschwerden durch niedrige Dosen ausgelöst. Die Betroffenen nehmen das wahr, tolerieren es aber, weil sie meist lange und vergeblich auf Ursachensuche gehen beziehungsweise gegangen sind.

Schimmelpilze machen krank

Auch Zigarettenrauch gehört zu den schädlichen Stoffen – und zwar nicht nur für die Raucher selbst, sondern auch für Passivraucher, also die, die danebenstehen und den blauen Dunst abkriegen. Meine Schwiegermutter ist seit Jahrzehnten Raucherin. Wer Menschen kennt, die regelmäßig zu Zigaretten greifen, weiß um den morgendlichen Raucherhusten. Bei ihr fing es damit auch an, später dehnte sich die Husterei auf den ganzen Tag aus. „Na klar, das liegt am Rauchen", hörte sie oft. Tatsächlich gelang es ihr, den Tabakkonsum zu reduzieren. Doch der Husten wurde schlimmer. Sie ließ sich untersuchen, es kam aber zu keinem Ergebnis.
Zufällig zeigte sich ein Jahr später im Esszimmer ein Schimmelpilz. Zuerst sah man nur eine kleine Stelle in einer Ecke an der Decke. Darunter war es jedoch viel schlimmer. Der Pilz hatte Wände und Decke großflächig befallen. An der Außenwand war ein Fallrohr defekt und Feuchtigkeit gelangte in die Wohnung. Die Wohnungsbaugesellschaft sanierte das kaputte Rohr. Das Esszimmer war wieder trocken, der Husten am Tag verschwand und auch der am Morgen ließ nach. Neben Farben, Lacken und verschiedenen Haushalts-Chemikalien ist Schimmelpilzbefall der häufigste Innenraumschadstoff.

Bei Röntgenstrahlen Risiken abwägen

Auch Strahlung, wie wir Ärzte sie bei Röntgen- oder Computertomographie Untersuchungen nutzen, ist schädlich. Daher unterliegen wir einer Strahlenschutzverordnung, der zufolge grundlegende Vorschriften zu beachten sind, die Patienten und Personal schützen. Wir müssen Risiko und Nutzen immer abwägen. Deshalb schicken wir nicht jeden sofort zum Röntgen, sondern warten in der Regel erst einmal ein paar Wochen ab. Das hat auch andere Vorteile, wie sich zum Beispiel bei Rückenschmerzen zeigt. Bei 80 Prozent der Beschwerden im Kreuz liegt die Ursache in den Muskeln, die im Röntgenbild gar nicht zu sehen sind.
Nach dem aktuellen wissenschaftlichen Stand geben Smartphones an sich noch

keine gefährliche Strahlung ab. Sie können aber trotzdem viel „Lärm" machen, der den Körper stresst.

Warnung vor Umweltsyndromen

Wie laut es um uns herum oft ist, bekommen wir meist gar nicht bewusst mit. Ob im Straßenverkehr oder am Arbeitsplatz – Krach macht auf die Dauer krank. Der Körper schüttet vermehrt Stresshormone aus, das Herz schlägt schneller, der Blutdruck steigt und damit auch die Gefahr, einen Herzinfarkt zu erleiden.

Die Umweltmedizin warnt mittlerweile auch vor sogenannten Umweltsyndromen. Beim Sick-Building-Syndrom („krank durch die Einflüsse eines Gebäudes") führen überheizte Räume mit schlechtem Luftaustausch, Dauergeräuschen, falsch eingerichteten Bildschirmarbeitsplätzen, chemischen Ausdünstungen oder Schimmelpilzsporen aus Klimaanlagen zu Kopfschmerzen, Abgeschlagenheit und Konzentrationsschwäche. Atemwege, Augen, Nase und Haut werden gereizt – einfach nur, weil wir drinnen sind.

Die Frage liegt natürlich nahe: Wie kann ich mich am besten gegen solche schädlichen Umwelteinflüsse schützen? Indem ich sie meide. Das gelingt am schnellsten und sichersten draußen. Weg vom Feinstaub, vom Lärm, vom schlechten Raumklima – rein in die Natur!

BITTE NUR KURZ SONNENBADEN

Einfach faulenzen und in der Sonne chillen? Es gibt kaum etwas Schöneres. Wir dürfen es sogar (in Maßen) aus gesundheitlichen Gründen genießen. Denn draußen bildet der Körper über Sonnenstrahlen auf der Haut das unentbehrliche Vitamin D, das wir unter anderem für starke Knochen, Muskeln und für ein fittes Immunsystem brauchen. Es gibt Hinweise, dass der Superstoff in gewissem Maße auch vor Krebs schützen kann und gegen bestimmte Formen von Depressionen hilft. Allerdings ist der Sonnenspaß idealerweise nur kurz. Bei Menschen mit heller empfindlicher Haut reichen dreimal fünf bis zehn Minuten in der Mittagssonne pro Woche, im Winter darf es etwas länger sein. Dunklere Hauttypen, die nicht so schnell einen Sonnenbrand bekommen, können ihre Haut 15 bis 30 Minuten ungeschützt der Sonne aussetzen. Diese Zeit reicht aus, um genügend Vitamin D zu bilden. Darüber hinaus schlägt das Sonnenbaden ohne Schutz schnell ins Gegenteil um: Es kann Hautkrebs auslösen und lässt die Haut vorzeitig altern. Wenn du dich gerne grillst, darfst du das nicht damit begründen, dass du ja Vitamin D brauchst.

Vitamin-D-Spiegel per Bluttest bestimmen

Wer viel draußen ist, ohne einen Sonnenbrand oder auch nur leichte Hautrötungen zu bekommen, befindet sich meist auf der sicheren Seite. Im Sommer klappt das in der Regel gut, im Winter haben aber mehr als die Hälfte der Deutschen zu wenig Vitamin D im Körper. Wer in der kalten Jahreszeit selten oder gar nicht rauskommt, kann den Spiegel mit Nahrungsergänzungsmitteln erhöhen. Aber Vorsicht, das Motto „Je mehr, desto besser" ist auch hier fehl am Platz. Die Supplementierung sollte nicht auf eigene Faust mit Präparaten aus der Drogerie geschehen, sondern in Absprache mit einer Ärztin oder einem Arzt. Die können den Spiegel des Sonnenvitamins per Blutuntersuchung bestimmen und bei der Dosierung beraten. Wir selbst merken meist nicht, wenn das Vitamin fehlt. Die Symptome sind unspezifisch. Müdigkeit oder Schmerzen in den Knochen treten oft auch aus anderen Gründen auf.

Ernährung und Solarien helfen nicht

Ansonsten sind die Möglichkeiten begrenzt. Über die Ernährung lässt sich nur wenig (10 bis 20 Prozent) erreichen. Fetthaltige Fische (Lachs, Makrele, Hering), Eier, Pilze, Butter oder Gouda-Käse gehören zu den wichtigsten Vitamin-D-Lieferanten. Es ist aber unmöglich, den Spiegel damit nachhaltig zu erhöhen. Denn dann müsstest du zum Beispiel zehn Eier am Tag verspeisen, was zu ganz anderen Problemen führen würde.

Auch das Sonnenstudio ist keine Lösung, wie viele glauben. Strahlen aus dem Solarium erhöhen genauso wie die große Sonne draußen das Hautkrebsrisiko und lassen die Haut vorzeitig altern.

Mein Tipp: Wenn du als Naturfreund lange draußen bist, schützt du Hände und Gesicht mit Sonnencreme, Kopfbedeckung und Sonnenbrille, denn die kriegen ohnehin viel Sonne ab. Um Vitamin D zu tanken, hältst du bei Gelegenheit lieber mal kurz und gezielt Körperpartien ins Licht, die sonst unter Kleidung versteckt bleiben. Dazu gehören Bauch, Beine oder – je nachdem, wer in der Nähe ist – dein Hintern.

Hautkrebs: Nur gut geschützt nach draußen

Aus Angst vor Hautkrebs lieber nicht raus? Keine Sorge, dafür gibt es keinen Grund. Denn jeder kann sich schützen. Auf der einen Seite nehmen Hautkrebsfälle zu, weil Outdoor-Sport, Sonnenbaden und Strandurlaube immer beliebter werden. Auf der anderen Seite lässt sich diese Krebsform durch vernünftiges Verhalten vermeiden. Die gesetzlichen Krankenkassen zahlen alle zwei Jahre die Teilnahme an einem Screening zur Früherkennung. Dabei gilt: Je früher ein Hauttumor entdeckt wird, desto besser sind die Chancen auf Heilung. Zusätzlich kann jeder seine Haut selbst auf auffällige Leberflecke und Muttermale checken. Verdächtig sind Flecken mit unregelmäßigen Formen und Begrenzungen. Auch wenn sich Farben und Größen verändern, ist das ein Anlass, in eine Arztpraxis zu gehen. Vor allem Menschen mit heller Haut, blonden oder roten Haaren, blauen Augen und vielen Muttermalen sind gefährdet. Kinder brauchen grundsätzlich sicheren Schutz, denn ein Sonnenbrand und zu viel UV-Strahlung kann das Erbgut so verändern, dass Zellen auch viele Jahre später noch entarten. Die Haut vergisst nichts, heißt es zu Recht.

Als bester Schutz gilt die ABC-Regel im Bezug auf die Sonne: A steht für ausweichen, B für bekleiden und C für cremen.

Mit nackten Füßen unterwegs

Sie tragen uns durchs Leben, werden aber meist erst gewürdigt, wenn sie mit Schmerzen auf sich aufmerksam machen. Dabei haben unsere Füße immer gute Pflege und Rücksicht auf ihre Bedürfnisse verdient. Barfußlaufen ist Wellness, Training und Freiheit für die Füße, die viel zu oft in Schuhen gefangen sind.

Wir können uns auf vielfältige Weise in der Natur bewegen und daraus unendlich viel Nutzen ziehen. Aber wem haben wir das eigentlich zu einem ganz großen Teil zu verdanken? Unseren Füßen. Ohne sie wäre das meiste, was wir draußen anstellen können, gar nicht möglich. Leider danken wir es unseren Füßen in der Regel so gut wie gar nicht. Je nach Sportart gönnen wir ihnen immerhin mal passende Schuhe und beim Duschen bekommen sie auch ein bisschen Schaum ab, der an den Beinen herunterläuft. Das ist aber oft schon alles. Damit würdigen wir ihre Leistung und Bedeutung für den Körper viel zu wenig. Unsere Füße sind das Fundament des Körpers. Und das braucht Pflege. Es ist wie bei einem Haus. Steht es auf wackeligem Fundament, ist es einsturzgefährdet. Stehen wir auf wackeligen Füßen, sind wir auch „einsturzgefährdet".

OHNE BEWEGUNG KOMMT ES ZU FEHLSTELLUNGEN

Wenn wir uns unseren Fuß mal genauer ansehen, zeigt sich, dass sich darin auf kleinstem Raum ganz viele Knochen und Muskeln finden, die höchsten Anforderungen entsprechen. Sie sind so angeordnet, dass der Fuß blitzschnell auf minimale Veränderungen des Untergrunds reagieren kann. Wenn ihm das nicht gelingt, fallen wir um. Der Fuß ist ein dynamisches System, das es uns ermöglicht, jederzeit sicher durch die Gegend zu laufen. Damit er diese Funktion erfüllen kann, hat er viele Rezeptoren, also Sinneszellen, die unterschiedliche Reize aufnehmen können und müssen. Tun sie das nicht, kommt es zu Fußfehlstellungen, wie sie sich bereits bei manchen Kindern bilden.

Während wir die Arm-, Bein- und Rumpfmuskulatur gezielt trainieren, vernachlässigen wir unsere Fußmuskulatur meist. Wir nutzen sie zwar ständig, tun ihr dabei aber nicht unbedingt etwas Gutes. Bei vielen Menschen sinken die Längs- und Quergewölbe ab. Das liegt nicht nur daran, dass immer mehr Männer und Frauen zu viele Kilos auf die Waage bringen, sondern vor allem an fehlender Bewegung. Stelle dir vor, du müsstest in einer engen Zelle stehen, die keine Bewegung zulässt. Du würdest deine Muskeln sehr schnell verlieren.

EINZIGARTIGE ENERGIEUMWANDLUNG

Vielen Füßen geht es im Alltag nicht anders. Sie machen zwar Bewegungen mit, die ihnen beim Laufen abverlangt werden, sind aber sonst im Schuh gefangen. Die Zehen zum Beispiel verlieren dabei ihre Bedeutung. Du könntest auch mit einer Vorfußplatte im Schuh herumlaufen. Dabei sind die menschlichen „Pfoten" nicht nur eine Erfindung der Fußnagellackindustrie. Auch wenn bunte Nägel schön aussehen, dürfen wir nicht vergessen, dass unsere Zehen Funktionen haben. Sie sind dafür da, beim Laufen Abstoßbewegungen zu machen. Das Fußgewölbe ist so konstruiert, dass es beim Auftreten das Gewicht abfedert und die Energie, die dabei entsteht, in Abstoßenergie zum Weitergehen umwandelt. Das ist einzigartig. Wir ignorieren diese Effekte leider in der Regel und suchen den Schuh mit der perfekten Dämpfung, der unserem Fuß die letzte Würde raubt.

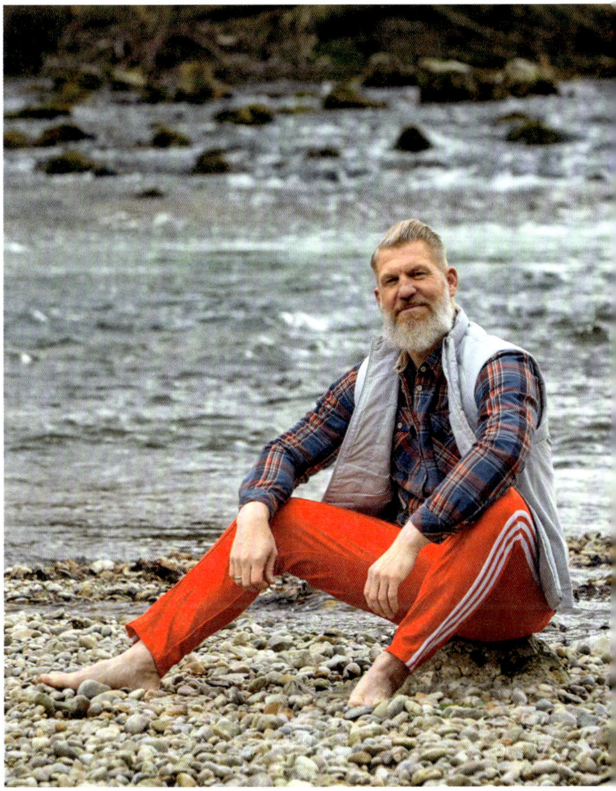

Winzige Risse stärken die Abwehr

Sobald du mit nackten Füßen über den Waldboden läufst, entstehen auf den Fußsohlen winzige Risse. Das sind keine tiefen Verletzungen, sondern harmlose Begleiterscheinungen von Outdoor-Barfuß-Aktivitäten. Sie tun nicht weh und sind mit bloßem Auge nicht zu erkennen. Auch bei Liegestützen oder anderen Übungen, bei denen die Hände sich auf der Erde abstützen, treten diese Mikrorisse auf. Selbst wenn du nichts davon merkst, registriert dein Immunsystem die Miniwunden sehr wohl und produziert Stoffe, die die körpereigene Abwehr stimulieren und fit halten. Barfußlaufen trainiert also das Immunsystem.

FÜSSE BRAUCHEN IHRE FREIHEIT

Bitte jetzt nicht falsch verstehen: Wir benötigen Schuhwerk, denn es schützt unsere Füße im Alltag. Ich laufe auch nicht den ganzen Tag barfuß herum. Aber unser Fuß braucht auch seine Freiheit. Er mag frische Luft. Dass er die häufig zu selten bekommt, merke ich nicht nur in der Nase, wenn ich meine spezielle Fußsprechstunde abhalte. Es ist auch sonst so, wenn wir mal in Gedanken unseren Alltag durchgehen und feststellen: Meine Füße kommen eigentlich nie raus. Was also können Leute tun, die keine bekennenden Barfußläufer sind?

WASSERTRETEN NACH KNEIPP

Da bietet sich zum Beispiel das Wassertreten nach Sebastian Kneipp an. Der deutsche römisch-katholische Priester aus Bayerisch-Schwaben hat im 19. Jahrhundert als Naturheilkundler die Kaltwassertherapie (Hydrotherapie) konzipiert. Dabei schreitet man in kaltem Wasser auf der Stelle. Ein Bein wird immer vollkommen aus dem Wasser herausgezogen, während die Fußspitze etwas nach unten gebeugt wird. Wenn du auf diese Weise wie ein Storch durchs Wasser stolzierst, wird dir irgendwann an den Füßen und Unterschenkeln kalt. Das ist der Zeitpunkt, an dem du aus dem Wasser solltest. Dabei streichst du das Wasser lediglich ab (nicht abtrocknen) und bewegst die Füße, damit sie warm werden. Diesen Vorgang wiederholst du mehrmals.
Der „Wasserdoktor" Sebastian Kneipp beobachtete viele Wirkungen.
Wassertreten ...

- regt den Kreislauf an
- fördert die Durchblutung
- hilft gegen Krampfadern
- wirkt gegen heiße Beine
- fördert den Schlaf, wenn du es abends machst
- regt den Stoffwechsel an
- lindert oder verhindert Migräne
- stärkt das Immunsystem
- stabilisiert die Nerven

Wissenschaftlich belegt ist das nicht so richtig, aber Probieren geht über Studieren. Ich fühle mich immer gut, wenn ich beim Wandern die Schuhe ausziehe und kühle klare Gebirgsbäche zum Wassertreten nutze. Wichtig zu wissen: Danach unbedingt darauf achten, dass die Füße trocken den Weg in Socken und Wanderschuhe zurückfinden, um Fußpilz und Blasen zu vermeiden.

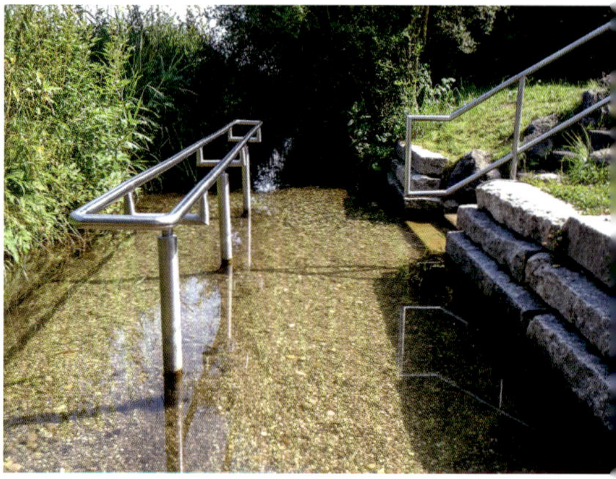

WEGE FÜR BARFUSSGÄNGER

Natürlich gibt es auch noch andere Erfrischungen für die Füße. Mein Tipp: Gehe doch mal auf einen Barfußpfad. Die sind in den letzten Jahren in ganz Deutschland wie Pilze aus dem Boden geschossen. Du ziehst dabei – wie der Name schon erahnen lässt – Schuhe und Strümpfe aus und gehst mit nackten Füßen auf Wegen, die Sinneseindrücke bieten. Es kann leichter Druck entstehen, kitzeln, stechen oder kribbeln. So, als ob die Füße massiert werden. Für Barfußausflüge musst du nicht bis zum Sommer warten. Schon bei 15 Grad draußen funktioniert der Spaß. Denn Bewegung hält die Füße warm. Ob Junior oder Senior – deine Füße profitieren in jedem Alter vom Barfußlaufen. Das geht bestenfalls so weit, dass man Beschwerden loswird oder sie zumindest lindert. Über die Füße werden die Reflexzonen aktiviert und der Kreislauf angeregt. Auch die Haut und innere Organe profitieren davon.

ÜBER MOOS, MOOR, GRAS UND KIESEL

Man unterscheidet zwischen sogenannten Fußfühlpfaden, Barfußwanderwegen und Barfußparks. In der Nähe von Wassertretbecken, Saunaanlagen oder Spielplätzen finden sich meist kleine Fühlpfade. Dabei handelt es sich um fest eingefasste Wegabschnitte, die mit unterschiedlichen Materialien belegt sind. Auf einer Länge von bis zu 100 Metern gehst du zum Beispiel abwechselnd über Steine, Holz, Rindenmulch, Gras, Kiesel, Schlamm oder Sand.

Längere Strecken zwischen einem und fünf Kilometern Länge bezeichnet man als Barfußwanderweg. Dort gehst du auf befestigten und regelmäßig gewarteten Wegen, bei denen örtliche Gegebenheiten genutzt werden. Dazu gehören zum Beispiel Bachdurchquerungen oder Schlammstrecken. Mal trittst du auf Moos oder Moor, mal auf Gras oder Kiesel. Oft gibt es auch Balancierübungen über große Steine oder Baumstämme, die die Wanderstrecke auflockern. Für die Füße bieten solche Strecken wohltuende Herausforderungen. Sie müssen sich immer wieder an neue Bedingungen anpassen. Dazu sind sie anatomisch durchaus in der Lage, meist aber zu wenig trainiert, denn in Schuhen geht diese wertvolle Fähigkeit verloren.

Vorsichtig und aufmerksam sein

Noch mehr „Fußkitzel" erwartet dich in einem sogenannten Barfußpark. Das sind größere Areale, die vielseitige Abenteuer für die Füße bieten. Dazu gehören mehrere Fühlstrecken mit verschiedenen Materialien, Möglichkeiten zum Wassertreten, Geräte, wie man sie auch auf Spielplätzen findet, oder Wahrnehmungsstationen mit unterschiedlichen Reizen für alle Sinne. Hier bewegst du dich relativ sicher, denn die Betreiber pflegen die Anlagen regelmäßig. Ganz ausschließen kannst du kleinere Verletzungen allerdings nie. Denn gleichgültig, wo du dich mit deinen nackten Füßen herumtreibst, ein spitzer Gegenstand oder eine kleine Scherbe kann großen Schaden anrichten. Deshalb sei vorsichtig und gehe aufmerksam durchs Gelände. Wie bei jedem Aufenthalt in der Natur sollte deine Tetanusimpfung aktuell sein. Eine Einschränkung gibt es: Wenn du Diabetes hast und deine Füße so unempfindlich sind, dass du Verletzungen nicht bemerkst und die aufgrund der Krankheit auch noch schlecht heilen, solltest du besser nicht draußen barfuß laufen.

Gymnastik für die Füße

Du wohnst leider nicht in der Nähe eines Barfußparks? Das ist zwar schade, aber keine Ausrede, etwas für deine Füße zu tun. Denn du kannst natürlich auch zu Hause, im Garten, am Strand oder auf der nächsten Wiese möglichst oft die Schuhe ausziehen und barfuß laufen. Mit gezielter Fußgymnastik erreichst du ebenfalls eine Menge. Zum Beispiel mit den Zehen wackeln, sie massieren und dehnen. Oder die Füße kreisen lassen, anziehen und ausstrecken. Vielleicht schaffst du dir einen Noppenball für gezieltes Fußtraining an und rollst regelmäßig mit den Fußsohlen jeweils fünf Minuten darüber.

Erholung pur: In die Sterne gucken

Schon mal was von einem Sternenpark gehört? Das klingt im ersten Moment vielleicht ein bisschen nach Kindergeburtstag oder Zauberei, ist aber etwas ganz anderes. Wobei: Etwas Magisches hat es auf jeden Fall!

Wahrscheinlich warst du schon mal in einem Freizeitpark, bestimmt aber noch nicht in einem Sternenpark, oder? Dabei haben wir gleich mehrere solcher Parks in Deutschland. Die amerikanische Nichtregierungsorganisation International Dark-Sky Association hat bei uns derzeit sechs Gebiete als Sternenparks ausgewiesen. In Brandenburg gibt es den Sternenpark Havelland, im Dreiländereck Thüringen-Hessen-Bayern einen im Biosphärenreservat Rhön, in Bayern den Sternenpark Winklmoos Alm und in Nordrhein-Westfalen einen im Nationalpark Eifel. Auch in der Nordsee finden sich Sternenparks: Die beiden Inseln Spiekeroog und Pellworm wurden als erste deutsche Sterneninseln anerkannt. Neben Veranstaltungen gibt es dort auch Liegebänke als Beobachtungsplätze.

GEBIETE OHNE LICHTVERSCHMUTZUNG

Sternenparks sind besondere Orte, an denen man die Sterne gut und unverfälscht sehen kann. Sie wirken zum Greifen nahe – vor allem, weil es nachts stockdunkel ist. Landschaften zum Sternegucken sind keine Erlebnisparks mit Ein- und Ausgängen oder Eintrittsgebühren. Gebiete, die als solche ausgewiesen werden, sind in der Regel dünn besiedelt und nicht mit Licht „verschmutzt". Das heißt, dass weder Straßenlaternen, Werbetafeln und Schaufenster noch anderes künstliches Licht die Nacht erhellen. Wer mit einem solchen Park Besucher anlocken möchte, muss den Nachthimmel schützen und darf das Gebiet nur nach speziellen Vorschriften beleuchten. Es gibt mancherorts Beobachtungsplätze oder Führungen mit zertifizierten Sternenführern. Du kannst aber auch ganz alleine einen solchen Park aufsuchen. Oder anderswo besonders dunkle ungestörte Plätzchen finden, an denen du in die Sterne guckst. Jedenfalls kann man sich beim Blick in den Himmel prima draußen erholen, auf andere Gedanken kommen und die eigene Bedeutung neu einordnen.

IM DUNKELN BRAUCHEN DIE AUGEN ZEIT

Für mich ist der Blick in den klaren Nachthimmel immer ein faszinierendes Erlebnis. Ein Stern, von dem es in unserer Galaxie mehr als 200 Milliarden gibt, ist laut Definition jeder unbewegliche helle Lichtpunkt am Nachthimmel. In der Astronomie ver-

steht man darunter einen massereichen, selbstleuchtenden Himmelskörper aus sehr heißem Gas und Plasma. Sterne entstehen in riesigen Gasnebeln. Diese ziehen sich durch ihre eigene Gravitation zusammen und fangen an, sich zu drehen. Irgendwann haben sie sich so stark zusammengezogen, dass sich daraus eine Kugel bildet, der sogenannte Protostern.
Um diese kleinen Naturwunder – die Sterne – gut zu sehen, sollten wir unseren Augen ein wenig Zeit lassen. Sie müssen sich mit Pupille, Sinneszellen und Sehpigmenten an die Lichtverhältnisse gewöhnen. Das dauert bei hellem Licht nur wenige Sekunden, im Dunkeln kann aber auch mal eine Stunde vergehen.

ICH FANGE UNBEWUSST AN ZU MEDITIEREN

In den Sternenhimmel zu schauen, ist aber nicht nur ein schönes Naturereignis. Der Blick in die Unendlichkeit des Universums hat etwas Zauberhaftes. Sorgen und Probleme erscheinen unterm gigantischen Himmelszelt kleiner.
Wenn es nach meiner Frau geht, sollte ich öfters Sterne gucken, damit ich nicht vergesse, dass ich nicht der Nabel der Welt bin, sondern nur ein winziges Staubkorn im Universum.
Da es mir persönlich schwerfällt, am helllichten Tage abzuschalten, ziehe ich die Meditation in der Dunkelheit vor. Mit den Jahren hat auch das Thema „Achtsamkeit" für mich eine immer größere Bedeutung bekommen. Beim Sterne-Gucken spüre ich nicht nur Achtsamkeit mir selbst gegenüber, sondern auch gegenüber unserem Planeten und der Umwelt.
Wenn ich dabei anfange zu meditieren, geschieht das meist unbewusst. Dafür muss ich nicht extra in einen Sternenpark fahren. Häufig gelingt es mir sogar im eigenen Garten.

ALLTAGSPROBLEME RÜCKEN AUS DEM FOKUS

Dafür sitze ich im Gartenstuhl in einer entspannten Liegeposition. Natürlich könnte ich mich auch auf eine Decke legen, aber ich bin ein bequemer Mensch. Um runterzukommen, konzentriere ich mich auf meine Atmung und nehme jedes Ein- und Ausatmen bewusst wahr. Gleichzeitig richte ich meinen Fokus auf die natürlichen Umgebungsgeräusche. Wenn die Bäume bei Windstille nicht rauschen, hilft mir mein plätschernder kleiner Gartenbrunnen.
Der Blick in die Sterne wird mit der Zeit klarer, während Gedanken um Alltagsprobleme aus dem Mittelpunkt rücken. Man kann seine innere Aufmerksamkeit auch auf die Füße richten und sogenannte Erdungsübungen machen. Das liegt mir aber weniger, denn ich kann es kaum erwarten, die ISS, einen Satelliten oder eine Sternschnuppe zu erblicken.

STERNE- STATT FERNSEHGUCKEN

Bei Sternschnuppen wünsche ich mir was. Ich verrate hier aber nicht was, schließlich soll mein Wunsch in Erfüllung gehen.
Meine Empfehlung für dich lautet jedenfalls: Statt jedem Abend bis tief in die Nacht vorm Fernseher zu sitzen, solltest auch du auf Sternenschau gehen. Vielleicht stellst du dabei fest, dass die schönsten Momente im Leben nicht einmal Geld kosten.

Kein Abenteuer ohne Risiko

Insgesamt passiert nicht viel Schlimmes in der Natur. Trotzdem solltest du vorsichtig sein, Sicherheitsmaßnahmen beachten und Gefahren kennen. Unfälle, Verletzungen, Insektenstiche oder Vergiftungen verderben den Spaß. Zum Glück lassen sie sich in der Regel leicht vermeiden.

Ich gebe es zu. Ich habe die Extrem-Vorsichtigen immer ein wenig belächelt und war ziemlich sicher, dass mir draußen in der Natur schon nichts passieren wird. Schließlich sind meine Frau und ich zwei erwachsene Menschen, die koordinativ noch auf der Höhe sind. Was soll uns schon aus der Bahn werfen? Leider wurde ich vor einiger Zeit eines Besseren belehrt. Und das nur, weil ich die Natur barfuß spüren wollte. Ich durchquerte einen kalten Gebirgsbach ohne Schuhe, trat auf einen sehr spitzen Stein und zog mir eine etwa zwei Zentimeter lange Risswunde am rechten Fuß zu. Dass das weh tat, war nicht so schlimm. Viel unangenehmer war die Tatsache, dass ich gegenüber meiner Frau eingestehen musste: „Deine Draußen-Apotheke hat ihre Daseinsberechtigung." Bis dahin empfand ich das ganze Zeug, das sie immer mit sich führte, nur als zusätzlichen Ballast. Jetzt war ich froh, dass wir diesen Ballast im Gepäck hatten – frei nach dem Motto „Wer nicht hören will, muss fühlen".

VORSICHT STATT NACHSICHT

Wir hatten alles dabei, um die Wunde zu reinigen und sauber abzudecken. Seitdem nehmen wir unsere kleine Apotheke immer mit und ich rate jedem, das ebenfalls zu tun. Ob auf einer Tageswanderung, beim Ausflug ins Gebirge, bei einer Trekkingtour im heimischen Wald oder am Ende der Welt – auch wer fit und gesund ist, kann sich verletzen. Das ist jedoch kein Grund, von einem persönlichen Outdoor-Abenteuer abzusehen. Es gibt kein Leben ohne Risiko. Du bist nirgendwo hundert Prozent sicher. Selbst wenn du dich ins Auto setzt, ist ein Unfall nicht ausgeschlossen. Wenn du Vorsicht statt Nachsicht walten lässt

Hilfe holen

Wo auch immer du bist, es kann sein, dass du Hilfe brauchst. Dann scheue dich nicht, sie anzufordern. Sicherheit geht im Zweifelsfall immer vor. Denke daran: Besser einmal zu viel um Hilfe bitten, als dich und deine Begleiter in Gefahr zu bringen. Das gilt auch, wenn du deine gut und sinnvoll gefüllte Draußen-Apotheke dabeihast.

und auf Notfälle vorbereitet bist, steht Unternehmungen im Freien nichts entgegen. Also bitte nicht vergessen: Bewegung in der Natur hat ansonsten nur Vorteile, das Unfallrisiko ist gering.

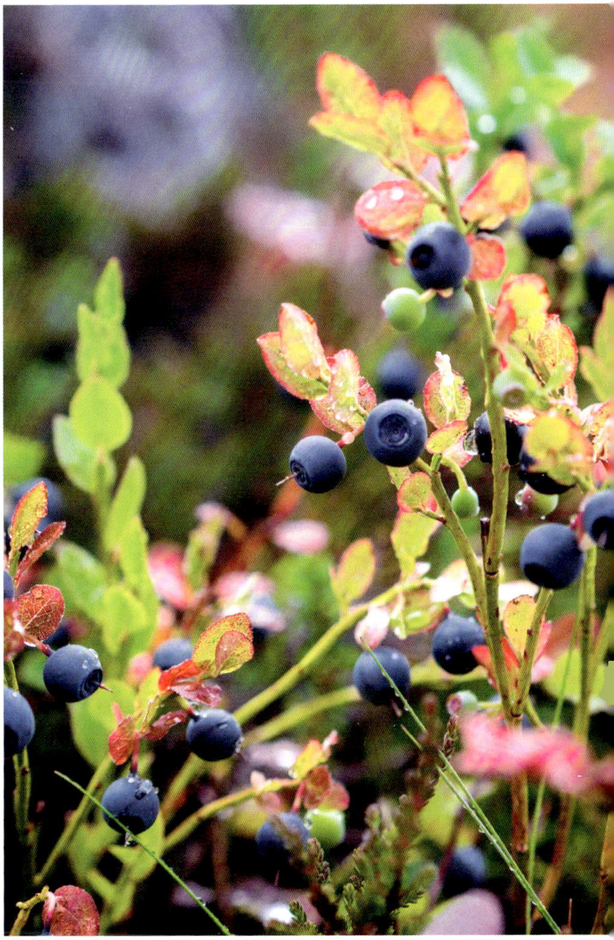

GIFTPFLANZEN, BEEREN UND PILZE

An Büschen leuchten bunte Beeren. Pilze säumen deinen Weg. Knackige Blätter sehen so aus, als würden sie deinen Salat lecker aufpeppen? Klar, die Natur birgt viele wertvolle Schätze. Doch wenn du dich nicht gut damit auskennst, lässt du besser die Finger davon. Selbst erfahrene Pilzsammler haben sich schon vergiftet. Wildkräuter können gefährliche Doppelgänger haben, die ihnen auf den ersten Blick ähneln. Entweder beschäftigst du dich sehr intensiv damit oder du lässt es besser. Leicht zu erkennen sind Himbeeren, Brombeeren und Blaubeeren. Wenn wir die wild wachsenden Früchte am Wegesrand finden, ist die Versuchung groß, davon zu naschen. Vielleicht kennst du die Warnung „Aber bitte keine nehmen, die dicht über dem Boden wachsen". Das soll vor den Eiern des Fuchsbandwurms schützen, mit denen tief hängende Beeren eventuell über Fuchskot verunreinigt sind. Der Wurm kann bei Menschen eine lebensgefährliche Leberkrankheit namens alveoläre Echinokokkose auslösen. Die wissenschaftlichen Belege dafür sind allerdings recht dürftig, die Übertragungswege noch nicht geklärt. Als viel wahrscheinlicher gilt, dass Menschen den Bandwurm durch engen Kontakt mit infizierten Füchsen oder über Hunde bekommen. Deshalb ist hier Vorsicht angesagt: Berühre keine Füchse, auch nicht, wenn sie tot am Straßenrand liegen. Und wenn du beim Pflücken und Sammeln von Beeren und Co. sichergehen willst: Die Früchte einfach immer gründlich waschen!

KEINE WILDEN TIERE ANLOCKEN

Angst vor großen und kleinen Tieren im Wald? Muss man eigentlich nicht haben, denn es ist recht unwahrscheinlich, größere zu treffen und vor den kleinen kann man sich schützen. Trotzdem ist das Leben draußen manchmal gefährlich. Dass dir Wildschweine oder Wölfe über den Weg laufen, ist nie ganz auszuschließen. Beide

wild lebenden Tierarten meiden normalerweise die Nähe zu Menschen.
Wildschweine sind prinzipiell friedlich, können sich aber – vor allem in der Paarungszeit und wenn sie Junge haben – auch anders verhalten. Für Wanderer gilt dann, Ruhe zu bewahren und den Tieren nicht zu nahe zu kommen, auch wenn die kleinen Frischlinge noch so niedlich sind. Das Muttertier kann das als Angriff verstehen. Wenn die Bache näher kommt, mache dich möglichst groß, klatsche dabei in die Hände und ziehe dich langsam zurück. Am besten redest du dabei oder machst andere Geräusche, sodass die Schweine hören können, dass du dich entfernst. Locke sie nie mit Futter an.
Das gilt auch bei Wölfen. Die lassen sich ebenfalls mit lauten Geräuschen vertreiben, wenn sie nicht von allein weglaufen. Hilft das nicht, halte Blickkontakt, mache dich groß wie bei Wildschweinen und gehe langsam rückwärts weg. Auch hier gilt: nicht füttern! Gesunde Wölfe, die weder provoziert noch angefüttert werden, sind für Menschen keine Gefahr.
Auch vor Füchsen musst du keine Angst haben. Manche der intelligenten Tiere trauen sich heute näher an Menschen heran als früher. Doch das ist kein krankhaftes Verhalten – es basiert einfach auf der Erfahrung, dass sie in Menschennähe leichter Futter finden. Füchse greifen nicht an, nicht einmal Katzen oder Hunde. Wenn sie näher kommen, kann es sein, dass sie nur spielen wollen oder einfach neugierig sind. Den „tollwütigen Fuchs“, vor dem deine Eltern dich vielleicht früher gewarnt

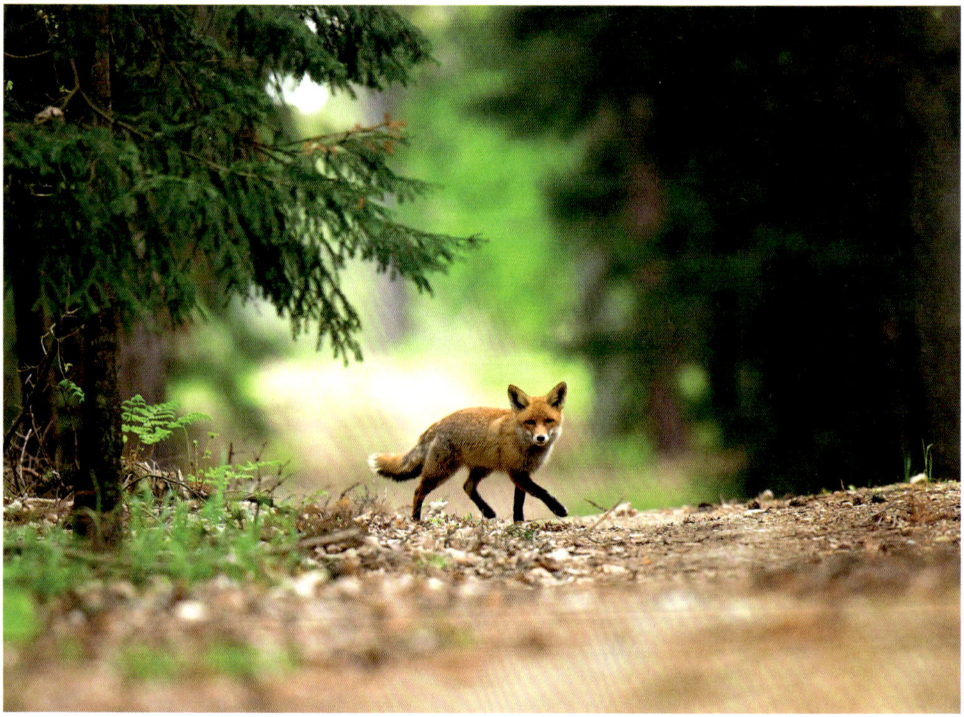

haben, gibt es nicht mehr. Nach Kriterien der Weltorganisation für Tiergesundheit ist Deutschland seit 2008 tollwutfrei. Sollte ein Fuchs engen Kontakt mit einem Hund haben, kann er die Hautkrankheit Räude (ein Milbenbefall) oder Staupe (eine Krankheit des Nervensystems) übertragen. Dagegen gibt es aber wirksame Behandlungen beziehungsweise Impfungen. Vorsicht ist nur beim Fuchsbandwurm geboten, mit dem sich Menschen aber extrem selten infizieren.
Triffst du im Wald, auf Lichtungen oder am Waldrand auf Rehe, kannst du entspannt bleiben. Die scheuen Fluchttiere haben nicht das geringste Interesse, dir näher zu kommen. Nur Autofahrer müssen vorsichtig sein, damit es nicht zu Unfällen kommt, wenn die wild lebenden Tiere über die Straße laufen.

ZECKEN: GEFÄHRLICHE BLUTSAUGER

Größere Gefahren drohen von kleineren Tieren. Besonders gefährlich sind Zecken. Sie lauern im Unterholz, auf Waldwiesen, niedrigen Büschen oder auf Gräsern am Wegesrand. Wenn die Temperaturen steigen, vermehren sie sich. Seit die Winter milder werden, hält die Zeckensaison fast das ganze Jahr an. Zecken mögen das Blut von Säugetieren und Menschen. Sie riechen ihre „Beute", lassen sich dann darauf fallen oder krabbeln auf die Haut. Wenn sie eine geeignete Stelle zum Stechen gefunden haben, betäuben sie die mit ihrem Speichel, sodass wir nichts davon merken. Dann bohren sie ihre Mundwerkzeuge in die Haut, um Blut zu saugen. Das ist nicht immer gefährlich, aber etwa 10 Prozent aller Zecken übertragen Borrelien, also Bakterien, die eine Borreliose auslösen. Auch die Frühsommer-Meningoenzephalitis (FSME) wird in bestimmten Risikogebieten von Zecken übertragen. Anders als bei Borreliose gibt es gegen FSME eine Schutzimpfung. Beide Krankheiten können zu schweren Schäden führen oder sogar tödlich verlaufen.

SO SCHNELL WIE MÖGLICH ENTFERNEN

Je früher du eine Zecke entdeckst und entfernen kannst, desto geringer ist die Gefahr. Der beste Schutz ist deshalb Aufmerksamkeit. Achte darauf, dass du nicht mit nackten Beinen wandern gehst. Selbst ein kleines freies Stück Haut zwischen Hose und Socke kann die Spinnentiere anlocken. Also in Zeckengebieten ruhig die Strümpfe über die Hosenbeine ziehen. Auf heller Kleidung sind die dunklen Tiere leichter zu sehen. Nach einem Tag in der Natur solltest du dich zu Hause gründlich absuchen. Am liebsten saugen Zecken sich an Stellen fest, an denen die Haut dünn ist – zum Beispiel in den Kniekehlen, in der Leistengegend oder in den Achselhöhlen.
Wenn die Zecke sich bereits festgesetzt hat, muss sie so schnell wie möglich komplett raus. Am besten geht das mit einer Pinzette mit leicht gebogenen Enden oder einer Zeckenzange, wie sie auch für Hunde oder Katzen verwendet wird. Praktisch für unterwegs ist eine Zeckenkarte, die in jedes Portemonnaie passt. Dabei handelt es sich um ein kleines Werkzeug aus Plastik, das aussieht wie eine Kredit- oder Kundenkarte mit v-förmigen Spalten, mit denen man die Zecke möglichst nah an der Haut packen und herausschieben

beziehungsweise -drücken, -drehen oder -ziehen kann. Wurde sie rückstandslos entfernt, ist das noch kein Anlass für einen Arztbesuch. Doch danach ist noch vier bis sechs Wochen lang Vorsicht geboten. Wenn sich die Einstichstelle selbst oder die Haut kreisförmig drum herum rötet („Wanderröte") und juckt oder erkältungsähnliche Symptome wie Fieber, Kopfschmerzen, Muskel- und Gelenkschmerzen auftreten, kann das ein Hinweis auf Borreliose sein. Rechtzeitig erkannt lässt die sich gut mit Antibiotika behandeln.

EICHENPROZESSIONSSPINNER: UNBEDINGT ABSTAND HALTEN

In Parks, Wäldern oder Straßen mit vielen Eichen breitet sich ein grauer Nachtfalter mit dem Namen Eichenprozessionsspinner seit dem Klimawandel immer weiter aus. Seine Raupen schlüpfen Ende April/Anfang Mai und bilden kleine Härchen, die Nesselgift enthalten, das bei Waldbesuchern starke allergische Reaktionen auslösen kann, wenn sie damit in Berührung kommen. Das reicht von Juckreiz, Atemproblemen, schmerzhaftem Husten bis zu Asthma oder allergischen Schockreaktionen. Auch Fieber, Schwindel, Müdigkeit und Bindehautentzündungen gehören dazu. Die Augen sind besonders gefährdet. Also unbedingt Abstand halten. Tritt der Eichenprozessionsspinner irgendwo auf, wird meist das ganze Areal abgesperrt. Ist es trotz Warnungen zum Kontakt gekommen, sollte man möglichst schnell die Kleidung wechseln und waschen. Treten Symptome auf, solltest du zum Arzt gehen, bei Atemnot den Rettungswagen rufen.

FEUER UND GEWITTER

Im Sommer, wenn es lange trocken war, treten immer wieder Waldbrände auf. Mit dem Klimawandel nimmt die Gefahr auch bei uns weiter zu. Selbstverständlich wirfst du unterwegs keine brennenden Zigaretten weg, machst im Wald kein Feuer und nutzt zum Grillen nur ausgewiesene Feuerstellen, wenn die entsprechend freigegeben sind. Ist die Waldbrandgefahr besonders hoch, können Forstbehörden jedes Feuer untersagen. Siehst du einen Waldbrand, musst du sofort den Gefahrenbereich verlassen und die Feuerwehr verständigen.

Auch wenn du dich vor einer Tour übers Wetter informierst, lässt sich nicht ausschließen, dass überraschend ein Gewitter aufzieht. Reicht die Zeit noch, um an einen Unterstand zu gelangen? Dann nichts wie hin. Ansonsten gilt es, möglichst nah am Boden zu bleiben, also hinhocken (bestenfalls in einer kleinen Mulde) und die Arme dicht am Körper halten, um die „Angriffsfläche" zu reduzieren. Blitze schlagen am höchsten Punkt ein. Deshalb ist es lebensgefährlich, sich bei Gewitter unter einzelnen Bäumen oder Baumgruppen zu verstecken.

Bei Regen alleine sind Bäume aber natürlich ein prima Unterschlupf. Vor den Wassermassen von oben schützen dabei niedrige junge Bäume besser als ältere, da bei ihnen kaum Gefahr besteht, dass große Äste abbrechen oder sie entwurzelt werden.

HÖHENKRANKHEIT MUSS NICHT SEIN

Wenn du demnächst zum Gipfelstürmer werden willst und bisher vor allem im

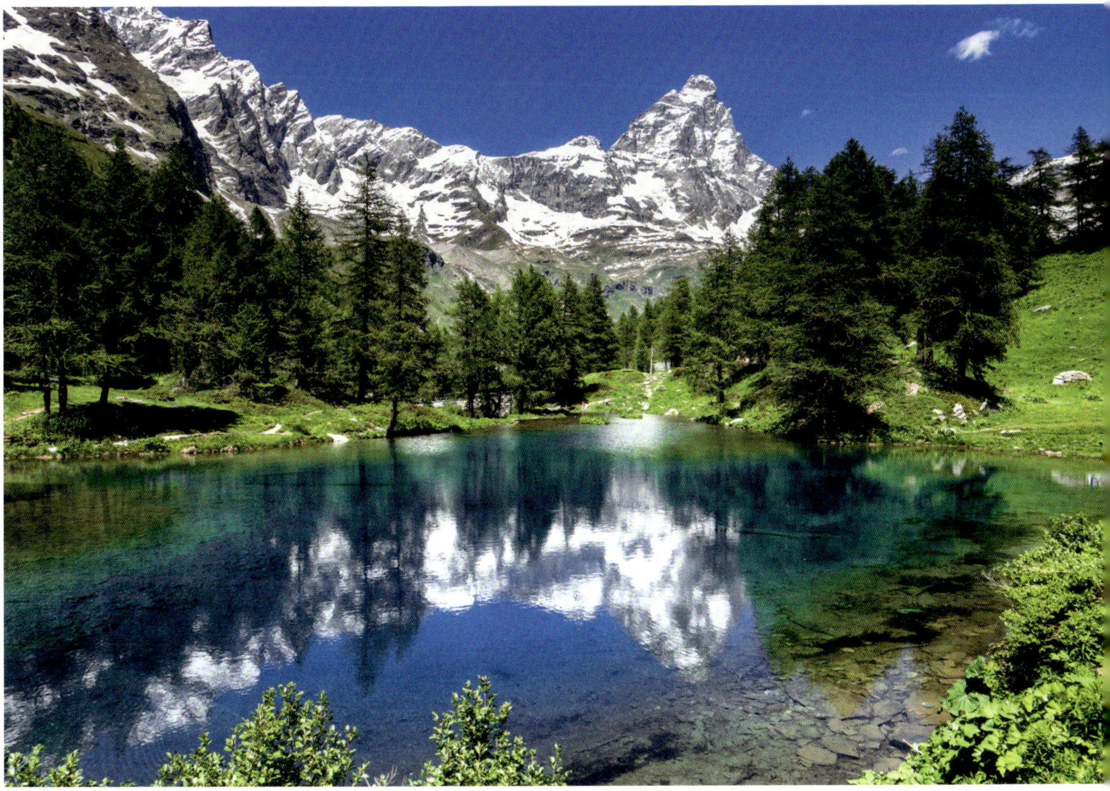

Flachland unterwegs warst, solltest du die Höhenkrankheit kennen. Sie wird auch Bergkrankheit genannt, entsteht durch Sauerstoffmangel und kann dich ab 2000 bis 2500 Metern treffen, manchmal auch schon bei 1500. Sie macht sich allerdings nicht sofort bemerkbar, sondern erst nach vier bis sechs Stunden in der Höhe. Die Symptome sind äußerst unangenehm: Du fühlst dich krank, dir wird schwindelig, du bekommst Kopfschmerzen, vielleicht wird dir schlecht, zum Essen fehlt der Appetit. Wenn du deine Tour unterbrichst und ein oder zwei Tage in der Höhenluft bleibst, wird's von alleine besser. Im Notfall helfen Medikamente und die Gabe von Sauerstoff (siehe S. 39). Ist es nicht möglich, auf der erreichten Höhe zu übernachten, darfst du nicht einfach weitergehen, sondern musst umkehren. Wer trotzdem weiter nach oben steigt, riskiert sein Leben. Im Gehirn, in der Lunge oder in beidem sammelt sich Flüssigkeit. Es kommt zu Gleichgewichtsstörungen, Verwirrtheit und Atemproblemen. Die Betroffenen fallen schlimmstenfalls ins Koma oder ersticken. Das muss nicht sein, wenn du deinen Weg so langsam machst, dass du genug Zeit hast, dich an die Höhenluft zu gewöhnen. Auch wenn du damit schneller oben bist, solltest du keine Seilbahn nutzen und auf unterschiedlichen Höhen übernachten, um die Zeit zum Akklimatisieren zu verlängern. Für Herz-Kreislauf-Patienten sind Touren in großen Höhen grundsätzlich nicht zu empfehlen.

Die kleine Doktor-Draußen-Apotheke

Hauptsache Handy und die richtigen Schuhe? Von wegen. Wer sich zu größeren Touren in die Natur aufmacht und die Komfortzone mit asphaltierten Wegen verlässt, sollte immer ein Erste-Hilfe-Set im Rucksack haben. Aber auch für die schnelle Joggingrunde im Wald, kann so manches SOS-Gimmick hilfreich sein. Lies hier, was du für große und kleine Notfälle brauchst – und pack davon ein, was für dein Vorhaben wichtig ist!

SCHMERZMITTEL

Autsch! Prellungen, Verstauchungen, Insektenstiche, Blasen an den Füßen – all das kann wehtun und löst im Körper Stress aus, den wir beim Outdoor-Abenteuer ja eigentlich loswerden wollen. Also nicht den Helden spielen, sondern Schmerzen dämpfen, statt sie mit zusammengebissenen Zähnen zu ertragen. Entzündungshemmende Schmerztabletten (Ibuprofen, Diclofenac, Paracetamol) helfen zuverlässig.

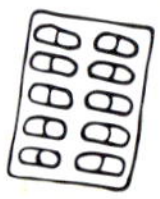

EINMALHANDSCHUHE

Gleichgültig, ob du dich selbst, deine Sportkameraden oder andere verletzte Menschen versorgen musst, es ist immer wichtig, keinen unnötigen Schmutz in Wunden zu bringen und sich auch nicht mit Krankheiten anzustecken. Also Einmalhandschuhe an und mit der Erstversorgung beginnen.

PFLASTER

Es ist schnell passiert. Fast jeder hat sich schon mal eine Blase am Fuß gelaufen und weiß, wie schmerzhaft das ist. Außerdem können Blasen sich entzünden. Also: Blasenpflaster und normales Pflaster für jede andere Wunde einpacken!

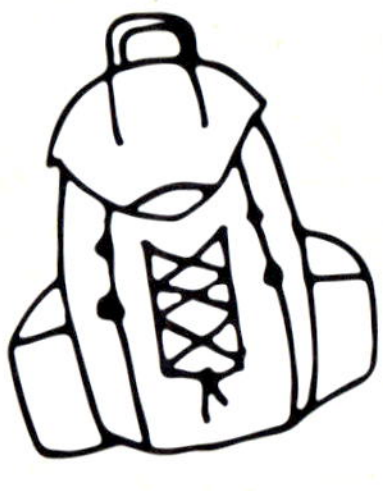

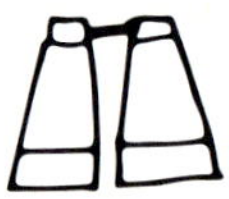

DESINFEKTIONSMITTEL

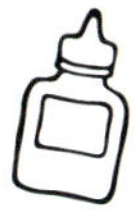

Selbst wenn eine Wunde auf den ersten Blick sauber erscheint, solltest du sie mit einem Desinfektionsmittel reinigen. Frag dazu in der Apotheke nach einem „nicht brennenden“ Spray oder einer entsprechenden Desinfektionslösung.

PINZETTE UND ZECKENZANGE

Ob ein Splitter, ein Fremdkörper oder Dreck in einer Wunde – mit einer Pinzette lässt sich einiges entfernen, was du mit der bloßen Hand nicht erwischst. Ebenfalls wichtig ist eine Zeckenzange oder eine sogenannte Zeckenkarte, die so klein ist, dass sie sogar ins Portemonnaie passt.

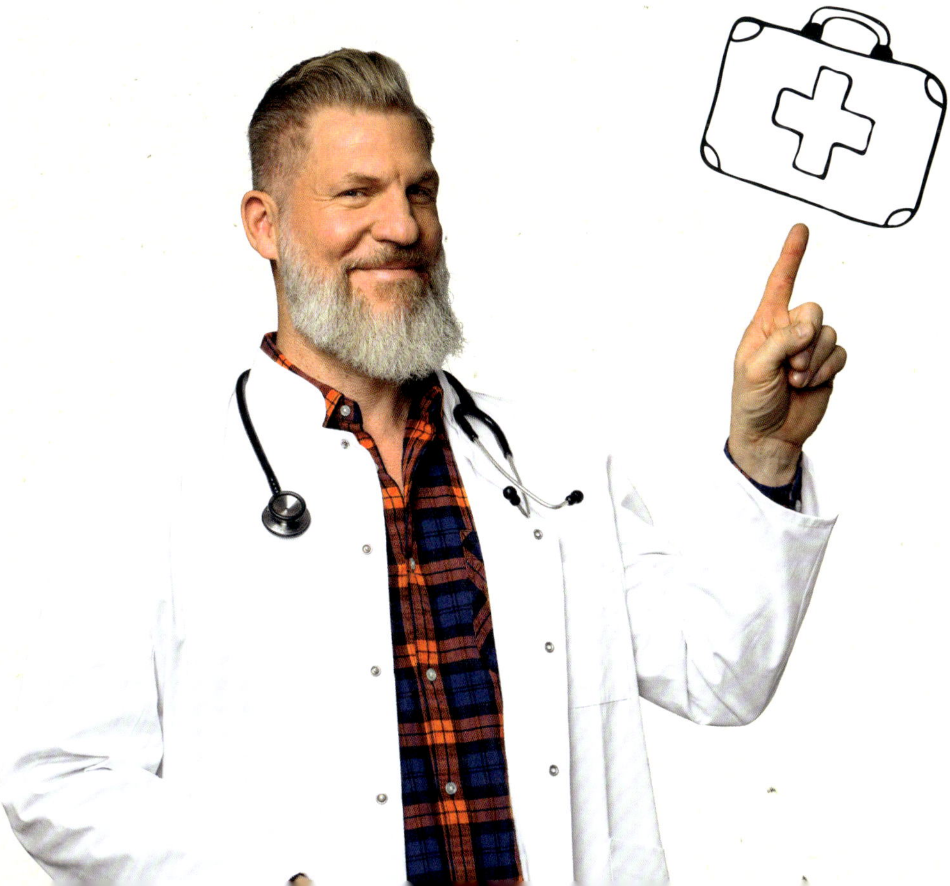

WUNDSALBE

Während auf eine reizlose frische und desinfizierte Wunde nicht sofort Wundsalbe (zum Beispiel Polyvidon-Jodsalbe) muss, solltest du bei einer ersten leichten Reizung mit Rötung und Überwärmung nicht zögern, die Salbe dünn aufzutragen und mit einem Pflaster oder einer Kompresse abzudecken.

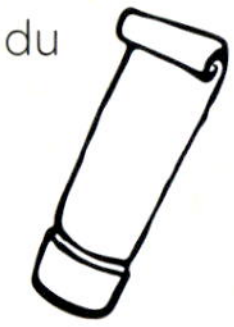

KOMPRESSE UND VERBAND

Bei größeren Wunden oder an Stellen, an denen das Pflaster nicht gut klebt, ist es ratsam, nach dem Reinigen eine Kompresse mit einem Wundverband zu nutzen. Nicht das Pflaster vergessen, das du zum Fixieren des Verbands brauchst.

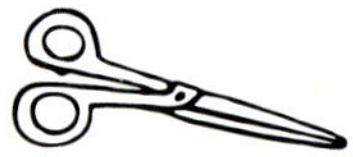

KÜHLSALBE UND ELASTISCHE BINDE

Bei Prellungen und Verstauchungen trägst du eine Kühl- oder Heparin-Salbe auf die Kompresse auf, die du dann auf die schmerzhafte Stelle legst und mit einer elastischen Binde fixierst. So reduziert der Druck die Schwellung. Aber Vorsicht: Du darfst die Binde nicht so eng wickeln, dass sich Blut staut und das Gewebe ober- und unterhalb der fixierten Stelle anschwillt.

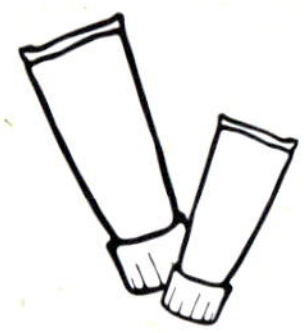

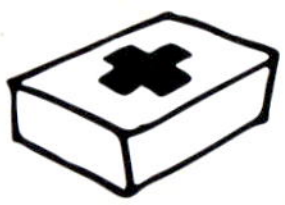

RETTUNGSDECKE

Schmerzen, Stress und niedrige Umgebungstemperaturen können den Körper im Notfall schnell auskühlen. Eine Rettungsdecke wie aus dem KFZ-Verbandskasten schafft Abhilfe. Die Folie schützt Verunglückte vor Kälte, Nässe und Wind.

TRILLERPFEIFE

Ob du allein oder in einer Gruppe unterwegs bist – wenn du keinen Handyempfang hast, musst du im Notfall anders auf dich aufmerksam machen. Das ist mit einer Trillerpfeife leichter, als laut zu rufen oder eine Bengalofackel zu handhaben.

ANTIALLERGIKUM

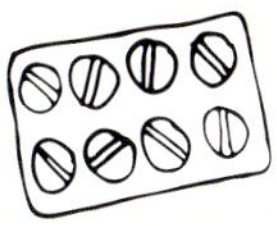

Eine Beere am Wegesrand genascht oder mit der nackten Haut an eine Pflanze gekommen? Auslöser für allergische Reaktionen gibt es viele. Um die Reaktion abzuschwächen, sind entsprechende Tabletten hilfreich. Lasse dich in der Apotheke beraten. Ebenfalls wichtig: Wenn du in den Urlaub fährst und viel draußen unterwegs sein möchtest, informiere dich über Flora und Fauna vor Ort. Schließlich möchte man als Birkenpollenallergiker nicht eine Woche durch Birkenwälder wandern.

MITTEL GEGEN HÖHENKRANKHEIT

Wer richtig hoch hinauf will, also höher als 2000 bis 2500 Meter, muss das Risiko der Höhenkrankheit (siehe Seite 34 f.) kennen. Um die zu verhindern, hilft vor allem ein langsamer Aufstieg, bei dem du dich ebenso langsam akklimatisierst. Treten trotzdem Symptome auf, empfiehlt sich die Anwendung von Sauerstoff, Nifedipin retard und Kortikosteroiden (zum Beispiel Dexamethason). Sprich auf jeden Fall vorher mit einem Facharzt darüber, bevor du dir Zwei- bis Dreitausender in den Alpen oder gleich den Mount Everest vornimmst.

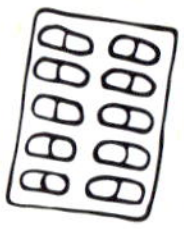

BREITBANDANTIBIOTIKUM

Du bist lange unterwegs, ein kleiner Kratzer entzündet sich und kein Arzt weit und breit in Sicht? Nun musst du abschätzen, ob du ein Breitbandantibiotikum (also ein Antibiotikum, das viele unterschiedliche Bakterien bekämpft) einnehmen oder abwarten willst. Auch hier gilt: Am besten im Vorfeld vom Hausarzt beraten lassen.

WASSERFLASCHE

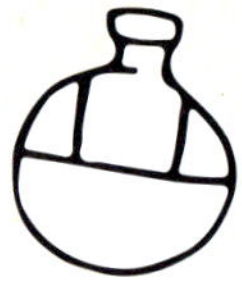

Während ich bei kleinen Spaziergängen an den Buden meines Ortes einkehre und mir mein gekühltes Lieblingsgetränk einverleibe, ist die Wasserflasche bei längeren Touren mein ständiger Begleiter. Flüssigkeit ist überlebenswichtig. Nicht vergessen: Die Flasche bei jeder Einkehr wieder füllen!

INSEKTENSPRAY & STICHHEILER

Wenn ein Insekt mich erwischt, reagiere ich sehr stark. Deshalb schütze ich mich mit einem der gängigen und erprobten Sprays. Leider wirkt keins bei mir hundertprozentig, sodass ich immer einen Thermo-Stichheiler mit mir führe. Auf die Einstichstelle gedrückt, erhitzt sich die Kontaktfläche, schädigt die Speichelenzyme der Angreifer und verhindert, dass Histamin ausgeschüttet wird. Das ist der Botenstoff, der allergische Reaktionen auslöst. Wer hochallergisch auf Insektenstiche reagiert, sollte Seen oder andere stehende Gewässer im Frühjahr und Sommer besser meiden.

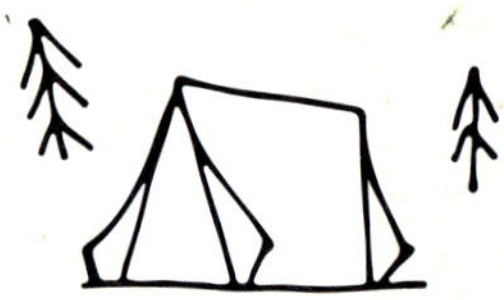

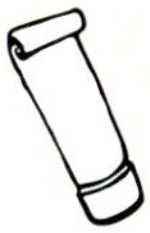

SONNENCREME

Ich bevorzuge im Hochgebirge und am Strand meine natürliche vornehme Blässe – einzig und allein mit dem Ziel, mein Hautkrebsrisiko zu minimieren (siehe auch Seite 23). Also habe ich immer ein Sonnenschutzmittel mit hohem Lichtschutzfaktor dabei und creme mich mehrmals am Tag damit ein.

TRAUBENZUCKER

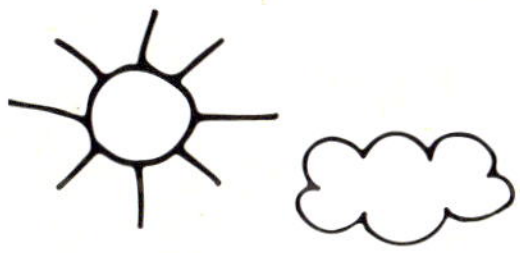

Wenn der Blutzucker zu stark sinkt, schwächelt der Körper. Das kann auch bei Menschen ohne Diabetes passieren. Die Symptome reichen von Schwitzen, Zittern und Hungergefühlen bis hin zu Bewusstseinstrübungen. Deshalb solltest du für alle Fälle immer Traubenzucker in deiner Tasche haben.

SMARTPHONE

Auch wer in der Natur Digital-Detox betreiben will und aufs Handy verzichten möchte, sollte das Gerät in den Rucksack packen. Zum einen kannst du damit Hilfe anfordern, zum anderen lässt sich im Notfall der Standort per GPS ermitteln – vorausgesetzt, dass das Smartphone ausreichend geladen ist und der Empfang funktioniert.

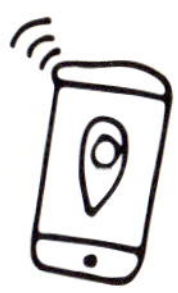

Kapitel 2

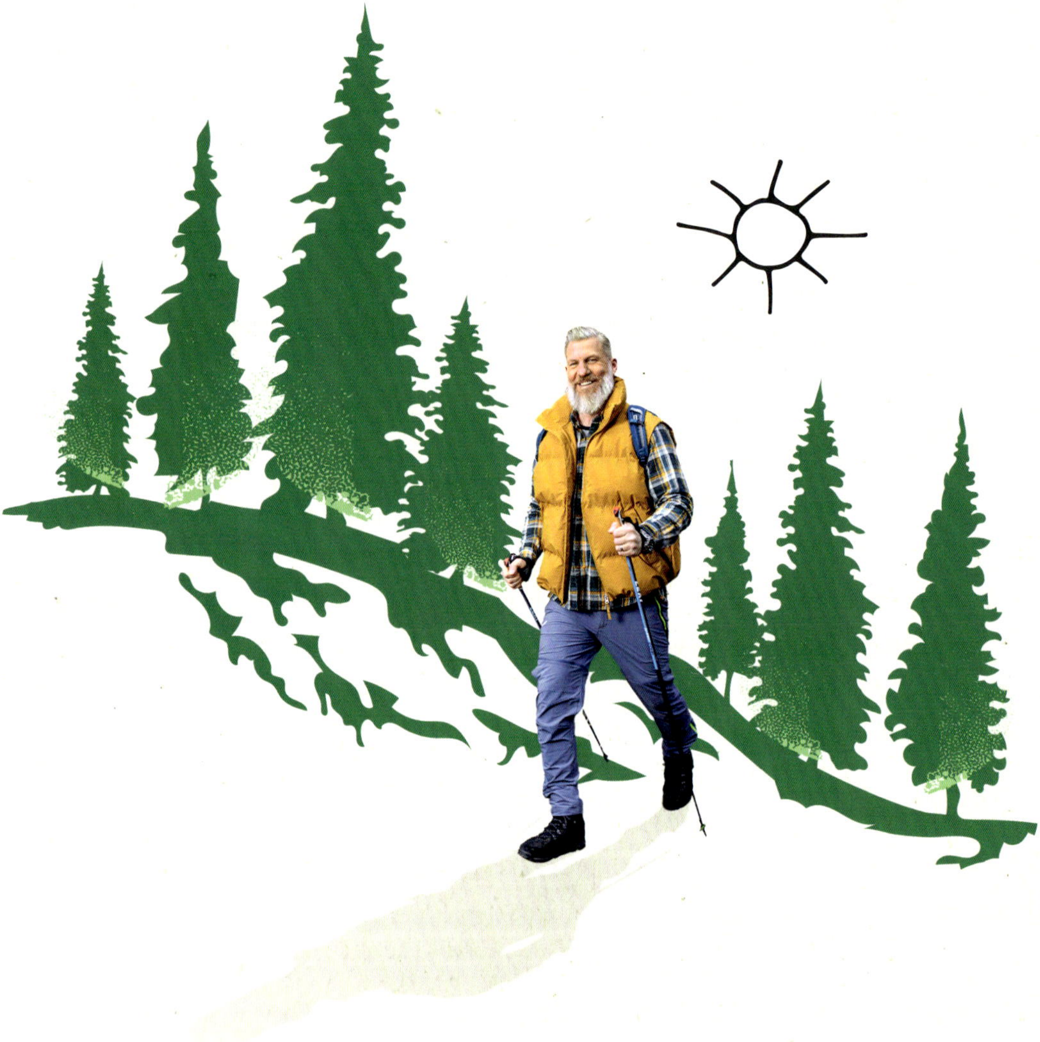

Die Natur als Heilanstalt

Stelle dir vor, es gäbe ein Medikament, das im ganzen Körper wirkt. Vielleicht nicht unbedingt gegen wirklich schlimme Krankheiten, aber zumindest gegen das nervende Ziehen im Rücken, den stressbedingten Bluthochdruck, die Beschwerden in den Kniegelenken, die lästige Müdigkeit und die schlechte Laune, die sich allzu gerne breitmacht. Dieses Wundermittel hätte keine unerwünschten Nebenwirkungen. Würdest du es nehmen? Na klar! Dann bewege dich – und zwar draußen.

Mit Bewegung vorbeugen und heilen

Ob Gefäße, Muskeln, Knochen, Herz oder Lunge – Bewegung draußen ist ein umfassendes Heilmittel bei zahlreichen gesundheitlichen Problemen und Beschwerden. Du kannst damit vorbeugen, akut heilen und bestenfalls lebenslänglich nachsorgen. Dass du dabei auch noch gute Laune kriegst, lässt sich kaum verhindern und erhöht die Motivation.

„Bewege dich, denn das ist gut für deinen Körper!" So lautet ein Tipp, den ich als Arzt den meisten meiner Patientinnen und Patienten uneingeschränkt gebe. In der Regel widerspricht niemand. Und das ist auch richtig so. Für mich gibt es kein Argument gegen Bewegung im Freien. Doch was genau ich damit meine, lässt sich nicht in wenigen Worten ausdrücken. Die meisten denken zuerst an die positiven Effekte auf Muskeln, Knochen und Gelenke. Danach sind Lunge, Herz und Kreislauf dran. Auch verschiedene Stoffwechselerkrankungen lassen sich durch regelmäßige Aktivitäten verbessern oder sogar heilen. Alles richtig – und großartig, wenn man ein bisschen drüber nachdenkt.

In vielen Fällen vergessen wir aber, dass Bewegung an der frischen Luft neben diesen körperlichen Effekten auch wohltuend auf die Psyche wirkt. Je nachdem, ob und wie du dich im Wald, auf der Wiese, im Park, am Wasser oder im Schnee bewegst, fährt der Kopf auch mal runter. Du entspannst (ja, dafür musst du nicht auf dem Sofa vorm Fernseher liegen) und tankst Energie. Es ist leicht nachzuvollziehen, dass Bewegung im klimatisierten Fitnessstudio bei künstlichem Licht anders aufs Oberstübchen wirkt als draußen bei Sonne, Wind und Wetter.

Klar, es ist manchmal etwas ungemütlicher draußen als drinnen. Es kann fies heiß, eiskalt, nass von oben und windig von allen Seiten sein. Aber genau darin besteht der Reiz. Mit der richtigen Ausrüstung und der entsprechenden Vorsicht ist das Verletzungsrisiko nicht höher als im Fitnessstudio oder beim Turnen im Wohnzimmer. Wenn du in Sachen Trainingsintensität nicht übertreibst und dich nicht zu früh auf waghalsige Sportabenteuer einlässt, strapazierst du deinen Organismus auch nicht unnötig. Sehen wir uns die Effekte von Bewegung draußen jetzt einmal genau an.

OHNE MUSKELN GEHT ES NICHT

In Sachen Muskelaufbau gilt erst einmal: Weniger ist mehr. Du musst nicht sofort mit Maximalkraft trainieren. Denn es hat sich gezeigt, dass Bewegungstraining mit wenig Gewicht dafür aber mehr Wiederholungen die Gesundheit am besten fördert. Schon nach ein paar Wochen nehmen die einzelnen Muskelfasern an Volumen zu. Das Nervensystem aktiviert gleichzeitig immer mehr Fasern. Beides führt zu einem Kraftanstieg im Muskel.

Wenn deine Kraft sich langsam, aber sicher verbessert, musst du auch im Auge behalten, dass die Muckis dabei flexibel bleiben sollten. Sie funktionieren nur perfekt, wenn sie sich bei Aktivitäten zusammenziehen und beim Entspannen maximal dehnen dürfen.

Ist das nicht in beide Richtungen möglich, kann es die Ursache für vielfältige Beschwerden am ganzen Bewegungsapparat sein. Also beim Outdoor-Training auch immer ein paar Dehnübungen einbauen, wie ich sie dir in diesem Buch in Kapitel 4 zeige.

Wichtig ist dabei, dass du nicht nur die Muskeln geschmeidig hältst, die im Alltag ohnehin schon gedehnt werden (zum Beispiel beim Sitzen), sondern auch eine starke Kernmuskulatur (engl. „core") hast. Wenn diese innere Stabilität fehlt, nützen dir die tollsten sichtbaren Muskelpakete nichts. Zur Core-Muskulatur gehört unter anderem die tiefe sogenannte autochthone Rückenmuskulatur. Die lässt sich mit einfachen Übungen (ab Seite 118) effektiv trainieren, um das Kreuz zu stärken und Rückenschmerzen loszuwerden.

Den Körper auf verschiedene Reize trainieren

Neben Kraft, Ausdauer, Stabilität und Flexibilität sind auch die Koordinationsfähigkeit und die sogenannte Propriozeption nicht zu unterschätzen. Dabei handelt es sich um die Wahrnehmung des eigenen Körpers im Raum beziehungsweise in der Landschaft. Das hört sich jetzt vielleicht banal an, ist aber enorm wichtig. Wir können unseren Körper nicht nur auf verschiedene Reize trainieren, wir müssen es sogar. Dafür ist die Natur besser als jede Indoor-Arena. Treten wir zum Beispiel auf einen Stein und drohen mit dem Fuß umzuknicken, regelt der Körper das von allein. Denn in den Gelenken, Sehnen und Muskeln sitzen sogenannte Propriozeptoren. Das sind die zur Propriozeption passen-

Patientengeschichte:
Schmerzfrei dank Übungen für den Rücken

Ich erinnere mich gerne an meinen Patienten Jochen, von Beruf Personenschützer. Ein großer, kräftiger Kerl, der oft ins Fitnessstudio ging, Gewichte stemmte und seine Ausdauer beim Joggen trainierte. Obwohl er sich viel bewegte, hatte „der Kleine" (so nenne ich alle Patienten, die größer sind als ich) Rückenschmerzen. Das lag nicht an zu wenig Sport, sondern an falschem Training. Auch wenn Jochens Muskeln nach außen viel hermachten, war die Kernmuskulatur zu schwach. Ein typisches Symptom, denn im Studio trainieren wir meistens die äußerlich sichtbare Muskulatur und vernachlässigen die innere. Gleichzeitig vergessen wir, ausgerechnet die Muskeln zu dehnen, die sich im Alltag verkürzen. Also zeigte ich dem Kleinen entsprechende Übungen, mit denen er seine Rückenschmerzen loswurde. Er konnte sie draußen machen und mit dem Joggen verbinden.

den Zellen, die darüber informieren, wie unser Körper im Verhältnis zur Umgebung steht.

Das kannst du dir ganz bildlich vorstellen. Du trittst auf eine Wurzel, dein Fußgelenk biegt sich zur Seite auf. Jetzt melden die Dehnungsrezeptorzellen ans Gehirn: Sofort die Muskeln ansteuern und gegenhalten, sonst fliegst du gleich der Länge nach auf die Nase. Kurzum: Indem du draußen über Stock und Stein läufst, reduzierst du das Sturzrisiko.

Regelmäßig benutzen oder verlieren

Es reicht nicht, wenn du das als Kind nebenbei gelernt hast. Muskeln und Koordination müssen lebenslang trainiert werden, damit sie sich nicht einfach vom Acker machen. Hier gilt das Prinzip „Use it or lose it" – also benutze deine Muckis oder du verlierst sie. Ohne ausreichende Muskelsubstanz und Koordinationsfähigkeit sind wir nicht ausreichend vor Stürzen geschützt. In meiner Praxis muss ich leider fast jeden Tag erleben, wie ältere Menschen, bei denen Muskelmasse und Kraft nachgelassen haben (medizinisch: Sarkopenie), unter Knochenbrüchen leiden. Mal trifft es die Handgelenke, mal die Wirbelsäule, mal den Oberschenkelhalsknochen. Um das zu verhindern, müssten sie im ersten Schritt einfach nur spazieren gehen – und zwar regelmäßig bis ins hohe Alter.

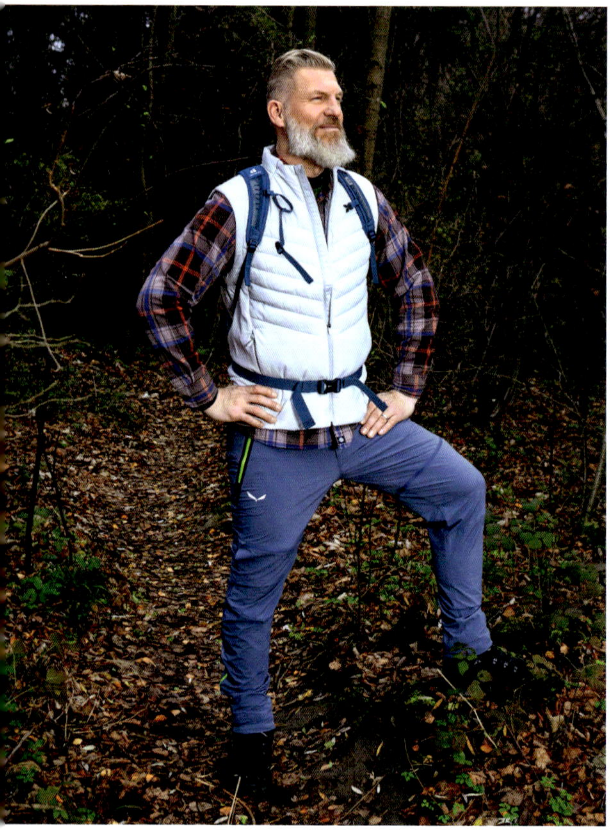

Nie mit Bewegung aufhören

Ich sehe die großen Unterschiede in meiner Praxis, in der ich viele über 80-Jährige behandele.

Die eine Gruppe geht regelmäßig spazieren und stellt sich gelegentlich mit kleinen Zipperlein vor, die andere verweilt überwiegend zu Hause, schaut fern und kommt mit Ganzkörperschmerzen, gegen die angeblich keine Therapie hilft. Letztere haben es ab einem gewissen Alter nicht mehr geschafft, sich zu Bewegung aufzuraffen. Manchmal gelingt es mir, sie doch zu motivieren – und dann sehe ich idealerweise ein paar Monate später einen glücklichen Menschen vor mir, der nicht mehr an die Couch gefesselt ist. So weit kommt es bei den Aktiven gar nicht erst. Am besten geht's denen, die nie mit Bewegung aufgehört haben und die ich häufiger bei meinem Lieblingsitaliener Mario als in meiner Praxis treffe. Dazu gehört zum Beispiel Elfriede, fast 90, und immer draußen aktiv. Zwar hat sie das Radfahren im letzten Jahr aus Sicherheitsgründen aufgegeben, aber zu Fuß ist keine Wegstrecke vor ihr sicher.

OSTEOPOROSE: WENN DIE KNOCHEN BRÜCHIG WERDEN

Gleichgültig welche Bewegung wir machen, unsere Knochen profitieren davon, sobald sie belastet werden. Sie sehen zwar fest aus und fühlen sich auch so an, doch Knochen sind kein starres Gewebe. Wenn sie das wären, würden sie ständig Gefahr laufen, zu brechen. Das ganze Skelett muss in gewisser Weise flexibel sein. Denn darin laufen ständig Auf- und Abbauprozesse ab, mit denen die Knochen auf verschiedene Einflüsse wie Druck- und Zugbelastungen der Muskulatur reagieren. Komplexe regulatorische Prozesse steuern das Ganze.
Vereinfacht ausgedrückt funktioniert das System so: Werden die Knochen stark belastet, aktiviert der Organismus die sogenannten Osteoblasten. Das sind die Zellen, die Knochensubstanz aufbauen. Ist der Aufbau abgeschlossen, wandeln sie sich in die Osteozyten um. Das wiederum sind die Zellen, die die Knochenstruktur ausmachen. Dann gibt es noch die Osteoklasten, die Knochenmaterial abbauen.

Die Abbauvorgänge überwiegen

Das dient in erster Linie der Regeneration von Knochengewebe nach Verletzungen oder Überbelastung. Bei einer Osteoporose (umgangssprachlich Knochenschwund) ist der Knochenstoffwechsel so gestört, dass die Abbauvorgänge im Knochen überwiegen. Somit laufen die Betroffenen Gefahr, sich schon bei einem Bagatellunfall eine stärkere Knochenverletzung zuzuziehen. Nach Angaben der Weltgesundheitsorganisation gehört Osteoporose zu den zehn häufigsten Erkrankungen weltweit. Betroffen sind vor allem Frauen in und nach den Wechseljahren. Das liegt daran, dass die Östrogenproduktion in dieser Zeit nachlässt. Doch der Knochenschwund kann auch Männer treffen. Meistens tritt eine altersbedingte Osteoporose beim männlichen Geschlecht erst später als bei Frauen auf und wird leider häufig übersehen, da die Erkrankung als typische Frauenkrankheit gilt.

Bewegung unter freiem Himmel

Die Vorstufe zu einer Osteoporose ist die Osteopenie (Knochensubstanzmangel). Gegen beide Formen ist Bewegung hilfreich – und zwar am besten in der Natur unter freiem Himmel mit viel Sonnenlicht. Denn neben Kalzium aus der Nahrung brauchen Knochen vor allem Vitamin D in ausreichender Menge, damit die Zellen funktionieren. Das Vitamin, das sich bei Sonnenschein über die Haut bildet, sorgt unter anderem dafür, dass die Knochen Kalzium aus dem Darm aufnehmen und einbauen können.
In unseren Gefilden ist es vor allem in den Herbst- und Wintermonaten nicht leicht, draußen genug Vitamin D aufzunehmen. Selbst Frischluftfreunde schaffen es nicht immer, den täglichen Vitamin-D-Bedarf von 800 bis 1000 IE (Internationale Einheiten) zu decken. Denn bei uns scheint dafür zu wenig Sonne. Mein Tipp: Wenn deine Ärztin oder dein Arzt bei dir einen Mangel

feststellt, kannst du in den dunklen Monaten auf entsprechende Nahrungsergänzungsmittel zurückgreifen.

Sprünge machen, kalziumreich essen

Wenn du draußen (oder auch drinnen) Sport treibst, sind stauchende Bewegungen vorteilhaft. Also zum Beispiel joggen oder zwischendurch mal springen. Wenn du noch hüpfen kannst wie ein Kind, solltest du das ruhig öfters mal tun. Auch das gute alte Seilspringen ist eine effektive Übung für starke Knochen. Untersuchungen haben gezeigt, dass die Knochendichte sich deutlich verbessern kann, wenn du 16 Wochen lang zweimal täglich 20 Sprünge machst. Auch mit einem Minitrampolin im Garten oder auf einer Outdoor-Trampolinanlage kannst du ähnliche Effekte erzielen, ohne die Gelenke zu belasten. Krafttraining, das die Muskeln zu Zug- und Druckbewegungen bringt, aktiviert ebenfalls knochenaufbauende Zellen.

Ansonsten spielt die Ernährung ebenfalls eine wichtige Rolle. Vor allem Kalzium wirkt vorbeugend, akut und nachsorgend. Reichlich davon steckt zum Beispiel in grünem Gemüse wie Rosenkohl, Blattsalaten oder Grünkohl, Milchprodukten und Nüssen. Besonders schädlich für die Knochen sind Cola und andere Softdrinks, Alkohol, Zucker, Fleisch- und Wurstwaren, Fast Food und Fertiggerichte.

GESUNDE GELENKE DURCH BEWEGUNG

Damit wir uns gut bewegen können, leisten knapp 140 Gelenke im Körper ganze Arbeit. Bis zu dem Zeitpunkt, an dem sie das erste Mal Probleme bereiten, wissen wir gar nicht, wie gut wir es damit haben. Solange nichts wehtut, denkt kaum jemand darüber nach, wie man seine Gelenke möglichst lange vor Beschwerden schützen kann. Das geht in der Regel gut, bis sich die ersten Anzeichen einer Arthrose bemerkbar machen. Bei diesem schmerzhaften Verschleiß, der häufig schon mit 40 oder 50 Jahren auftritt, wird die schützende Knorpelschicht zwischen den einzelnen Knochen im Gelenk immer dünner und rauer, bis irgendwann Knochen auf Knochen stößt.

Unterforderung und Übergewicht

Das hat verschiedene Ursachen. Altersbedingte Veränderungen, Verletzungen, Fehlstellungen, Übergewicht und Bewegungsmangel gehören dazu. Auch ehemalige Spitzensportler, die schon als Kinder intensiv trainiert haben, werden später häufig Schmerzpatienten – vor allem wenn sie früh Sportarten betrieben haben, die besonders auf die Knochen und Gelenke gehen. Dazu gehören zum Beispiel Fußball, Tennis, Turnen, Eiskunstlauf, Handball und andere Ballsportarten. „Gut, dass ich immer unsportlich war und meine Gelenke geschont habe", denkst du jetzt vielleicht. Doch das ist ein Trugschluss. Denn die Schäden, die durch Unterforderung und Übergewicht entstehen, sind sehr viel verbreiteter als die durch Überlastung mit zu viel Sport.

Vorbeugend und während der Behandlung

Gelenke bestehen aus zwei zueinander ausgerichteten Knochen, die an den Stellen, an denen sie sich berühren, von einer

Knorpelschicht überzogen sind. Zum einen dient der Knorpel als Puffer bei Stoßbelastungen, zum anderen sorgt er dafür, dass die Knochen sich verschieben lassen. Damit ein Gelenk effektiv funktioniert und nicht zu schnell verschleißt, sollte möglichst wenig Reibung im Gelenk entstehen. Das klappt nur, wenn die Gelenkknorpel in Ordnung sind.

Die haben aber ganz spezielle Bedürfnisse. Sie besitzen keine eigenen Blutgefäße, wie wir das vom Herzen, von den Nieren und anderen Organen kennen, sondern beziehen ihre Nährstoffe ausschließlich über die Gelenkflüssigkeit. Damit die unentbehrliche Knorpelnahrung in die Knorpelschicht gelangt, muss ein Gelenk bewegt werden. Die Flüssigkeit, die sich in der Gelenkinnenhaut bildet, „schmiert" die Gelenke dann. Ist zu wenig davon da, gehen Nährstoffe verloren, die Knorpel sind nicht mehr elastisch, ihre Oberfläche wird spröde und die Reibung erhöht sich. Das heißt: Du musst deine Gelenke regelmäßig bewegen – und zwar präventiv, also bevor erste Schmerzen auftreten, und natürlich auch therapeutisch, also dann, wenn die Probleme schon da sind.

Naheliegend, dass du dir nicht sofort eine Sportart suchst, die die Gelenke belastet. Setze eher auf runde und harmonische Bewegungsabläufe wie beim Radfahren, Spazierengehen oder Nordic Walking.

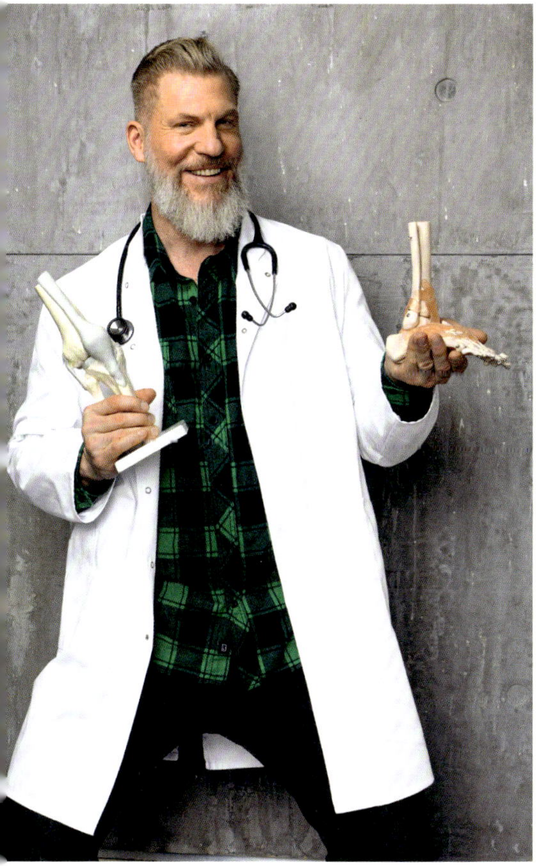

Besser dranbleiben mit Outdoor-Sport

Wenn du schon Schmerzen hast, ist es natürlich schwer, dich zu motivieren und ausgerechnet jetzt mit Sport loszulegen. Denn Arthrose tut zuerst vor allem bei Bewegung weh. Ich kann dich aber trösten: Der Schmerz lässt nach, sobald du regelmäßig etwas tust. „Aller Anfang ist schwer", heißt es zu Recht. Aber wenn man die Vorteile von Bewegung bei Arthrose kennt, dann sollte es einem leicht(er) fallen. Denn Sport beugt dem Gelenkverschleiß nicht nur vor, sondern lindert auch Schmerzen und stärkt das Gelenk sowohl direkt als auch indirekt mit gelenkstabilisierender Muskulatur.

Für die Motivation ist Outdoor-Sport übrigens super. Studien haben gezeigt, dass Draußensportler besser dranbleiben, weil sie die „grüne Bewegung" angenehmer,

Patientengeschichte:
Jürgen radelt der Operation davon
Ein Musterbeispiel beziehungsweise Musterknabe ist Jürgen, Anfang 60, mit hochgradiger Arthrose in beiden Kniegelenken. Kein Wunder, schließlich hat er O-Beine, durch die ein Schaf hüpfen könnte, wie er selbst sagt. Was ihn auszeichnet: Er will eine Kniegelenkersatz-Operation möglichst lange vermeiden. Also besprachen wir, wie er eine kniegelenkstabilisierende Muskulatur aufbauen kann. Am besten gefiel ihm der Vorschlag, regelmäßig Rad zu fahren, denn Jürgen ist gerne draußen. Er legte sofort los. Fuhr bei gutem Wetter jeden Tag von Wattenscheid nach Gelsenkirchen zur Arbeit und zurück. Auch am Wochenende machte er ausgedehnte Radtouren – mal mit dem E-Bike, mal mit dem normalen Fahrrad. Beim Anblick seiner Röntgenbilder würde jeder Knie-Operateur Freudentränen in die Augen bekommen, denn die Aufnahmen zeigen, dass eine OP dringend nötig ist. Doch Jürgen fährt dem Eingriff bisher erfolgreich davon.

befriedigender und weniger als Last empfinden als Sport in der Halle oder in den eigenen vier Wänden.

HERZ UND BLUTDRUCK

Bewegung ist (meine) Herzensangelegenheit. Ein Mangel an körperlichen Aktivitäten hingegen gehört neben Übergewicht, Rauchen und einem erhöhten Cholesterinspiegel zu den größten Risikofaktoren für Herz-Kreislauf-Erkrankungen. Auch wenn man bereits einen Herzinfarkt hatte, unter Bluthochdruck oder der koronaren Herzkrankheit (KHK) leidet, ist das kein Grund, Bewegung im Freien zu vermeiden. Diese Erkenntnis ist recht neu und großes Glück für alle Betroffenen. Denn noch in den Siebzigerjahren riet man Herzpatienten, sich körperlich zu schonen. Heute konnten Studien das Gegenteil belegen: Bewegung beugt vor gegen eine koronare Herzkrankheit, senkt den Blutdruck und schützt das Herz. Dafür musst du dich nicht stundenlang auf dem Laufband abrackern oder durchs Gelände joggen. Wenn du nur zehn Minuten am Tag spazieren gehst, sinkt dein persönliches Risiko für Herz-Kreislauf-Erkrankungen um 20 Prozent.

Mehr Sauerstoff für den Herzmuskel

Bewegung regt die Durchblutung an. Damit bekommt der Herzmuskel mehr Sauerstoff. Passiert das regelmäßig, wird die Ausdauer besser. Das wiederum führt dazu, dass das Herz weniger Sauerstoff braucht und das Schlagvolumen erhöhen kann. Die Folge: Das Herz muss das Blut nicht mehr so schnell durch die Arterien pumpen und die Herzfrequenz (und damit der Puls) sinkt. In diesem Zustand wird das Herz weniger belastet und das Risiko für eine Störung im Herzsystem minimiert. Das Organ kann sich besser und schneller auf eine Belastungssituation einstellen. Diese sogenannte flexible Herzfrequenz reduziert ebenfalls das Risiko für einen Infarkt. Bei aktiven Menschen altern die Blutgefäße langsamer, die Arterien verkalken nicht so schnell, weil das Blut schneller hindurchfließt. Das verbessert auch den Stoffwechsel in den Gefäßwänden. Sie werden elastischer und es lagern sich weniger Plaques an ihnen ab. Als Plaques bezeichnet man alle krankhaften Ablagerungen an den Innenwänden der Arterien.

Gutes Cholesterin gegen schlechtes

Bei Menschen, die sich regelmäßig bewegen, ändert sich außerdem die Zusammensetzung des Blutes. Die Menge an HDL-Cholesterin („gutes Cholesterin") nimmt zu, sodass es die schädlichen LDL-Cholesterinablagerungen („schlechtes Cholesterin") aufnehmen und abtransportieren kann.
Nicht nur die Arterien profitieren von regelmäßiger Bewegung, auch die Beinvenen haben etwas davon. Trainierte Wadenmuskeln beschleunigen den Rückfluss des Blutes aus den Beinvenen, und das senkt das Risiko für Blutgerinnsel (Thrombosen). Wichtig: Wenn du eine Herzerkrankung hast, solltest du beim Hausarzt oder Kardiologen um Rat fragen, bevor du mit Sport anfängst. Und grundsätzlich gilt: Gehe in kleinen Schritten zum Gesundheitserfolg.

Atemnot bei Belastungen

Du spürst schnell, dass du in Atemnot gerätst, wenn du dich körperlich anstrengen musst und verzichtest deshalb lieber ganz auf Bewegung? Da irrst du leider. Beim sogenannten Belastungsasthma ist genau das Gegenteil der Fall. In jungen Jahren „musste" ich mit meinem Bruder auf der Nordseeinsel Föhr viel im Freien spielen, damit die salzhaltige Meeresluft sein allergisches Asthma abschwächte. Schon damals spürten wir die Heilkraft der Natur. Wir verausgabten uns beim Sandburgenbauen, Krebse jagen und Planschen in der Nordsee und taten viel für unsere Körper. Mein Bruder geriet seltener in Atemnot, und wir beide stärkten Herz und Lunge.

Patientengeschichte:
Blutdruck runter mit Bewegung

In meiner Praxis empfehle ich Bewegung in erster Linie, um die Beweglichkeit und Belastbarkeit des Patienten sicherzustellen. Bei den Kontrolluntersuchungen im Verlauf bin ich dann öfters positiv überrascht. Zum Beispiel bei Michael, einem selbstständigen Unternehmer, Mitte 40, der beruflich viel im Stress ist, sich wenig bewegt und reichlich Fast Food isst. Er kam mit Rücken- und Knieschmerzen. Zum Glück waren noch keine bösen Veränderungen zu sehen, doch die würden wohl nicht lange auf sich warten lassen, wenn Michael so weitermacht. Das rechnete ich ihm vor, wie der Geist der zukünftigen Weihnacht in Charles Dickens' „Weihnachtsgeschichte" es einst bei dem hartherzigen Geizhals Ebenezer Scrooge taten. Zu meiner Überraschung nahm er mein Privatrezept fürs Spazierengehen an – und löste es regelmäßig in der Natur ein. Bald stieg er aufs Fahrrad um und eroberte radelnd das Ruhrgebiet. Schon nach drei Monaten war er fitter, ausgeglichener und erholter. Was ich bis dahin nicht wusste, aber vermutete: Seine erhöhten Fettwerte und ein leichter Bluthochdruck waren verschwunden. Michael ist bis heute ein aktiver Radler.

Sogar Spitzensport ist möglich

Was uns als Kindern guttat, erfüllt auch heute noch bei Erwachsenen seinen Zweck. Für fitte Atemwege ist Bewegung das A und O. Menschen mit chronischen Lungenkrankheiten können sogar Spitzensport betreiben, was eine ganze Reihe von Topathleten bewiesen haben, die trotz der Erkrankung auf höchstem Niveau aktiv sind.

Wer sich mehr belastet, als der Alltag verlangt, verbessert die Sauerstoffaufnahme und vergrößert die Luftmenge, die bei einem Atemzug ausgeatmet wird (Atemvolumen). Studien deuten darauf hin, dass regelmäßige Bewegung (vor allem im Freien) Asthmabeschwerden auf Dauer reduziert. Auch dabei gilt: Starte nicht zu schnell mit zu intensivem Training.

Am Anfang braucht der Körper ausreichend Erholung zwischen den Belastungsphasen. So sollte man beim Nordic Walking auch mal eine Gehstrecke im Spaziertempo einlegen. Ist Asthma bekannt, gehören die entsprechenden Medikamente natürlich ins Gepäck, damit man im Falle einer akuten Atemnot schnell reagieren kann.

Draußen schwimmen

Eine chronische Lungenerkrankung ist kein Grund, aufs Schwimmen zu verzichten. Im Gegenteil: Hohe Luftfeuchtigkeit erleichtert in vielen Fällen das Atmen. Eine Studie aus Neuseeland kam zu dem Schluss, dass Schwimmen Asthmasymptome lindern kann. Allerdings gilt das nicht für klassische Freizeitbäder, da dort das im Wasser enthaltene Chlor möglicherweise einen Asthmaanfall auslöst. Also besser natürliche Gewässer nutzen und das Training langsam angehen lassen.

BEWEGUNGSMANGEL FÜHRT ZU DIABETES

Ob man Typ-1- oder Typ-2-Diabetiker ist: Regelmäßige körperliche Aktivität kann die Blutzuckerwerte verbessern. Leider ist das offenbar wenig bekannt. Viele Betroffene erzählen mir, dass Sport den mühsam eingestellten Blutzuckerspiegel bei ihnen schwanken lässt. Das kann ein subjektives Gefühl sein, es stimmt aber nicht. Das muss ich ihnen auch sagen. Wenn ich ehrlich bin, halte ich es für eine gerne genommene Ausrede, um sich nicht zu bewegen.

Fakt ist: Bewegungsmangel gehört zu den Hauptursachen für Diabetes Typ 2. Regelmäßige körperliche Aktivitäten hingegen sind ein wichtiger Baustein, um die Zuckererkrankung zu behandeln. Wer Sport treibt, darüber hinaus seine Ernährung umstellt und Übergewicht abbaut, erhöht seine Chance, den Blutzucker ohne Medikamente in den Griff zu bekommen.

Zellen reagieren unempfindlich

Bei Diabetes dreht sich alles um Insulin. Das einzige blutzuckersenkende Hormon sorgt dafür, dass Glukose (Traubenzucker) als Energiestoff aus dem Blut in die Körperzellen gelangt. Während beim Typ-1-Diabetiker zeitlebens die Produktion von Insulin aufgehoben ist, leiden Typ-2-Diabetiker unter einem relativen Insulinmangel. Relativ deswegen, weil eigentlich kein Mangel an Insulin vorliegt, sondern die Körperzellen zunehmend unempfindlicher auf das Hormon reagieren. Sie können immer weniger Glukose aufnehmen, während der Insulinspiegel im Blut ansteigt. Wer dann noch gerne zu zucker- und fettreicher Nahrung greift, verstärkt die Insulinresistenz.

Muskeln sind regelrechte Zuckerfresser

All das lässt sich verhindern, wenn man sich regelmäßig bewegt. Selbst wenig und sehr leichter Sport verbessert die Symptome. Denn Bewegung macht die Zellen empfindlicher für Insulin. Die Glukoseaufnahme in die Zellen steigt und der Blutzuckerspiegel sinkt. Auch Muskelaufbau lohnt, denn Muckis sind regelrechte Zuckerfresser.

Vor allem Outdoor-Sport trägt dazu bei, Stress zu reduzieren. Das hilft auch Menschen mit Diabetes. Denn wenn Stresshormone im Spiel sind, brauchen die meisten Diabetiker mehr Insulin. Wer sich zu oft überfordert, treibt seinen Blutzuckerspiegel eventuell dauerhaft in die Höhe. Unter Druck fällt es auch schwerer, sich gesund zu ernähren und nicht zu süßen oder besonders fettigen Snacks zu greifen, um Stress abzubauen.

Hochintensives Training kann ebenfalls Adrenalinschübe auslösen, die den Blutzucker ansteigen lassen. Deshalb sollte dein Sport dich beruhigen und nicht aufregen. Die Natur lädt dich dazu ein.

Achtung, auch bei Diabetes gilt: Starte nicht von 0 auf 100. Wenn du Insulin spritzt oder blutzuckersenkende Medikamente (wie Glinide oder Sulfonylharnstoffe) einnimmst, besteht das Risiko einer Unterzuckerung, bei der der Blutzuckerspiegel unter eine gewisse Grenze fällt. Der Körper reagiert dann mit Warnzeichen wie Kaltschweißigkeit, Heißhunger, Missempfindungen wie Kribbeln oder Herzjagen. Also immer Traubenzucker oder Glukose-Gel mitführen.

Patientengeschichte:

Von der Mittel- auf die Langstrecke

„In meiner Jugend war ich Leistungssportlerin und bin Mittelstrecke gelaufen", sagte die Rückenschmerz-Patientin Monika zu mir, als ich sie nach Bewegungsausgleich zu ihrer Arbeit als Bürokauffrau fragte. Es war nicht zu übersehen, dass ihre sportliche Zeit sehr lange her sein musste. In Anbetracht ihrer Körperfülle fragte ich nach bekannten Stoffwechselproblemen und traf damit ins Schwarze. Denn Monika hatte nach Angaben ihres Hausarztes einen leichten Wohlstandsdiabetes. Damit hatte ich ein weiteres Argument für mehr Bewegung. Ich empfahl ihr, die Mittelstrecke jetzt als regelmäßigen Spaziergang zu bewältigen, um später auf die Langstrecke zu wechseln. So könne sie ihre müden Muskeln trainieren, und gleichzeitig vielleicht ein paar Kilos loswerden.

Bei der Kontrolluntersuchung zeigte sich zwar keine Gewichtsveränderung, doch viel wichtiger als das, was auf dem Papier stand: Monika hatte Gefallen am Sport draußen gefunden. Sie ging nicht nur spazieren, sondern fuhr auch sportlich Fahrrad und hatte ihr Fettgewebe in Muskelmasse umgewandelt, was sich auch auf den Diabetes positiv auswirkte.

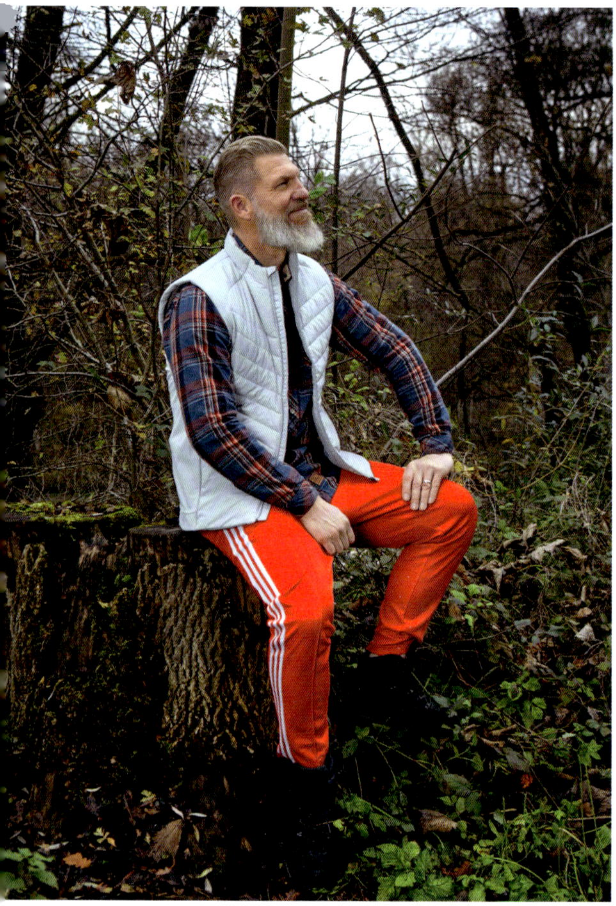

Abwehr bei einem Marathonläufer geschwächt wird, weil er sich extrem stark belastet, machen normale sportliche Aktivitäten wie Walking oder Radfahren das Immunsystem stark. Das liegt daran, dass sich das Blutbild bei moderatem Sport verbessert. Die sogenannten natürlichen Killerzellen vermehren sich. Und das ist gesund, denn sie wehren zahlreiche Angriffe ab. Unter anderem sind sie dafür zuständig, Erreger fernzuhalten, denen unser Körper ständig ausgesetzt ist. Dabei wirken sie umfassend wie ein Breitbandantibiotikum, eine Art Allrounder-Medikament, das Bakterien schnell töten und ihr Wachstum hemmen kann.

Das hört sich super an – vor allem, wenn man weiß, dass Bewegung an der frischen Luft als natürliches Antibiotikum keine unerwünschten Nebenwirkungen hat. Doch es gibt einen Nachteil: Die Wunderwaffe Bewegung wirkt nur für einen Zeitraum von ein bis zwei Stunden nach.

IMMUNSYSTEM UND KREBS

„Wer sich viel an der frischen Luft bewegt, der stärkt sein Immunsystem und wird weniger krank." Diesen Satz hast du bestimmt schon mal gehört. Im Prinzip ist er auch richtig, trifft aber trotzdem nicht in jedem Fall zu. Denn man muss zwei Gruppen von Bewegungs-Enthusiasten trennen: Die (Hoch-) Leistungssportler und uns „normale" Menschen, die Gefallen an regelmäßiger Bewegung im Freien noch finden möchten oder das bereits erfolgreich geschafft haben.

Der entscheidende Unterschied liegt im Immunsystem. Während die körpereigene

Erkältungen gehen schneller vorbei

Was heißt das für dich? Nutze Bewegung für deine Gesundheit, indem du das berücksichtigst. Ist zum Beispiel eine Erkältung im Anmarsch, kämpfst du nicht nach dem Motto „Je mehr, desto besser" mit einem Marathon dagegen an. Denn da kommt die Immunabwehr nicht mit. Der Infekt ist im Zweifelsfall schneller. Es kann zum Beispiel zu einer Entzündung des Herzmuskels (Myokarditis) kommen.

Bei anderen Krankheiten sind die Erkenntnisse über die heilsame Wirkung der Natur noch nicht endgültig erforscht. Gesicherte Studien fehlen, die zum Beispiel belegen, dass es seltener zu Atemwegserkrankungen kommt oder die Symptome nicht so lange anhalten, wenn man sich viel draußen bewegt. Aber es weist vieles darauf hin, dass beispielsweise eine Erkältung bei Draußen- und Bewegungsfreunden nicht so heftig verläuft und schneller vorbei ist. Du kannst den Immunschutz noch verbessern, indem du vor und nach dem Sport im Freien ein wenig isst. So müssen die Immunzellen nicht mit den Muskelzellen um die Glukose konkurrieren. Käme es dazu, hätten die Erreger eventuell leichtes Spiel, denn die Abwehrzellen schwächeln, wenn sie nicht optimal mit Glukose versorgt werden. Die Erkältung wird dann begünstigt.

Das Krebsrisiko effektiv senken

Outdoor-Sport kann noch mehr. Er hat nicht nur auf den Schutz vor Krankheitserregern einen positiven Effekt. Es ist erwiesen, dass das Risiko, an Krebs zu erkranken, deutlich reduziert werden kann, wenn man regelmäßig Ausdauersport betreibt. Und nicht nur das: Die Erkrankung verläuft möglicherweise nicht so schwer und das Rückfallrisiko wird gesenkt. Neue Forschungen zeigen, dass die Nebenwirkungen im Rahmen einer Chemo- oder antihormonellen Therapie bei sportlichen Menschen geringer sind. Außerdem fördern Bewegung und Sport die Lebensqualität, die Leistungsfähigkeit und das Selbstbewusstsein während der Tumorerkrankung. Vor allem bei Dickdarm-, Brust- und Prostatakrebs gibt es dafür gesicherte Belege. In diesem Zusammenhang gilt also die Maxime „Bewegen heißt überleben" – oder wie ich gerne sage: „Renn dem Krebs davon."

Allerdings möchte ich keine falschen Erwartungen wecken und muss seriöserweise sagen, dass ein Teil aller Krebsfälle tatsächlich Schicksal ist. Also Zufälle – völlig ohne eigenes Zutun. Selbst Menschen, die sich ihr Leben lang gesund ernähren, ausreichend Sport treiben, weder rauchen noch zu viel Alkohol trinken, können daran erkranken. Die tückische Krankheit kann immer noch jeden treffen. Einen sicheren Schutz gibt es nicht – nur Wege, das eigene Risiko zu senken. Sport ist einer davon.

Patientengeschichte:
Marathon laufen nach Brustkrebs

Es kommt immer wieder vor, dass ich Patienten bei Beschwerden am Bewegungsapparat behandele, die Krebs haben oder hatten. Ich habe meine Mutter früh an Leukämie verloren und weiß, wie es um die psychische Verfassung der Betroffenen stehen kann. Generell motiviere ich fast jeden zu mehr Bewegung. Aber in diesen Fällen führe ich wirklich immer die positiven Aspekte von Bewegung und Sport an. Bei dem einen hilft es, bei dem anderen nicht. Eine Patientin, Angela, ist mir besonders im Gedächtnis geblieben. Nach Operation und Chemotherapie bei Brustkrebs empfahl ich ihr, sich regelmäßig zu bewegen. Denn gerade bei dieser Krebsart haben Studien gezeigt, dass körperliche Aktivitäten auch in der Zeit der Nachsorge helfen, um wieder fit zu werden. Und was soll ich schreiben? Angela ist mittlerweile ihren dritten Marathon gelaufen – und hat sich schon für den nächsten angemeldet.

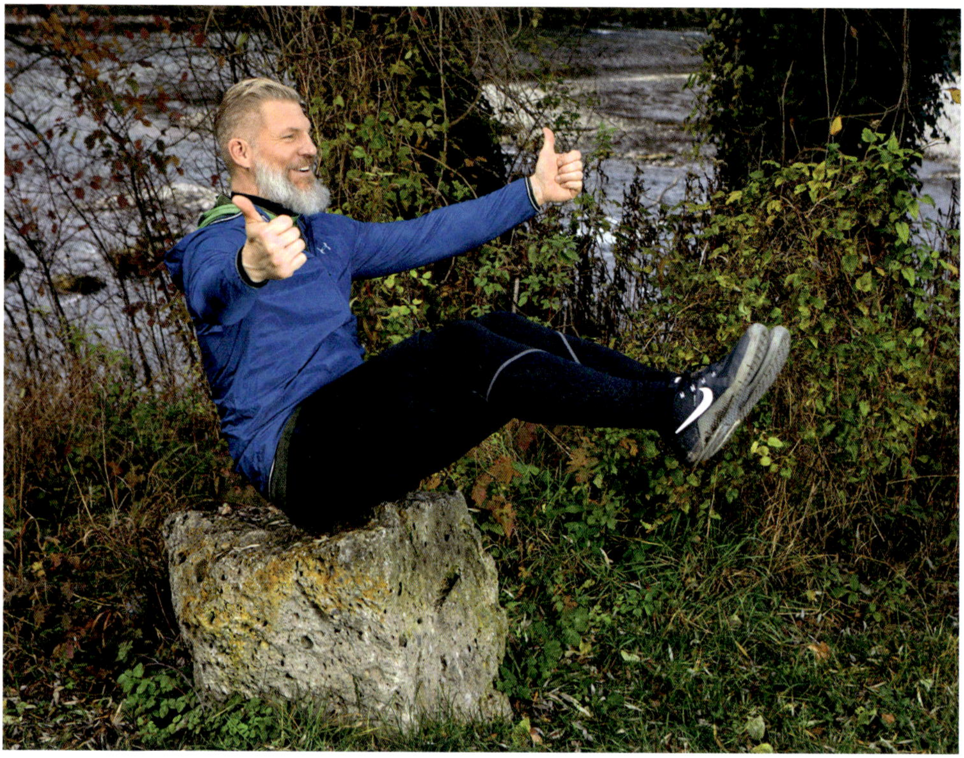

WAS BEI ÜBERGEWICHT ZU BEACHTEN IST

Ärzte meinen es meist gut, wenn sie raten: „Treiben Sie Sport und nehmen Sie dadurch ab." Allerdings hat das schon so manchen im wahren Sinne des Wortes ins Verderben laufen lassen. Denn wer es zu eilig mit dem Abnehmen hat, rennt dann ohne Rücksicht auf die Gelenke und den eigenen Trainingszustand ohne Plan einfach los, um möglichst schnell schlank zu werden.

Grundsätzlich naheliegend, denn rein theoretisch ist Abnehmen einfach. Man muss nur mehr Kalorien verbrauchen, als der Körper benötigt. Damit das funktioniert, kommt es aber auf das WIE an.

Ich rate dringend von einer strengen einseitigen Diät ab, denn du riskierst, dass du nach der Hungerkur dank des berüchtigten Jo-Jo-Effekts schnell alles wieder draufhast. Vielleicht sogar mehr als vorher. Ebenfalls nicht zu empfehlen ist übertrieben anstrengender Sport, bei dem du schnell die Lust verlierst oder Schmerzen bekommst oder im schlechtesten Fall beides.

Vorsicht, wenn der Körper Muskeln abbaut

Ich empfehle besseres Essen und mehr Bewegung, aber bitte schön langsam und vorsichtig. Man muss nicht von jetzt auf gleich mit maximalen sportlichen Belastungen anfangen. Und man muss auch nicht ausgiebig hungern. Denn dann fehlen schnell notwendige Nährstoffe. Wenn der Körper merkt, dass eine Hungersnot

(das ist eine übertriebene Diät aus seiner Sicht) droht, baut er nicht nur Fett, sondern auch Muskelgewebe ab. Dem Hungerkünstler ist nicht viel geholfen, zumal er gerne auch noch von Heißhungerattacken heimgesucht wird, die alle guten Vorsätze zunichtemachen.
Stattdessen gilt es, weniger und vor allem gesünder zu essen und sich mehr zu bewegen. Das heißt in Kalorien gerechnet: Weniger zu sich nehmen und den Grundumsatz mit Sport erhöhen. Wichtig ist es dabei, die sportliche Betätigung dem aktuellen Gewicht und dem Herz-Kreislauf-System anzupassen. Denn sonst kommt es schnell zu Gelenkproblemen.

Alles auf zwei Fäusten

Damit du dir besser vorstellen kannst, was deine Gelenke leisten, mache mal einen kleinen Test: Balle deine beiden Hände zu einer Faust. Die Größe einer Faust entspricht in etwa der Größe eines Kniegelenks. Jetzt betrachte die Fäuste genau. Sie sind in Relation zu deinem Körper wahrscheinlich ganz schön klein. Nun stelle dir vor, dass diese beiden „Faust"-Kniegelenke zusammen das gesamte Gewicht des darüberliegenden Körpers tragen müssen. Im Stehen lastet nur das einfache Körpergewicht auf ihnen. Wenn du aber spazieren gehst, walkst oder joggst, steigert sich die Belastung um ein Vielfaches. Beim Laufen tragen die Gelenke zum Beispiel das Sieben- bis Achtfache deines Körpergewichts. Kein Wunder, dass das schnell zu Gelenkproblemen führen kann.

Damit der Entschluss nicht nach hinten losgeht

Auch ein Herz, das nur an Alltagsaktivitäten gewöhnt ist, kann in Not geraten, wenn es plötzlich mehr belastet wird. Dann besteht die Gefahr, dass es dekompensiert, also lebensbedrohlich geschwächt wird. Schlimmstenfalls kommt es zum Herzinfarkt. Damit der gut gemeinte „Bewegungsentschluss" nicht nach hinten losgeht, sollten Übergewichtige und Bewegungsmuffel sich vor der ersten körperlichen Aktivität durchchecken lassen. Hausärzte, Kardiologen oder Pulmologen (das sind Lungenspezialisten) prüfen die inneren Organe, Orthopäden sehen sich den Bewegungsapparat genauer an. Zusammen geben sie Empfehlungen für geeignete Sportarten.
In der Regel sind das Walking, Spazierengehen, Wandern, Schwimmen, Radfahren, Rudern oder Skilanglauf. Sobald sich erste Erfolge einstellen, wird das Sportprogramm in den meisten Fällen zum Selbstläufer. Das Körpergefühl und die Stimmung verbessern sich. Mein Tipp: Fang klein an. Der Schritt am Fahrstuhl vorbei rauf auf die Treppe kann die Initialzündung sein.

Abnehmen erfordert mentale Stärke

Aus meiner Erfahrung in der Praxis kann ich sagen, dass das Abnehmen meistens bei denen klappt, die nicht monoton vorgehen, also nicht nur auf Ernährung oder nur auf Bewegung setzen, sondern auf beides. Diejenigen, die nur ihr Essen reduzieren, werden schnell vom Jo-Jo-Effekt heimgesucht. Wer lediglich Sport treibt und dabei zu viel und zu ungesund isst, sieht kaum Erfolge. Doppelt hält besser.

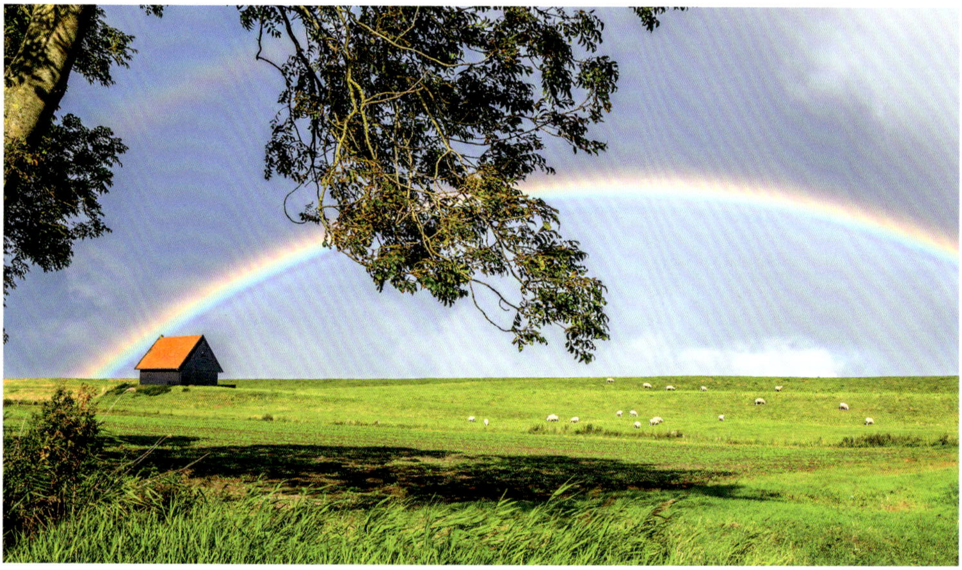

„Ich muss mein Essverhalten ändern und ich muss mich bewegen“, lautet die Devise. Auch wenn viele Diäten versprechen, dass es angeblich ganz easy sei, mal eben zehn Kilo abzubauen, sage ich ehrlich: Abnehmen erfordert mentale Stärke. Und die findet man in der Natur.

DEPRESSIONEN: AKTIV GEGEN NEGATIVE GEDANKEN

Ob du ein ambitionierter Sportler bist oder nur regelmäßig spazieren gehst – wahrscheinlich weißt du es längst: Bewegung macht den Kopf frei. Man muss nicht bis an seine körperlichen Grenzen gehen, um das zu erleben. Es reicht oftmals schon, einfach mal auszubrechen aus dem vielleicht tristen Alltag. Als Orthopäde weiß ich, dass viele Beschwerden am Bewegungsapparat mit depressiven Verstimmungen zu tun haben. Trotzdem weiß ich auch als Spezialist mit vielen Berufsjahren in manchen Fällen nicht, was zuerst da war: Der „depressive“ Kopf oder wirklich eine Veränderung im Muskel-Knochen-System.

DEM ALLTAG STRUKTUR GEBEN

Was ich aber sicher weiß: Bewegung und Sport können als Therapieansatz depressive Leiden verringern. So sorgen körperliche Aktivitäten zum Beispiel dafür, dass der Körper vermehrt Glückshormone wie Serotonin produziert, die das Wohlbefinden steigern. Außerdem gibt regelmäßige Bewegung dem Alltag Struktur. Die Betroffenen sind zu festen Zeiten aktiv, absolvieren ihre Aufgaben und dürfen sich danach über das Gefühl freuen, etwas geleistet zu haben. Außerdem kommen sie dadurch in einen festen Rhythmus, der ihnen Sicherheit gibt. Das wirkt positiv auf die Nervenzellen im Gehirn.

Aus negativen Gedanken herauskommen

Bei Menschen mit Depressionen ist der Gehirnbereich, in dem das Verhalten ver-

arbeitet und gesteuert wird, aktiver als bei Gesunden. Man vermutet, dass dahinter negative Gedankengänge stecken. Gleichzeitig ist die sogenannte Neuroplastizität des Gehirns vermindert. Das heißt, dass die Betroffenen nicht so flexibel auf Reize und Veränderungen reagieren können. Nach außen wirkt das oft so, als ob sie in ihren negativen Gedanken kreisen und nicht mehr herauskommen.
Nicht umsonst predige ich bei meinen Vorträgen, dass Körper und Geist bis ins hohe Alter bewegt werden müssen, damit nichts „einrostet". Menschen, die an Depressionen erkrankt sind, können sich mit Bewegung und Sport aus dem grauen Alltag herauslösen und dadurch das Gehirn zumindest zeitweise verändern. Das Bewegungszentrum wird beim Sport aktiviert und kann auf diese Weise die gesteigerte Aktivität der negativen Gedanken aus dem Kopf „herausziehen". Mit anderen Worten: Die negativen Gedanken nehmen ab, da der Körper sich auf die Bewegung konzentriert.

Wartezeit mit Bewegung überbrücken

Bewegt man sich dann regelmäßig, bestenfalls jeden Tag, verschafft man seinem Gehirn mehr Erholungsphasen. So kommen die Betroffenen idealerweise mit weniger Medikamenten aus. Das ist ein weiterer positiver Effekt von Bewegung. Dennoch muss ich zur Vorsicht raten: Wenn jemand Depressionen hat, die mit Medikamenten behandelt werden, darf er die Medizin nicht einfach weglassen, weil er sich regelmäßig bewegt. Denn dann besteht Gefahr, dass sich die Situation akut verschlechtert.
Wer hingegen auf der Suche nach einer geeigneten Therapie ist, aber noch auf einen Platz warten muss, kann die Zeit bis zum Beginn der Behandlung mit viel Bewegung und Sport, möglichst draußen im Grünen, überbrücken. In Deutschland beträgt die aktuelle Wartezeit für ein psychotherapeutisches Erstgespräch im Durchschnitt mehr als fünf Wochen, die für einen Therapieplatz fünf bis sechs Monate.

Ein bisschen Natur in der Stadt

„Der hat leicht reden, aber ich habe nicht die Zeit, dauernd raus ins Grüne zu fahren", denkst du vielleicht beim Lesen dieser Zeilen. Dann sage ich dir: Das musst du auch gar nicht. Selbst in Großstädten gibt es Parks, Flussufer, grüne Innenhöfe oder andere Naturoasen, an denen man sich erholen kann. Manchmal liegen die etwas versteckt – also gehe auf Entdeckungsreise! Hast du ein schönes Plätzchen gefunden, richte deine Aufmerksamkeit bewusst auf Details: Blühen hier kleine Blumen? Haben die Bäume schon Knospen? Hörst du vielleicht Vogelgezwitscher? Tummeln sich Bienchen an den Blüten oder flattern Schmetterlinge um dich herum? Wie ist das Zusammenspiel aus Licht und Schatten an diesem Ort? Kannst du Wolken am Himmel sehen? Welche Form haben sie? Gib kleinen Dingen große Bedeutung und du wirst spüren, wie sehr du dich dabei erholst!

Welcher Draußen-Typ bist du?

Es gibt Leute, die am liebsten im Wald schlafen würden, nur um nicht wieder reinzumüssen. Andere schütteln sich schon bei dem Gedanken an Wind und Regen. Und viele sind noch unentschlossen: Was soll ich eigentlich da draußen anstellen? Dieser Test hilft dir auf die Sprünge ins Grün.

Hast du Regenkleidung?

- O Klar, ich kann mich so anziehen, dass nichts nass wird und ich trotzdem nicht schwitze. **3**
- O Finde ich überflüssig. Ich gehe nie lange raus, da reichen normale Sachen. **1**
- O Nee, wenn ich mal bei Regen raus muss, nehme ich einen Schirm. **2**

Wie sieht es bei dir mit Schuhen für draußen aus?

- O Mindestens ein Paar ist bei mir für Bewegung draußen geeignet. **3**
- O Ich habe coole Turnschuhe für die Fußgängerzone. **2**
- O Brauche ich nicht. Ich komme im Büroschuh von der Garage bis ins Büro. **1**

Welcher Sport – wenn es ihn gäbe – würde dich interessieren?

- O Extreme-Couching **1**
- O High-intensiv-Handy-Checken auf der Parkbank **2**
- O Green Exercises 24/7 **3**

Was denkst du, wenn fürs Wochenende Regen angesagt ist?

- O Schade, da komme ich ja gar nicht raus. **2**
- O Super, da kann ich meine Netflix-Serien zu Ende gucken. **1**
- O Nicht schlimm, irgendwas geht draußen immer. **3**

Was motiviert dich rauszugehen?

- O Freude an der frischen Luft **3**
- O Hunger und Durst **1**
- O Gleichgesinnte treffen **2**

Wann bist du gerne draußen?

- O Ab 25 Grad und Sonne **1**
- O Mehr als 10 Grad und kein Regen **2**
- O Fast immer **3**

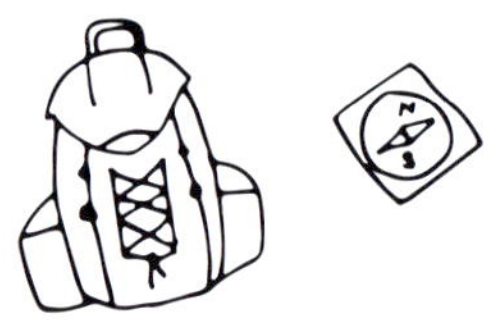

Was macht eigentlich dein Fahrrad?

- O Manchmal hole ich es raus. Ich bin ein Schönwetter-Fahrer. **2**
- O Ist ein unerlässliches Fortbewegungs- und Sportgerät für mich. **3**
- O Ich habe keins oder es steht verstaubt im Keller. **1**

Eine Stunde spazieren gehen – was macht das mit dir?

- O Weiß ich nicht, mache ich nie. **1**
- O Im Notfall kriege ich das hin. **2**
- O Erfrischt mich. **3**

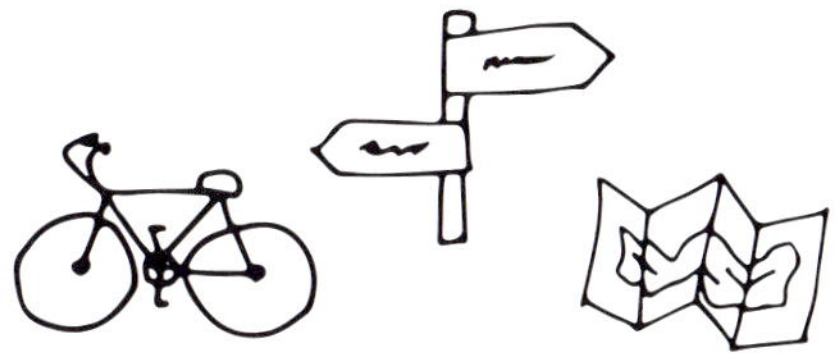

Auswertung

Addiere deine Punkte. Wie viele hast du erreicht?

10 oder weniger Punkte

Oha, du bist wohl ein Anti-Draußen-Extremi! Das solltest du möglichst schnell ändern, denn drinnen entgeht dir eine ganze Menge an Möglichkeiten für ein gesundes, angenehmes Leben. Als Greenhorn in der Natur hast du die Chance, eine ganz neue Welt für dich zu entdecken. Das darfst du ruhig als Ansporn nehmen. Fang mit kurzen Spaziergängen an. Und wenn du erst einmal nur um den nächsten Häuserblock ziehst. Danach machst du schrittweise mehr, bis du grüne Ecken erreichst. Du wirst sehen: Das tut dir echt gut!

11 bis 20 Punkte

Die Natur ist zum Glück keine unerreichbare Galaxie für dich. Du gehst gelegentlich raus. Das ist schon mal gut. Aber bei dir ist noch Luft nach oben! Da du kein Frischluft-Allergiker bist, darfst du ruhig mehr raus. Überlege dir, was dich dazu motivieren könnte. Hast du einen anstrengenden Job und brauchst Erholung danach? Bist oder warst du mal sportlich und suchst nur noch nach einer Bewegungsform, die dir Spaß macht? Kennst du Gleichgesinnte, die dich mitziehen würden? Dir fehlt nicht viel, um ein Draußensportler zu werden.

Mehr als 20 Punkte

Wow, „Draußen" ist dein zweiter Vorname! Du bist wahrscheinlich meistens gut drauf und fühlst dich unter freiem Himmel so richtig wohl. Dich kann so schnell nichts abschrecken. Das ist die beste Voraussetzung, um vom Naturfreund zum Natursportler zu werden. Es wird dir nicht schwerfallen, ein bisschen mehr zu tun als die grüne Umgebung zu genießen. Wenn du draußen auch mal schwitzt, hast du mehr von deiner Liebe zur Natur. Joggen, Fitnessübungen, längere Radtouren und vielleicht auch ein bisschen Action beim Klettern oder Kanufahren dürften dich schnell noch weiterbringen.

Kapitel 3

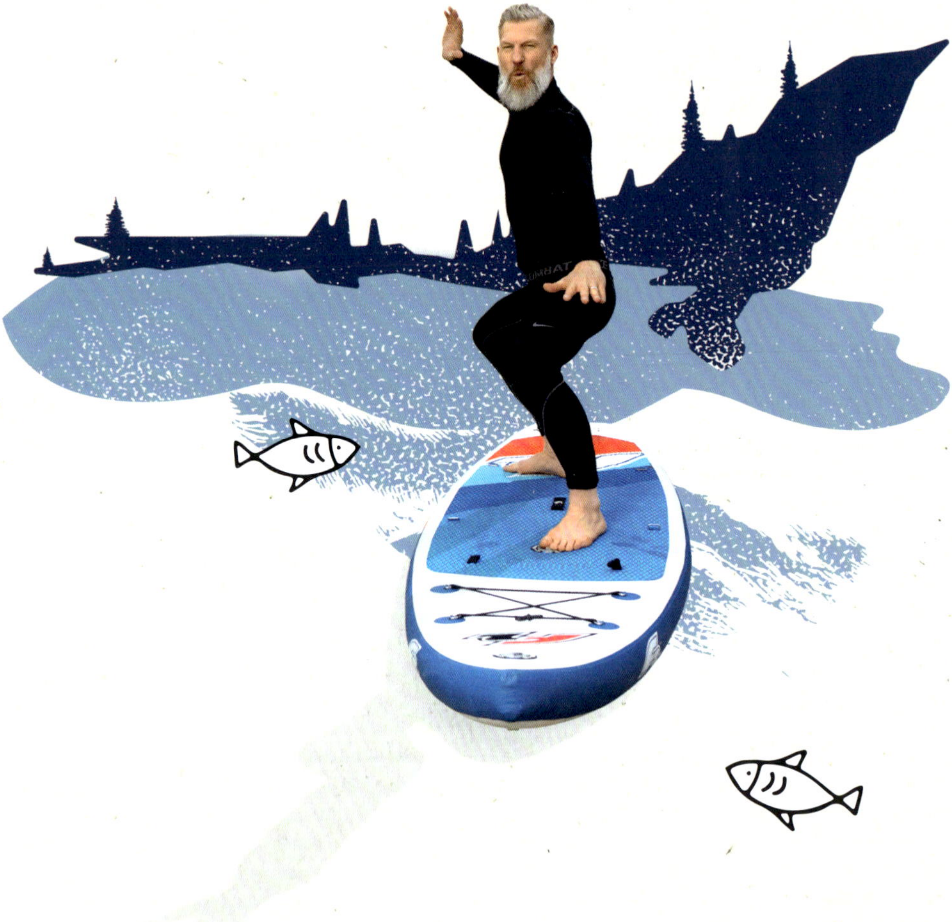

Ab nach draußen zum Sport

Wind und Wetter sollten niemanden abhalten.
Wer gerne an der frischen Luft ist oder öfters mal dorthin möchte, verlegt idealerweise seinen Sport in die Natur. Ob im Wald, im Park oder auf der Wiese, im Wasser oder im Schnee – ich selbst habe schon viel ausprobiert.

Hier stelle ich die besten Sportarten für draußen vor, berichte von meinen Erfahrungen und erkläre, was dabei zu beachten ist. Denn nicht jeder Sport ist für jeden geeignet.

Draußen fühlt es sich besser an

Natürlich kannst du dich auch in der Turnhalle, im Wohnzimmer oder im Fitness-Studio austoben und deinem Körper in Form bringen. Viel schöner ist es aber, sich an der frischen Luft zu bewegen. Dort erholst du dich besser, fühlst dich frischer, schaltest effektiver ab und bist einfach besser drauf.

Gibt es für dich einen Unterschied zwischen Bewegung in der Halle und in der freien Natur? Wenn ich jemandem diese Frage stelle, höre ich in der Regel: „Draußen fühlt sich besser an." Das ist verständlich, wenn man zum Beispiel an Walken oder Joggen auf dem Laufband denkt. Im Fitnessstudio blickt man dabei entweder aus dem Fenster, auf einen Monitor oder auf andere Trainierende. In der Natur wechseln die visuellen Eindrücke ständig. Der Kopf muss mehr arbeiten, schließlich verändert sich der Laufuntergrund. Der Luftwiderstand ist draußen stärker. Kleine Steigungen und abschüssige Strecken strengen die Muskulatur mehr an. Kein Wunder, dass zehn Kilometer Strecke sich draußen anders anfühlen als drinnen. Wir sind einfach besser drauf, wenn wir Kontakt mit der Natur haben dürfen.

Groß denken – bescheiden handeln

Sport fängt übrigens im Kleinen an. Starte langsam und steigere dich erst, wenn du den Einstieg gemeistert hast. Also nicht gleich mit Wellenreiten oder Klettern anfangen, sondern erst einmal zügig spazieren gehen. Selbstüberschätzung ist nämlich gefährlich. „Groß denken – bescheiden handeln" steht auf einem der Bilder in meiner Praxis. Damit will ich sagen: Du musst dir ein Ziel setzen, das aber nicht auf Biegen und Brechen in möglichst kurzer Zeit erreichen. Ich möchte keinen Leistungssportler aus dir machen. Mein Ziel ist es, dass du lernst, dich mit wenig Aufwand in einer gesundheitsfördernden Umgebung zu bewegen – und das zu schätzen weißt. Sobald du merkst, wie gut dir das tut, werden die nächsten Schritte nicht nur leichter, sondern machen dir auch mehr Spaß.

AUCH DER KOPF BRAUCHT ERHOLUNG

Außerdem triffst du draußen andere Menschen, siehst und erlebst Neues, bist unterschiedlichen Reizen ausgesetzt – vom Vogelgezwitscher über Sonnenschein bis zu Wind und Niederschlag. Das macht dich unter anderem kreativ. Für mich als Orthopäde und Sportmediziner ist es zunächst wichtig, dass meine Patientinnen und Patienten sich überhaupt bewegen. Schließlich lautet meine Maxime: „Bewegen heißt leben". Wir alle wünschen uns Gesundheit. Jeder kann ins Fitnessstudio an der nächsten Ecke gehen und für die eigene körperliche Gesundheit trainieren. Fürs Emotionale ist das aber schwerer, obwohl auch der Kopf in der Regel erholungsbedürftig ist. Studien haben gezeigt, dass Bewegung in der Natur für die gestresste Seele sehr viel besser ist als Sport auf Asphalt im Großstadtdschungel oder hinter Mauern im Fitnessstudio.

VITAMIN D FÜR DIE GESUNDHEIT

Wenn dann noch die Sonne scheint, freut sich mein Orthopädenherz. Denn ich denke auch an die Knochen, die vor allem zwei Dinge brauchen, um stabil zu bleiben: Zum einen kontinuierliche Bewegung bis ins hohe Alter, zum anderen Vitamin D, das der Körper im Sonnenlicht selbst produziert. Ab etwa 60 Jahren besteht bei einem Vitamin-D-Mangel die Gefahr, an einer Osteoporose zu erkranken. Die knochenabbauenden Zellen sind in dieser Phase stärker als die aufbauenden. So steht den Knochen nicht mehr ausreichend Bausubstanz zur Verfügung.
Kommt es dann zu sogenannten Bagatelltraumen, also kleineren Verletzungen, bei denen unter normalen Bedingungen nichts Schlimmes passiert, brechen plötzlich Knochen an den Handgelenken, am Schenkelhals oder an der Wirbelsäule (siehe auch Seite 47). Ein ausreichender Vitamin-D-Spiegel schützt auch vor Erkrankungen wie Demenz und kann das Risiko für Herz-Kreislauf-Erkrankungen, Asthma und Allergien minimieren.

Faktencheck für jede Sportart

Fürs Spazierengehen, Walken, Wandern oder Joggen brauchst du nicht viel mehr als eine schöne Strecke. Beim Klettern, Radeln, Stand-Up-Paddeln oder Skifahren ist schon etwas mehr Equipment nötig.
Auf den nächsten Seiten sehen wir uns die einzelnen Draußen-Sportarten einmal genauer an. Für einen schnellen Überblick gibt es jeweils am Ende einen kurzen Faktencheck. So findest du schnell deinen Lieblingssport. In Sachen „mentaler Effekt" hat natürlich jede Art von Bewegung im Freien positive Wirkungen. Die Kategorie habe ich mir gespart, um dich nicht mit Wiederholungen zu langweilen.

DRAUSSEN FRISCHLUFT GENIESSEN

Neben der Sonne spielt die Luftqualität ebenfalls eine Rolle. Während du im Fitnessstudio die klimatisierte Luft und schlimmstenfalls die Ausdünstungen der schwitzenden Nachbarn einatmest, darfst du draußen den Duft der Natur genießen. Zumindest wenn du nicht auf der viel befahrenen Durchgangsstraße joggst, sondern den nächsten Park oder Wald aufsuchst.
Je mehr du dich anstrengst, desto tiefer atmest du ein. Dein Blut befördert mehr Sauerstoff, mit dem die verschiedenen Organe besser beliefert werden können. Gleichzeitig aktivierst du den Stoffwechsel, sodass geschädigtes Gewebe schneller regeneriert. Selbst dein Hirn kann besser arbeiten, wenn du dich draußen bewegst.

Einfach loslegen: Auf geht's ins Grüne

Ob beim Gehen, Laufen, Radeln, Klettern oder Golfspielen – raffe dich auf und suche die Nähe von Wald und Wiesen. Für einfache Bewegungen im Grünen brauchst du nicht viel mehr als gute Schuhe und angemessene Kleidung. Erholung stellt sich von alleine ein.

Mal richtig durchatmen, von der Heilkraft der Natur profitieren, das Herz-Kreislauf-System trainieren, das Immunsystem stärken und nebenbei Muskeln aufbauen – beim Sport im Grünen kannst du das Angenehme mit dem Nützlichen verbinden. Der Einstieg in ein sportliches naturnahes Leben ist denkbar leicht. Denn das beginnt schon bei einem kleinen Spaziergang und wird richtig spannend, wenn du durch einen Kletterpark turnst oder auf dem Golfplatz dein Selbstbewusstsein stärkst. Hier stelle ich dir meine Lieblingssportarten im Grünen vor:

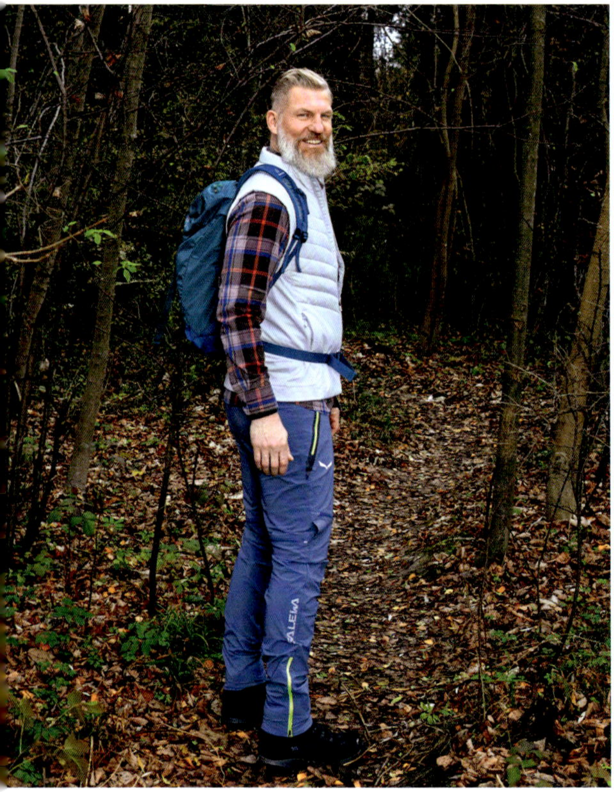

ZUM EINSTIEG: SPAZIERENGEHEN

Früher bin ich mit meinen Eltern oder Großeltern spazieren gegangen. Als Kind kommt einen der Weg um den Block fast wie eine Ewigkeit vor. Als Vater habe ich draußen den Kinderwagen geschoben, damit der kleine Schreihals endlich zur Ruhe kam. Als Mann in den besten Jahren entdeckte ich das Spazierengehen als kleinen Ausgleich zur täglichen Arbeitsroutine – entweder allein oder mit meiner Frau, meinem Hund oder mit beiden an meiner Seite. Gehen ist bei Weitem nicht nur eine Beschäftigung für Rentner. Es ist für alle geeignet. Das Tolle daran: Man braucht keine größeren Hilfsmittel und

nicht einmal besondere Schuhe. Jeder Treter, in dem du bequem laufen kannst, ist geeignet. Schließlich will man ja keinen Streckenrekord aufstellen.
Es gibt keine genaue Definition für eine bestimmte Streckenlänge oder für die Geschwindigkeit. Schon der Gang zum Supermarkt gilt als Spaziergang. Für eine ausgedehnte Runde braucht man auch noch keinen Verpflegungsrucksack. Das ist der Unterschied zum Wandern.
Ein Spaziergang löst Verspannungen und regt die Durchblutung an, indem die Muskeln an Armen und Beinen aktiviert werden. Das ist vor allem wichtig für Leute, die den ganzen Tag drinnen verbringen und dabei überwiegend sitzen.
Wenn du stundenlang auf deinem Bürostuhl hockst, versackt das Blut in den Unterschenkeln. Das Risiko für Krampfadern oder einen Lymphstau steigt. Mit einem Spaziergang wirkst du dem entgegen.

Die Gedanken beginnen zu fließen

Auch dein Kopf wird es dir danken. Der amerikanische Schriftsteller Henry David Thoreau erkannte schon im 19. Jahrhundert: „Sobald sich meine Beine bewegen, beginnen meine Gedanken zu fließen."
Das kann ich bestätigen. Ich trage regelmäßig kniffelige Probleme mit mir herum, für die ich oft beim Gehen wie durch einen Geistesblitz plötzlich Lösungen finde.
Wenn ich auf Ideen kommen muss, laufe ich manchmal einfach los. Denn Bewegung in Kombination mit den verschiedenen Sinnesreizen lässt meine Kreativität bestenfalls sogar sprudeln. So habe ich mal einen Stand-Up-Comedy-Contest besucht, fand einen Auftritt schlecht und war

Faktencheck Spazierengehen

→ **Voraussetzungen**
Keine, ein Spaziergang funktioniert ohne Sporterfahrung.

→ **Fun-Faktor**
Wer Abenteuer und Action sucht, wird sich dabei vielleicht langweilen. Wer nur abschalten, Frischluft tanken und den Kopf bei gemütlichem Tempo frei bekommen will, ist beim Spazierengehen richtig happy.

→ **Wetterabhängig**
Mit der richtigen Kleidung kannst du (fast) immer raus. Das Wetter geht als Ausrede nicht durch.

→ **Verletzungsrisiko**
Solange man auf den Weg achtet, passiert so gut wie nie was.

→ **Equipmentaufwand**
Du brauchst nicht mehr als ein paar feste und bequeme Treter und keine speziellen Sportstätten. Haustür auf und loslaufen.

→ **Schwierigkeit**
Die Anforderung ist gering, spazieren gehen schafft jeder.

→ **Fazit**
Als Immer-mal-wieder-Zwischendurch-Bewegung ist es unschlagbar. Um richtig fit zu werden, sollte es aber nicht der einzige Sport bleiben.

Anleitung zum Waldbaden

Du willst mehr als einen Spaziergang? Dann ist Waldbaden vielleicht eine tolle erholsame Beschäftigung für dich. Probiere es doch einfach mal aus. Hier stelle ich dir 5 verschiedene Möglichkeiten vor, mit denen du eine Runde durch den Wald intensivieren kannst.

1 EIN STILLES WALDSTÜCK SUCHEN

Wo liegt der nächste Wald, den du erreichen kannst? Suche dir ein Waldstück, das nicht unbedingt zu den Top-Ausflugszielen in deiner Umgebung gehört. Denn dort tummeln sich zumindest an sonnigen Wochenenden viele andere Menschen auf der Suche nach Erholung. Stattdessen brauchst du einen stillen ruhigen Ort unter Bäumen, an dem du ausgiebig laufen und dich an etwas versteckte Stellen zurückziehen kannst.

2 STEHEN BLEIBEN UND AUGEN SCHLIESSEN

Dein erstes Erlebnis ist ganz einfach: Du musst nicht weiter durch den Wald preschen, wie du es vielleicht gewohnt bist, sondern bleibst einfach stehen, schließt die Augen und spürst intensiv die Atmosphäre um dich herum.

3 ATEMÜBUNG FÜR UNTERWEGS

Beim Atmen nimmst du im Wald wertvolle Terpene auf, die die Bäume ausstoßen (siehe auch Seite 18). Mit gezielten Übungen profitierst du noch mehr davon. Zum Einstieg eignet sich eine einfache Maßnahme: Atme beim Spazieren durch den Wald möglichst tief ein und aus. Damit die Atmung tiefer wird, zählst du beim Einatmen langsam bis vier, beim Ausatmen bis sieben. Das Ganze wiederholst du 11-mal. Man nennt das auch die 4711-Atemtechnik.

4 WALDMUSTER LEGEN

Wenn du diese Übung noch aus deiner Zeit im Waldkindergarten kennst, umso besser. Es geht darum, auf dem Waldboden kleine Kostbarkeiten zu finden, um damit kreativ zu werden und ein „Tattoo“ daraus zu machen. Das können Blätter, Blüten, Tannennadeln, Stückchen von Ästen und Baumrinden oder Schalen von Eicheln, Bucheckern und Co. sein. Lege damit ein Muster auf deinem Unterarm (eventuell die Haut vorher mit einer fettenden Creme einschmieren). Alternativ kannst du aus den gefundenen Naturschätzen auch ein Mandala auf dem Waldboden, einer Wiese oder einfach am Wegesrand legen. Wenn du dabei alles um dich herum vergisst, bist du im Flow!

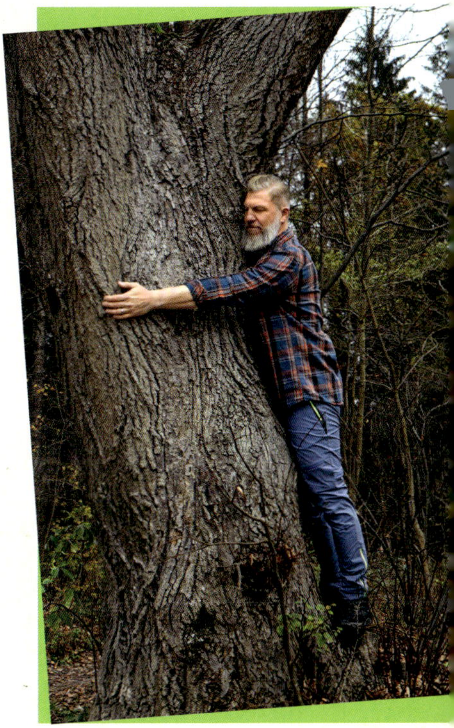

5 MIT ALLEN SINNEN UNTERWEGS

Denke unterwegs mal nicht an die Arbeit oder andere (belastende) Dinge, die dir im Kopf herumschwirren. Das gelingt, indem du dich mit allen Sinnen auf die Natur einlässt. Höre auf die Geräusche, die dich umgeben. Betrachte die Farben und Formen. Achte darauf, was du riechst. Berühre die Bäume, streiche über das Moos auf dem Boden oder die Farne und Gräser am Wegesrand. Wenn Untergrund und Wetter es zulassen, gehe zwischendurch ruhig mal barfuß. Wenn du am Ende deiner Waldbaderunde angekommen bist, kannst du den Erholungseffekt noch einmal verstärken, indem du Rückschau hältst. Investiere am Schluss ein paar Minuten, verweile kurz am Wegesrand und gehe deinen Spaziergang in Gedanken noch einmal durch, bevor du in den Alltag zurückkehrst.

recht sicher, dass ich das besser kann. Am Tag danach bin ich mit dem Hund 45 Minuten gelaufen und habe dabei ein 12-Minuten-Programm entwickelt, das bis heute nur noch nicht aufgeführt wurde, was aber ein anderes Thema ist.
Damit du wirklich laufend Probleme lösen oder kreativ sein kannst, muss das Smartphone ausbleiben. Sonst bist du immer darauf fixiert und kannst keine Ruhe in den Kopf kriegen.
Auch die innere Uhr lässt sich durch regelmäßiges Rausgehen justieren. Sie gerät leicht aus dem Takt, wenn wir uns nur in künstlichem Licht aufhalten. Das merkst du zum Beispiel daran, dass du schlecht schlafen kannst. Ein Spaziergang zur Mittagszeit (da ist das natürliche Licht am hellsten) bringt dich zurück in den richtigen Rhythmus. Ob Regen, Wind oder Sonnenschein – wenn du das Haus verlässt, stärkst du auch noch dein Immunsystem.

Keine unerwünschten Nebenwirkungen

Vor unerwünschten Nebenwirkungen müssen Spaziergänger keine Angst haben – vorausgesetzt sie achten auf den Weg und andere Verkehrsteilnehmer. Wer nur hundert Meter schafft, geht eben erst einmal nur hundert Meter. Bist du unsicher auf den Beinen, hilft ein Gehstock, Nordic-Walking-Stöcke oder ein Rollator. Du hast nur einen Feind. Das ist dein innerer Schweinehund. Mit dem Argument „Du schadest meiner Gesundheit“ solltest du es aber schaffen, ihn in Schranken zu halten. Mache dir das Motto „Der Weg ist das Ziel“ zu eigen und gehe spätestens morgen einfach mal spazieren.

WANDERN – MEINE LEIDENSCHAFT

„Das Wandern ist des Mankes Lust.“ Es wurde mir in die Wiege gelegt. Wie schon erwähnt, durfte ich meine Eltern in den ersten Lebensjahren noch liegend im Kinderwagen begleiten. Nun gut, das war zwar noch kein Wandern, aber immerhin ein ausgedehnter Spaziergang, das meinen Eltern wohl Lust auf mehr machte. Als wir Kleinen keinen Kinderwagen mehr brauchten, machten wir im Süden Deutschlands ausgedehnte Wandertouren, an die ich mich heute noch gerne zurückerinnere. Stundenlang laufen über Stock und Stein hat mir als Kind natürlich nicht immer Spaß gemacht, aber ich weiß, dass die Welt damals für mich noch hundertprozentig intakt war. Das lag unter anderem daran, dass wir jeden Tag in Berggasthöfen auf Almen einkehrten und ich zu kühlen Getränken lecker essen durfte. Noch heute gelingt es mir, mich mit Erinnerungen an die schönen Erlebnisse im Grünen zu entspannen. So profitiert der Kopf gleich doppelt von Naturerlebnissen.

Mehr als Gehen über weite Strecken

Wandern ist mehr als Gehen über weite Strecken. Wir bewegen uns dabei in natürlichem Gelände, also in unberührter Natur, müssen Hindernisse wie Felsen, Pflanzen, Gewässer, Steine oder Baumwurzeln überwinden. Unsere Vorfahren in der Steinzeit sind bis zu 20 Kilometer pro Tag gelaufen, um Nahrung zu finden, die Gegend zu erkunden oder Schutz zu suchen. Wenn sie umherzogen, bauten sie Muskeln auf, stärkten die Knochen und sorgten für genügend Sauerstoff im Gehirn. Ohne Bewegung hätten sie nicht überlebt. Heute ist das leider nicht mehr selbstverständlich, obwohl längst bekannt ist, dass körperliche Aktivitäten viele Medikamente ersetzen könnten. Wandern gehört zu den gesundheitsfördernden Draußensportarten, die Spaß machen. Warum ist das so?

Naturerlebnis mit Geselligkeit

Zum einen ist es der Kontakt zu natürlichen Elementen wie Tageslicht und frischer Luft. Zum anderen halten körperliche Aktivitäten uns auch seelisch gesund. Du kannst allein davon profitieren oder in einer Gruppe wandern, die für dich gleichzeitig eine wohltuende Gemeinschaft ist. All diese Möglichkeiten sind miteinander verflochten. Außerdem glaube ich, dass jeder Mensch der Natur etwas Ästhetisches abgewinnen kann. Berge, Täler, Felder und Wiesen sind schön anzusehen. Und der Anblick entspannt. Wenn zum Naturerlebnis noch Geselligkeit hinzukommt, wird die Bewegung oft zur Nebensache; wir empfinden sie nicht mehr als Anstrengung. Trotzdem verbrauchen wir natürlich Kalorien – vor allem, weil wir beim Wandern länger unterwegs sind als beim Spazierengehen, Joggen oder Walken.

Per App neue Wege entdecken

Für mich und für viele meiner Patienten ist Wandern eine einfache und zugleich sehr schöne Art, den Körper zu bewegen und den Kopf frei zu bekommen. Praktischerweise erfordert der Sport nicht viel mehr als gute Vorbereitung. Man muss nicht in ein anderes Land fahren; in der Regel finden sich schöne Umgebungen in der Nähe. Große Parks, Wälder und Moore laden ein.

Bei uns im Ruhrgebiet wurden alte Erzbahntrassen zu Wander- und Radwegen umgebaut. So können wir hier im Revier wandernd oder radelnd auf kurzen grünen Wegen von der einen Ruhrgebietsstadt in die nächste kommen. Zwischendurch locken Lokale mit kühlen Getränken. Wenn du selbst keine Idee hast, fragst du Freunde, ob sie gute Wandergegenden kennen. So sind meine Frau und ich auch schon öfters auf neue Wanderwege gestoßen. Oder du nutzt Wanderapps auf

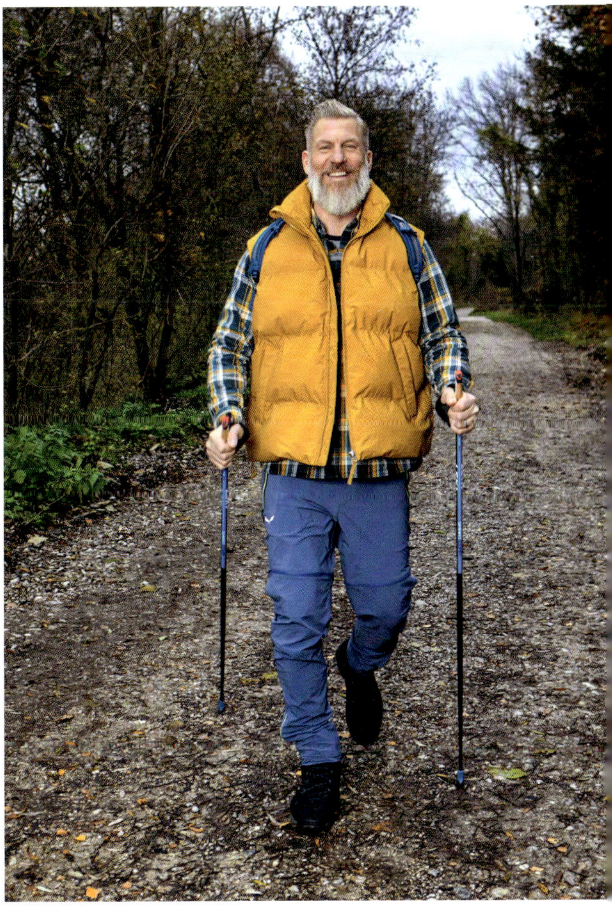

Die Checkliste für Wandertouren

Gerade beim Wandern ist man gerne mal länger unterwegs – einige Stunden oder sogar mehrere Tage. Deshalb solltest du auch etwas Zeit in die Vorbereitung investieren und nicht einfach drauflosmarschieren. Gutes Equipment und eine ordentlich geplante Tour sind das A und O. Hier erfährst du, worauf es ankommt.

○ FUNKTIONELLE KLEIDUNG

Passe dein Outfit dem Wetter an. Modische Hingucker dürfen sein – wichtiger ist aber, dass deine Klamotten funktionell sind, also gegen Wind, Regen, Kälte und/oder Hitze schützen. Sachen für unterwegs sollten schnell trocknen und die Haut nicht reizen. Denk immer daran, dass sich Temperaturen je nach Tageszeit und Höhenmetern auch ändern können. Ich setze gerne auf den guten alten Zwiebel-Look. So bleibe ich flexibel und kann immer schnell was aus- oder wieder anziehen.

○ WANDERSCHUHE

Zur richtigen Kleidung gehören gut sitzende und rutschhemmende Schuhe. Das perfekte Schuhwerk fürs Wandern zu finden, ist nicht ganz einfach. Nimm dir Zeit und probiere im Fachgeschäft verschiedene Modelle aus. Gute Läden haben schiefe Ebenen, auf denen du probeweise bergauf und bergab laufen kannst. Außerdem empfehle ich dir, die Schuhe vor der ersten Tour einzulaufen. Auch wenn du dir vielleicht etwas overdressed vorkommst: einfach den nächsten (Wald-)Spaziergang mit deinem neuen Schuhwerk absolvieren. So erkennst du Schwachstellen und kannst idealerweise noch gegensteuern, zum Beispiel mit Einlagen, dicken Socken oder anderen Schnürsenkeln.

○ ERSTE-HILFE-SET

Auch die „Kleine Doktor-Draußen-Apotheke“ (S. 36 ff.) gehört – wie ich aus eigener schmerzvoller Erfahrung weiß – unbedingt mit in den Rucksack! Wer einmal erlebt hat, wie wichtig so ein SOS-Equipment sein kann, wird es nicht als unnötigen Ballast empfinden, sondern kann das gute Gefühl genießen, für den Notfall bestmöglich gerüstet zu sein!

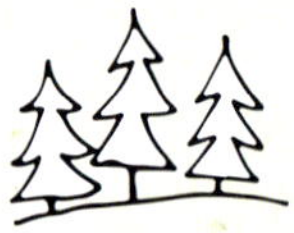

KOPFBEDECKUNG

Ob Hut, Kappe, Mütze oder Tuch – der Kopf reagiert empfindlich auf Kälte und Hitze und braucht besonderen Schutz. Wenn es kalt ist, eignen sich warme Mützen aus Kunstfasern oder mit Daunen. Weht ein eisiger Wind, freust du dich, wenn du noch eine Kapuze drüberziehen kannst, die fast das ganze Gesicht bedeckt. Ist es heiß, bewahrt dich die Kopfbedeckung vor Sonnenbrand, Sonnenstich und Hitzschlag. Eine Kappe mit großem Schirm oder ein Hut mit breiter Krempe sollten den Kopf gut bedecken und dem Gesicht Schatten spenden. Lasse dich ruhig mal in Outdoor-Läden inspirieren, was es so alles gibt.

SONNENBRILLE

Für viele ist die Sonnenbrille zum modischen Accessoire geworden, aber in erster Linie soll sie natürlich unsere Augen schützen. Alle, die auch im Alltag eine Brille brauchen, sollten sich unbedingt eine geschliffene Sonnenbrille gönnen, denn gerade in unbekanntem und möglicherweise unwegsamem Gelände, darf nicht auch noch eine verschwommene Sicht die Trittsicherheit gefährden. Von dem schönen Ausblick am Gipfel und den sehenswerten Kleinigkeiten am Wegesrand, die man sonst verpasst, mal ganz abgesehen. Und für alle anderen gilt: Eine Brille mit hohem Lichtschutzfaktor wählen, denn die Höhensonne ist nicht zu unterschätzen. Außerdem gibt es auch Brillen, die sich den wechselnden Lichtverhältnissen in den Bergen anpassen. Der Optiker deines Vertrauens berät dich sicher gerne – und deine Augen sollten dir die Investition wert sein..

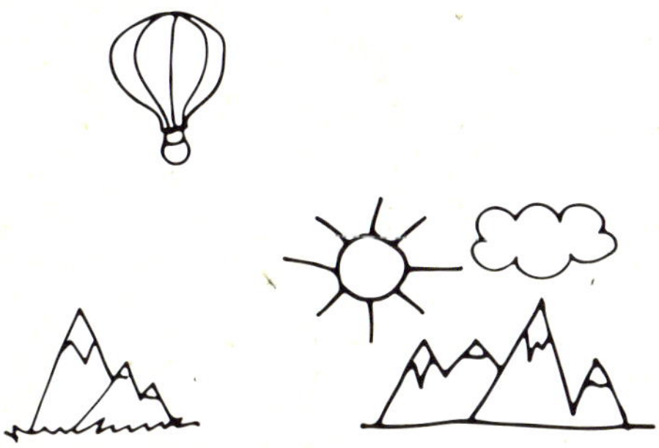

TOURENPLANUNG

Wo soll es langgehen? Wie viel schaffe ich? Und in welcher Zeit? Plane deine Tour sorgfältig! Berücksichtige dabei auch verschiedene Streckenabschnitte. Gönne deinem Körper zum Beispiel eine Auszeit mit nackten Füßen am Bach, Fluss oder See. Laufe nicht unbedingt zur Mittagszeit beim höchsten Stand der Sonne unter freiem Himmel, sondern besser im geschützten Wald, den du wiederum bei drohendem Gewitter meiden solltest. Bei nassfeuchtem Wetter besteht auf unbefestigten Wegen mit matschigem Untergrund Rutsch- und Verletzungsgefahr. Denk daran: Sich in der Natur zu bewegen, heißt immer, sich der Natur anzupassen. Und: Verlass dich nicht darauf, dass Einkehrmöglichkeiten vorhanden sind. Besser: Immer selbst (genug) Essen und vor allem Trinken dabeihaben! Öffnungszeiten von Hütten können je nach Jahreszeit stark variieren oder sich auch kurzfristig ändern. Wer auf Nummer sicher gehen will – gerade wenn Übernachtungen geplant sind – kontaktiert am besten vorab den Hüttenwirt.

dem Smartphone. Damit entdeckst du neue Touren und zeichnest auf, was du geschafft hast. Du kannst deine Ausflüge auch mit Freunden oder allen App-Nutzern teilen und hast dein persönliches Wandertagebuch immer dabei.

Lasse andere wissen, wo du bist

Wichtig ist, dass du eine Route wählst, die deiner Fitness und deiner Erfahrung entspricht. Also nicht auf gut Glück irgendwo hinfahren und dann feststellen, dass die geplante Tour zu schwierig, zu lang, zu steinig, zu sumpfig oder zu gefährlich ist. Wenn du allein unterwegs bist, lasse einen Freund wissen, wo du hinfährst beziehungsweise wo du wanderst und wie dein Tourverlauf aussieht. Am besten vereinbart ihr, dass du dich zurückmeldest, wenn du fertig bist.

Ansonsten ist es immer sicherer, zu zweit oder in einer Gruppe loszuziehen. Das haben meine Eltern auch gemacht. Sie waren im Alpenverein und Mitglied bei den Naturfreunden. Wenn man in so einem Verein ist, lernt man öfters mal neue Touren kennen und muss sich nicht auf immer gleichen Wegen langweilen. Wobei ich gestehen muss, dass ich es gar nicht so schlimm finde, bestimmte Routen zu wiederholen. Denn mir fallen jedes Mal neue Sachen auf.

Das Nötigste passt in den Tagesrucksack

Das Tolle an Ein-Tages-Wanderungen ist, dass man nur eine minimale Ausrüstung braucht: Ein Paar feste Schuhe, ein kleiner Tagesrucksack und eine Wasserflasche reichen für den Anfang. Während du auf ebenem Gelände noch mit Turn- oder Trailrunningschuhen auskommst, solltest du auf unebenem oder steilem Untergrund besser feste Wanderschuhe tragen.

In den Tagesrucksack gehört das Nötigste: Je nach Länge und Art der Wanderung ausreichend Wasser, Snacks, eine Karte des Wandergebiets, eine Regenjacke und eine Stirnlampe oder eine Taschenlampe, falls es abends später wird. Für längere Touren empfehle ich zusätzlich meine „Notfallapotheke" (siehe Seite 36 ff.).

Vorsicht vorm Suppenkoma

Zu den Höhepunkten einer Wanderung gehört natürlich das Einkehren. Doch auch diesen Spaß darfst du leider nicht im Übermaß genießen. So schön es auch ist, solltest du weder beim Essen noch beim Trinken übertreiben. Ein zu voller Magen kostet Energie und macht müde. Was Ärzte als „postprandiale Müdigkeit" bezeichnen, nennt meine Frau gemeinhin „Suppenkoma". Gemeint ist der typische Leistungsabfall nach dem Essen. Spätestens eine halbe Stunde nach einer allzu üppigen Mahlzeit überrollt dich eine Welle von Müdigkeit.

Wenn du dann deinen Durst auch noch mit Alkohol löschst, ist deine Koordinationsfähigkeit eingeschränkt. Gerade auf unebenem Gelände kann das gefährlich sein. Wenn du ausgedehnt fettreich schmausen und dazu Bier oder Wein genießen möchtest, machst du das besser am Ende deiner Tour. Danach musst du nur noch den kurzen Weg ins Bett schaffen.

Du wirst merken, dass das Essen noch viel besser und intensiver schmeckt, wenn du den ganzen Tag auf den Beinen warst. Du

hast dir die Leckereien regelrecht verdient. Es soll sogar Menschen geben, die nur ausgiebig wandern, um den Tag mit einem leckeren Essen in geselliger Atmosphäre abzuschließen. Ich glaube, ich gehöre auch zu denen.
Nicht vergessen: Pausen dürfen sein, aber bitte nicht jeden Halt nutzen, um große Portionen zu verdrücken. Nimm dir lieber Kleinigkeiten mit. Mein Tipp für deine schnellen Wandersnacks: Befestige eine leicht zugängliche Dose an deinem Wanderrucksack, aus der du schnell mal einen Snack herausholen kannst.
Und natürlich gilt bei einem Zwischenstopp: Keinen Müll in der Natur hinterlassen. Ist Ehrensache für Draußen-Fans!

Gesund essen am Wandertag

An einem Wandertag startest du mit einem großen gut verdaulichen Frühstück. Vollkornbrot, ein Müsli oder Joghurt mit Haferflocken und frischem Obst liefern die wichtigsten Nährstoffe und Kohlenhydrate. Eiweiß in Form von Eiern in allen Variationen wie gekochtem Ei, Rührei (in meiner Portion sind immer mindestens vier Eier und Speck), Omelette, Käse oder Fisch geben einen Protein-Boost, der dazu beiträgt, deine Muskelsubstanz zu erhalten. Leitungswasser oder stilles, magnesiumreiches Mineralwasser (eventuell mit einem Schuss Fruchtsaft), Früchte- und Kräutertees eignen sich als Getränke für unterwegs. Nüsse, Trockenfrüchte, hartgekochte

Wandern auf Privatrezept

Weil meine Patientinnen und Patienten gerne etwas mit nach Hause nehmen, ich aber keine unnötigen Medikamente verschreiben möchte, habe ich mir vor einiger Zeit etwas Neues ausgedacht. Ich verordne Wandern und andere Outdoor-Aktivitäten. Das kostet nichts und hilft, mehr Bewegung, mehr frische Luft und mehr Gesundheit ins Leben zu bringen. Auf das Rezept schreibe ich auch die Diagnose beziehungsweise das Gesundheitsproblem. Wander-Einsteigern, die noch weit weg von dem sind, was ich als körperliche Fitness bezeichne, empfehle ich im ersten Monat drei 25- bis 30-minütige Wanderungen pro Woche auf ebenem Gelände. Das Ziel ist es, in dieser Zeit zwei Kilometer zu schaffen. Im nächsten Monat kommen dann 15 Minuten Wandern auf Hügeln dazu. Es wird also jede Woche dreimal 40 bis 55 Minuten gewandert.
Wenn die Betroffenen das als angenehm empfinden, bekommen sie ein Folgerezept von mir, auf dem ich neue Wanderorte empfehle und das Pensum anpasse. In vielen Fällen ist mein „Privatrezept" der Einstieg in ein bewegtes und erfüllenderes Leben.
Falls du in meiner Nähe wohnst und dich gerade fragst, ob das Ruhrgebiet überhaupt Hügel hat, verrate ich dir ein Stichwort: Halden. Das sind vor allem Bergehalden, Überbleibsel aus dem Ruhrbergbau, die jahrzehntelang nicht genutzt wurden, inzwischen aber begrünt sind und nicht nur zum Verweilen mit Aussicht, sondern auch zum Spazierengehen oder Wandern einladen.

Faktencheck Wandern

→ **Voraussetzungen**
Grundfitness sollte da sein, mit ein bisschen Leistungsbereitschaft schaffst du schnell mehr.

→ **Fun-Faktor**
Wer die Natur liebt, gerne mit anderen unterwegs ist und Einkehren zu schätzen weiß, ist beim Wandern rundum glücklich.

→ **Wetterabhängig**
Mit der richtigen Kleidung kannst du natürlich auch bei Regen raus. Mehr Spaß macht's aber bei Sonnenschein.

→ **Verletzungsrisiko**
Nicht groß, aber sei vorsichtig und beachte meine Sicherheitshinweise.

→ **Equipmentaufwand**
Wetterfeste Kleidung, Wanderschuhe, Karten oder Apps, Rucksack, bei längeren Touren eine Notfallapotheke.

→ **Schwierigkeit**
Machbar für jeden, der laufen kann. Den Schwierigkeitsgrad bestimmst du selbst, indem du dir passende Routen aussuchst.

→ **Fazit**
Toller Sport für Familien, Gruppen oder Einzelgänger, der intensive Naturerlebnisse ohne große Risiken möglich macht.

Eier, Gemüsesticks, Fitness-, Müsli- und Getreideriegel, Vollkornbrote mit Käse oder magerem Schinken, frisches Obst, Joghurt oder Quark sind gute Snacks. Wichtig dabei: Alles, was schmelzen kann oder leicht verdirbt, isst du möglichst früh, damit es keine Sauerei im Rucksack gibt.

GANZKÖRPERTRAINING NORDIC WALKING

Ob hier bei uns im Pott oder an einem See in Bayern – wo „Nordic" draufsteht, muss nicht unbedingt Norden sein. Dieser Sport lässt sich in fast jeder Region betreiben. „Nordic" weist auf die Wanderstöcke hin, die in der Regel für diese Form des schnellen Gehens genutzt werden. Ohne wäre es eben nur Walking. Die Trekkingstöcke wurden in Finnland erfunden. Dafür taten sich Hersteller von Skistöcken und ein Sportinstitut zusammen. Sie sollten bei korrekter Anwendung die Lauftechnik verbessern. Dafür gab es gute Argumente. Zum Beispiel hatten die Stöcke die Aufgabe, die Kniegelenke zu schonen, Fußschwellungen zu verhindern, den Gleichgewichtssinn zu verbessern und das Gehtempo zu erhöhen. Nordic Walking hat gegenüber dem Spazierengehen einige Vorteile:

→ Wenn die Arme beim Aufsetzen und Zurückziehen der Stöcke schwingen, werden Schulter und Arme stärker belastet beziehungsweise mehr trainiert. Das Herz-Kreislauf-System muss mehr tun. Energieverbrauch und Herzfrequenz steigen. Die Lunge nimmt mehr Sauerstoff auf. Die Blutzufuhr zu den oberen Extremitäten erhöht sich.

- Geht es bergauf oder über eine flache Strecke, empfinden Hobbysportler das Gehen mit Stöcken als weniger anstrengend. Bergab zeigen sich solche Unterschiede nicht.
- Muskelkater tritt unabhängig vom Streckenverlauf seltener auf.
- Die Schrittfrequenz, die Schrittlänge und das Tempo erhöhen sich.
- Menschen mit einem veränderten Gangbild – zum Beispiel bei Parkinson – verbessern ihren Gang mit Walkingstöcken.

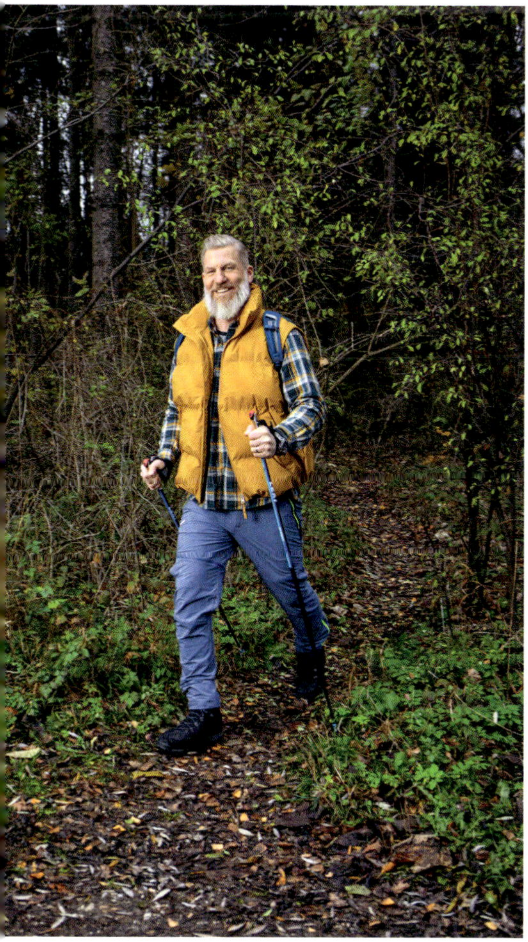

- Parkinson-Patienten brauchen gymnastische Übungen als Therapie, die die Neubildung von Nervenzellen stimuliert. In Studien zeigt sich, dass vor allem die Lebensqualität damit gesteigert werden kann.
- Wer Schweres auf dem Rücken trägt (zum Beispiel einen vollgepackten Wanderrucksack), macht längere Schritte.
- Im Vergleich zum freien Gehen sind die Koordination und die Balance besser. Ein Vorteil für Menschen mit Einschränkungen.
- Hüfte, Knie- und Sprunggelenke werden um bis zu 16 Prozent weniger belastet. Vor allem bei Arthrose in den Kniegelenken sind die Stöcke sinnvoll.
- Von Nordic Walking profitieren auch Menschen mit Übergewicht. Für sie und alle, die ihre Gelenke schonen wollen, ist das schnelle Gehen ein idealer Sport.
- Ältere Menschen sind häufig in ihrer Mobilität eingeschränkt und neigen dazu, den Alltag auf dem Sofa zu verbringen. Das verschlimmert ihre Situation. Wer im Alter trotz Einschränkungen mit Walkingstöcken läuft, kann gegenwirken und sicherer und schneller laufen, statt sich langsam und bedächtig zu bewegen.
- Auch bei akuten Schmerzen mit leichter bis mittlerer Intensität ist Nordic Walking empfehlenswert. Untersuchungen haben gezeigt, dass sich Rückenschmerzen verringern konnten. Dennoch sollte man das Walken an Stöcken nicht als alleinige Rückenschmerztherapie nutzen.

Faktencheck Nordic Walking

➔ **Voraussetzungen**
Nicht viele. Du solltest einigermaßen sicher auf den Beinen sein und eine Grundfitness haben, um in Schwung zu kommen.

➔ **Fun-Faktor**
Kommt darauf an. Für Natur- und Bewegungsfreunde ist der Spaß ähnlich groß wie beim Wandern, Jogger rümpfen eher die Nase.

➔ **Wetterabhängig**
Wie so oft: Mit der richtigen Kleidung geht es fast immer.

➔ **Verletzungsrisiko**
Auf unebenem Gelände oder bei Gelenkproblemen geben die Stöcke Sicherheit. Auch wenn du vielleicht etwas wackelig auf den Beinen bist, verringern sie das Verletzungsrisiko.

➔ **Equipmentaufwand**
Walkingstöcke, wetterfeste Sportkleidung und Laufschuhe reichen. Strecken findest du überall.

➔ **Schwierigkeit**
Gering, Nordic Walking lässt sich leicht lernen.

➔ **Fazit**
Schöner Sport für alle, die mehr wollen als spazieren gehen und die Vorteile der Stöcke zu schätzen wissen.

Auch bei Beeinträchtigungen geeignet

Nordic Walking ist eine gesunde Outdoor-Sportart, die du rund ums Jahr betreiben kannst. Sie hält fit, macht beweglich und verbessert die Lebensqualität. Selbst bei Beeinträchtigungen ist dieser Sport hervorragend geeignet. Mit dem Gehen an Stöcken trainierst du dein Herz-Kreislauf-System, regst die Durchblutung an, stärkst deine Knochen, deine Rücken-, Schultern-, Bein- und Gesäßmuskeln ebenso wie die Gefäße. Du erhöhst deinen Grundumsatz und verbrauchst Kalorien. Da du die Sportart draußen betreibst, tust du auch für dein Immunsystem etwas Gutes und baust Stress ab.
Und nicht zu vergessen: Du brauchst keine gigantische Ausstattung. Nordic-Walking-Stöcke sind nicht teuer und unkompliziert zu transportieren. Geeignete Strecken stehen kostenlos zur Verfügung.
Ich persönlich nutze meine Gehstöcke nur in unbefestigtem Gelände zum Schutz vor Verletzungen oder wenn ich einen schweren Rucksack trage.
Mein Tipp vor und nach einer Walking-Strecke: Mache ein kleines Warm-Up- und Cool-Down-Programm als Ausgleich zum Gehen. Wie das geht, zeige ich dir im Übungsteil ab Seite 174.

JOGGEN – NICHT EINFACH LOSLAUFEN

„Weder Sie noch ich haben eine kenianische Läuferfigur", sage ich oft zu meinen Patienten und Patientinnen, die sich als Läufer mit Beschwerden am Bewegungsapparat vorstellen oder mit dem Gedanken spielen, das Joggen anzufangen. Wer für sein Idealgewicht viel zu klein beziehungsweise für gelenkbelastende Sportarten zu schwer ist, bekommt über einen längeren Zeitraum häufig Probleme. Selbst muskelbepackte Menschen profitieren nicht unbedingt vom Laufen, obwohl man sich damit recht einfach eine Grundfitness zulegen kann.

Beeindruckende 20 Millionen Deutsche zählen sich zur Gattung der Jogger. Sie laufen und laufen. Einfach Turnschuh an und los geht's. Beim Fotoshooting für dieses Buch in einem Wald an der Isar kreuzte zweimal ein Läufer in Jeans und Pulli unser Set. Er sah nicht aus wie ein Sportler, eher wie ein Typ auf der Flucht. Aber am Laufstil und seinem entspannten Gesicht konnte ich als Sportmediziner den trainierten Läufer erkennen. Er hatte das geschafft, was zu eifrigen Einsteigern fehlt: Er rannte mit Routine.

Damit dir das langfristig gelingt, solltest du nicht einfach loslaufen. Suche vor dem Start eine Ärztin oder einen Arzt deines Vertrauens auf und lasse eine kleine Sportuntersuchung machen. Dabei wird sich zeigen, ob deine Gelenke (insbesondere Sprung-, Knie- und Hüftgelenke) belastbar genug sind, um das Siebenfache deines Körpergewichtes zu tragen, das beim Joggen auf ihnen lastet. Ansonsten gibt es für diesen Sport viele gute Gründe: Du kannst damit körperlich fit werden, abnehmen, Stress abbauen und Spaß haben.

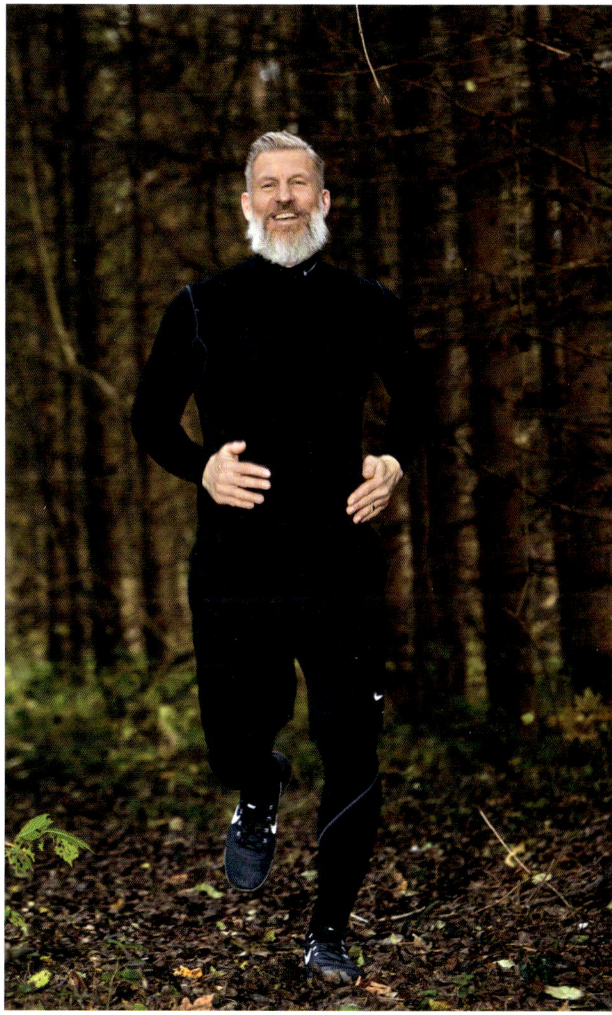

WIE STEHT'S UM DEINE FÜSSE?

Eine wichtige Frage lautet auch: In welchem Zustand sind deine Füße? Die meisten laufen mittlerweile auf einem Senk-Spreizfuß, bei dem der Fußknochen ungünstig belastet wird. Kommt eine Knickfuß-Komponente dazu, können die Beine von der Achse abweichen. Das gilt auch bei O- oder X-Beinen. Sie lassen sich in vielen Fällen mit passenden Schuhen oder orthopädischen Einlagen korrigieren, sodass kein Knie einseitig belastet wird. Du kannst in ein Laufgeschäft gehen, dort eine Laufanalyse machen lassen und dir gleich passende Schuhe aussuchen.

Aus meiner Erfahrung als Sportmediziner rate ich zu einer orthopädischen Schuheinlage mit einem Neutralschuh. Auch wenn der Laufschuh so perfekt wie mög-

lich produziert wird, ist er ein Serienprodukt und kein exakt auf den eigenen Fuß abgestimmtes Hilfsmittel. Mit guten Einlagen kannst du Belastungsspitzen an bestimmten Stellen vermeiden, den Fuß aufrichten und stabilisieren. Dadurch wird er nicht so schnell müde.
Und nicht vergessen: Beim Schuhkauf solltest du nicht nach der Optik gehen. Wichtiger als deine Lieblingsfarbe ist die Passform, die du bei jedem Schritt spürst. Ich persönlich bin ein Gold-Senffarben-Fan; leider gibt's in diesem Ton nichts für mich.

Mit mehrschichtiger Kleidung unterwegs

Die Kleidung spielt beim Joggen nur eine untergeordnete Rolle. Wenn du aber das Beste für deinen Körper herausholen willst, solltest du mehrschichtige Klamotten nutzen. Direkt auf dem Körper macht sich Funktionsunterwäsche am besten. Die transportiert den Schweiß nach außen und hat gleichzeitig einen Kompressionseffekt, der zum Beispiel den Bauchumfang schmälert. Für drüber empfiehlt sich ein Stretch-Fleece, der sich nicht nur angenehm anfühlt, sondern in erster Linie die Körperwärme reguliert.
Darüber trage ich gerne eine Windbreaker-Weste, die kalten Wind abblockt, der mir entgegenkommt. Wenn es nach meiner Frau geht, kann ich auf diese Weste verzichten, da meine Laufgeschwindigkeit schon nach kurzer Zeit in Gehtempo übergeht. Aber das ist ein anderes Problem. An der Rückseite sind solche Westen übrigens luftig, um die Körperwärme abzugeben. Feuchtigkeitsregulierende Laufsocken runden mein Outfit ab.
In der dunklen Jahreszeit und am Abend können LED-Stirnlampen, Leuchtwesten oder reflektierende Bänder nützlich sein, um von anderen frühzeitig gesehen zu werden.

Joggen ist sehr individuell

Es wäre vermessen von mir, mich über die verschiedenen Laufstile auszulassen. Ich

Laufen trotz Übergewicht

Wenn du nur etwas zu viel auf die Waage bringst, ist das kein Grund, das Laufen ganz zu lassen. Wenn man bedenkt, dass heute mehr als die Hälfte aller Erwachsenen übergewichtig ist, wird schnell klar, dass nicht jeder Läufer Modelmaße hat und auch nicht haben muss. Joggen kann deine Gesundheit trotzdem fördern und einige Zivilisationskrankheiten verhindern. Denn leichtes Übergewicht heißt nicht automatisch, dass du unsportlich bist. Es kommt vielmehr auf die Menge überschüssiger Kilos an. Ermittle deinen Body-Mass-Index, indem du dein Körpergewicht in Kilo durch deine Körpergröße in Metern zum Quadrat teilst (oder dir im Internet einen BMI-Rechner suchst).
Wenn dein Wert unter 30 liegt und du langsam startest, also deinem Körper viel Zeit lässt, kann Laufen trotzdem dein Sport werden. Selbst Kraftsportler und andere sehr fitte Menschen bewegen sich dem BMI zufolge im Bereich „Adipositas", weil ihre Muskeln das Gesamtgewicht erhöhen. Wichtig ist, dass du zusätzlich Krafttraining betreibst und konsequent dranbleibst.

bin zwar unter anderem Fußexperte, kann dir aber keinen Laufstil empfehlen, denn Joggen ist eine sehr individuelle Angelegenheit. Der optimale Stil hängt unter anderem von der Körperstatik ab, die sich aus Körpergröße, Gewicht, Beinlänge und Fußstellung ergibt. Daneben spielen auch Haltung, Lauftempo und Schrittlänge eine Rolle.

Stattdessen mein Tipp: Besuche eine Laufschule, wenn du deinen persönlichen Stil finden willst. Erfahrungsgemäß laufen viele Anfänger intuitiv über die Ferse. Wenn der Schuh mit Einlage den Fuß nicht kontinuierlich dämpft, geht die Stoßbelastung beim Auftreten konsequent in alle Beingelenke und von hier aus in die Wirbelsäule. Die Folge sind Beschwerden im gesamten Bewegungsapparat, die dir den Spaß am Laufen verderben.

Meinen laufinteressierten Patienten und Patientinnen empfehle ich einen entspannten Start, bei dem sie ein paar Basics beachten sollten, die für alle gelten:

- Halte den Kopf gerade, den Oberkörper aufrecht und richte deinen Blick nach vorne.
- Schiebe die Brust raus und ziehe die Schultern zurück.
- Lasse die Arme locker mit entspannten Händen schwingen.
- Strecke die Kniegelenke nicht ganz durch, wenn du die Füße aufsetzt.
- Setze möglichst mit der gesamten Sohle auf und nicht nur mit der Ferse oder mit den Zehen.
- Laufe nicht zu schnell los. Nimm dir zum Beispiel vor, einfach nur die Natur zu genießen und keine Rekorde aufzustellen.

Das beste Tempo fürs Herz

Damit du vom Ausdauertraining wirklich profitierst, musst du das richtige Tempo finden. Dafür solltest du deine maximale Herzfrequenz kennen. Um die zu errechnen, gibt es eine grobe Formel: Frauen ziehen ihr Lebensalter von 200 und Männer von 220 ab. Eine 50-jährige Frau hat demnach eine maximale Herzfrequenz von 150 Schlägen pro Minute, ein gleichaltriger Mann kommt auf 170.

Was hat es damit auf sich? Die maximale Herzfrequenz ist der Wert, den ein Mensch unter größtmöglicher Anstrengung erreichen kann. Sie ist sehr unterschiedlich. Es gibt Leute mit einer sehr niedrigen, aber auch welche mit einer sehr hohen von mehr als 200 Schlägen pro Minute. Bei Älteren ist die Zahl geringer, im Durchschnitt sinkt der Maximalpuls um einen Schlag pro Lebensjahr. Die maximale Herzfrequenz misst nicht deine Leistungsfähigkeit, sie dient nur zur Orientierung, wie du am effektivsten trainierst.

Die erwähnte Faustformel ist nur ein ungefährer Richtwert. Um die Frequenz genauer zu bestimmen, bittest du eine Ärztin oder einen Arzt, aus (Belastungs-)EKG und Blutdruckmessung deine persönliche Obergrenze zu ermitteln.

Es geht beim Joggen nicht darum, die maximale Herzfrequenz zu steigern. Wenn du beim Laufen 60 bis 70 Prozent deiner maximalen Herzfrequenz erreichst, profitierst du in Sachen Gesundheit am meisten. Der Körper gewinnt seine Energie dann mehr aus Fetten als aus Kohlenhydraten. Unter anderem wird dein Immunsystem gestärkt, der Blutdruck gesenkt und die Cholesterinwerte werden verbessert.

Faktencheck Joggen

➔ Voraussetzungen
Laufe nicht einfach los, denn die Gefahr ist groß, dass du dich überlastest. Fang langsam an und lasse dich vorher ärztlich durchchecken.

➔ Fun-Faktor
Wer leidenschaftlich läuft, schwärmt gerne vom hohen Fun-Faktor. Manch einer gar vom Runner's High. Ein Großteil der Läufer ist aber froh, wenn die Anstrengung vorbei ist.

➔ Wetterabhängig
Mit der richtigen Kleidung kannst du selbst bei Regen, Hitze, Eis und Schnee laufen. Allerdings solltest du allzu extreme Wetterausschläge nach oben oder unten meiden, wenn du die nicht gewohnt bist.

➔ Verletzungsrisiko
Das Risiko für Beschwerden durch Übertreiben ist groß. Achte auf deine Gelenke und deine Kondition, bevor du zu viel machst.

➔ Equipmentaufwand
Wetterfeste Sportkleidung und Laufschuhe reichen. Sportanlagen sind nicht nötig, du kannst selbst mitten in der Stadt joggen.

➔ Schwierigkeit
Nicht für Anfänger geeignet, aber gut für Trainierte, die draußen mehr wollen als walken, wandern oder spazieren gehen.

➔ Fazit
Joggen stärkt die Ausdauer und die Muskulatur. Wer es ohne Beschwerden schafft, hat eine ideale Sportart für sich gefunden.

Noch leichter als mit Formeln lässt sich das beste Maß an Anstrengung mit einer Pulsuhr oder einem Pulsarmband ermitteln. Oder du läufst so, dass du dich nebenbei noch gut unterhalten kannst. „Laufen ohne schnaufen" lautet das Motto.

SPORT MIT NERVENKITZEL: KLETTERN

Klettern liegt in der Natur des Menschen. Es fängt damit an, dass wir uns als Kleinkinder irgendwo hochziehen, um im nächsten Schritt zu stehen und dann irgendwann loszulaufen. Auch mein Bruder und ich waren da keine Ausnahme. Ob im Garten der Großeltern oder auf dem Dachboden zu Hause – wir schufen uns Kletterreviere, wo immer sich eine Möglichkeit ergab. Später waren wir draußen für die Obsternte zuständig, wobei wir natürlich lieber auf die Bäume hinaufstiegen, um Äpfel und Birnen einzeln zu pflücken, als Geräte dafür zu nutzen. Wir hatten damals nur Spaß am Klettern und an der ungewohnten Perspektive von oben, die sich dadurch ergab. Dass wir nebenbei unsere Koordinationsfähigkeit und Flexibilität schulten und die Muskeln stärkten, wussten wir noch nicht einmal. Wir haben uns keine Gedanken gemacht. Es war ein Spiel. Heute nennt man das „Therapeuti-

sches Klettern“ und nutzt die spezifischen Übungen dieser Sportart für die Gesundheit. Meist wird in der Halle geklettert, doch das Training funktioniert auch draußen in speziellen Klettergärten. Keine Angst, ich möchte dich jetzt nicht gleich zum Bergsteiger machen oder dich zu gewagten Klettertouren inspirieren. Schließlich ist dieses Buch vor allem für Leute gedacht, die Bewegung im Freien genießen wollen und sollen.
Ich habe mich bereits in einer Boulderhalle an der drei bis fünf Meter hohen Wand versucht. Es gibt diese Hallen im Ruhrgebiet mittlerweile haufenweise. Als Bewegungsfreund habe ich früher meine beiden Kinder und ihre Freunde im Rahmen ihrer Geburtstagsfeier gerne mal in die Kletterhalle eingeladen. Ich bin mir sicher, dass die beiden auch heute noch Spaß daran hätten. Doch das Training setzt eine gewisse Fitness und möglichst wenig Gewicht voraus. Meine 115 Kilo verteilt auf 194 Zentimeter machen diesen Sport für mich schwierig. Die Optimisten, die bei „Ninja Warrior Germany“ mit einer Statur antreten, die meiner ähnelt, sind im Regelfall die Ersten, die vom Hindernis ins Wasserbecken fallen. Aber vielleicht ist ja wie in so vielen Dingen des Lebens die richtige Technik entscheidend, die mir dann fehlt.

IMMER EIN ZIEL VOR AUGEN

Was mich mit fast 50 immer noch antreibt, ist mein Bewegungsdrang und der Wille, immer wieder neue Ziele zu erreichen.

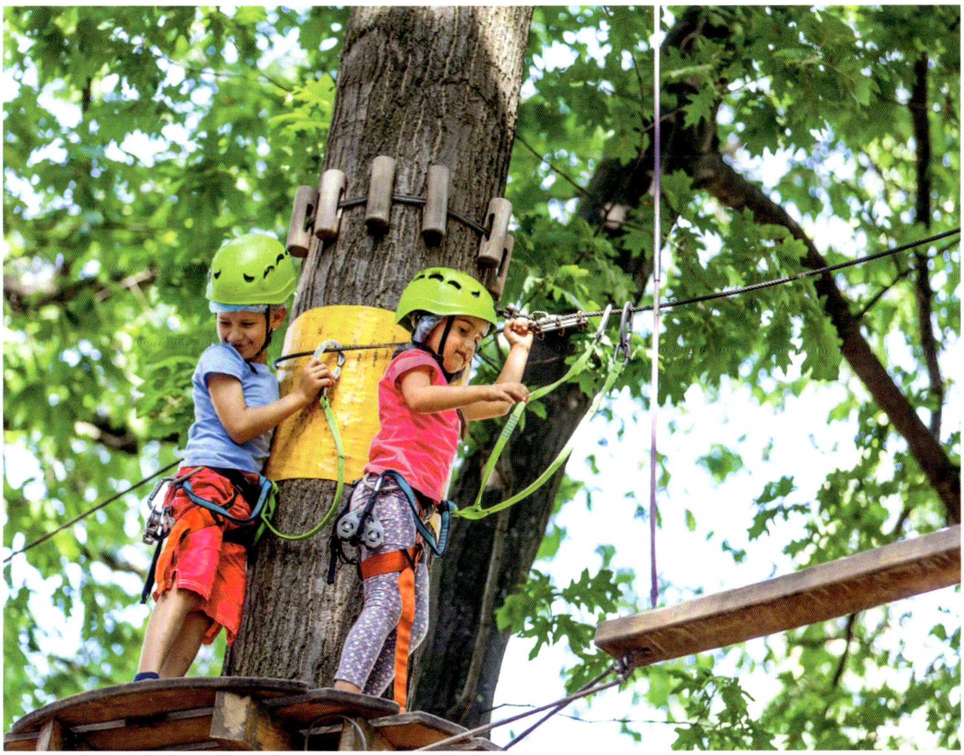

Beim Klettern hat man immer ein Ziel vor Augen: Beim Bouldern hangelt man sich eine (meistens vorgegebene) Strecke an der Wand entlang, beim (Hallen-)Klettern möchte man ein erhöhtes Ziel erreichen. Bei den meisten Outdoor-Klettergärten bewegt man sich von Baum zu Baum. So einen Klettergarten in den Bäumen kann ich nur empfehlen. Denn anders als in stillgelegten Steinbrüchen oder an Felswänden, ist das Risiko für einen „Nichtkletterer" meiner Meinung nach hier am geringsten. Vorausgesetzt man folgt aufmerksam der obligatorischen Sicherheitseinweisung. Anders als beim normalen Klettern braucht man keinen Partner, der einen sichert, sondern nutzt zwei Stahlseile mit Karabiner, die am Klettergeschirr befestigt sind. Einer davon ist immer mit dem Führungsseil verbunden und verhindert, dass man ungewollt abstürzt.
Nach dem Motto „Der Weg ist das Ziel" geht es an die ersten Hindernisse. Ja, du hast richtig gelesen, Hindernisse gibt es auch beim Klettern. Sonst wäre es ja zu einfach und zu langweilig.
Ein Klettergarten besteht in der Regel aus mehreren Bäumen (oder Masten), die durch verschiedene Elemente miteinander verbunden sind. Dicke Rohre zum Durchkriechen, Fahrräder in luftiger Höhe, Seilbrücken oder Netze. Durch die Anordnung mehrerer Hindernisse in unterschiedlichen Höhen entsteht ein abwechslungsreicher Parcours. Dabei werden alle Grundbewegungsformen des Kletterns verlangt: Steigen, Hangeln, Balancieren, Halten, Rutschen und Gleiten.
Manchmal muss man über oder in einen tiefen Abgrund springen, manchmal hängt man sich in seinem Klettergeschirr unter eine Seilbahn und saust rüber zum nächsten Baum.

Gut gesichert auf wackeligen Brücken

Bevor es losgeht, wird getestet, ob du dich problemlos in dein Klettergeschirr fallen lassen kannst. Du musst also keine Angst haben, dass es reißt. Das ist anders als auf der Kirmes, wo ich mich blind darauf verlasse, dass der Sicherheitsbügel der Achterbahn in 30 Metern Höhe hält. Ich mag die Action und das Adrenalin in meinem Klettergeschirr, wenn ich weiß, dass ich auf einer wackeligen Brücke gut gesichert bin und mir nichts passieren kann.
Als Orthopäde und Sportmediziner schätze ich die Vielfalt der Bewegungen sehr. Wir müssen uns biegen und strecken. Auch der Kopf arbeitet mit. Wie komme ich zum nächsten Punkt? Wie steuere ich meine Muskeln, um nicht herunterzufallen? Dabei verbessert sich die Balance, wir trainieren unbewusst unsere Flexibilität, aktivieren äußere und innere Rücken- und Bauchmuskeln, verbessern gleichzeitig Kraft und Stabilität.

Ängste überwinden und loslassen

Nicht zu unterschätzen ist auch die psychische Komponente. Wir müssen häufig Ängste überwinden oder etwas loslassen, um im Parcours weiterzukommen. Also genau das tun, was uns im richtigen Leben schwerfällt. Als ich das erste Mal in einem Klettergarten war, hatte ich Angst – nicht vorm Klettern oder vor Bäumen, sondern vor der Höhe. Als junger Mann habe ich mal eine Outdoor-Messe mitorganisiert und durfte zum Dank so manche Abenteuer gratis „genießen". Dazu gehörte auch ein Bungeesprung von einem 50 Meter hohen Kran. Als bekennender Sicherheitsfanatiker war ich skeptisch. „So ein Sprung ist besser als Sex", versprachen die Veranstalter. Obwohl das meine Zweifel nicht ausräumte, probierte ich es. Danach konnte ich den vermeintlichen Experten erklären, dass sie wohl bis dahin nur schlechten Sex hatten, und war selbst um zwei Erfahrungen reicher: Ich hatte Höhenangst entwickelt und wusste, dass mir Sportarten mehr liegen, bei denen ich mich auf meinen Körper verlassen darf und bei denen ich weder auf falsche Versprechen noch allein auf irgendwelche Geräte angewiesen bin.

Höhenangst ist besigbar

Das Erlebnis brachte mich später weiter, denn ich merkte, dass Höhenangst tatsächlich „heilbar" ist. Ich kletterte sprichwörtlich dagegen an und bewege mich inzwischen angstfrei in luftigen Höhen. Da mein Praxisteam auch keine Angst haben soll, gehen wir mindestens alle zwei Jahre gemeinsam in einen Hochseilklettergarten. Das stärkt den Teamspirit. Wir wissen, dass jeder für den anderen da ist. Sich gegenseitig gut zureden, sehen, dass auch andere (zum Beispiel ich) an einem Hindernis scheitern, und die Natur genießen – das macht diese Ausflüge unvergessen und sorgt immer für gute Laune im Team. Ganz nebenbei halten meine Angestellten sich fit und mögen wohl auch den Nervenkitzel. Sie wollen jedenfalls immer weitermachen, was ich mit Nordic Walking wohl nicht erreicht hätte.

Faktencheck Klettern

→ Voraussetzungen
Ein bisschen Kraft, Ausdauer und Koordinationsvermögen muss da sein.

→ Fun-Faktor
Wer Abenteuer sucht, findet sie hier. Kinder sind meist begeistert dabei, Erwachsene müssen sich vielleicht eher aufraffen, werden dann aber mit Glückshormonen belohnt.

→ Wetterabhängig
Fürs Klettern draußen brauchst du gutes Wetter. Bei Regen, Sturm und Schnee schließen viele Anlagen.

→ Verletzungsrisiko
Das Verletzungsrisiko ist hoch, wird aber minimiert, wenn du dich genau an die Sicherheitsvorschriften hältst. Zumindest gegen Abstürze bist du gesichert. Bei Bäumen ist das Risiko geringer als an Felswänden.

→ Equipmentaufwand
Du brauchst eine ganze Menge Zeug, kannst alles erst mal leihen, was natürlich seinen Preis hat.

→ Schwierigkeit
Für Anfänger und Menschen mit Höhenangst herausfordernd.

→ Fazit
Ein spannender Sport für Abenteurer, der Vielseitigkeit und Mut erfordert.

RADFAHREN OHNE AUSREDEN

„Wer radelt, der rostet nicht." Einfacher kann ich es nicht ausdrücken. In die Pedale treten, mit geringem Aufwand viel Strecke machen und dabei noch allerhand sehen. So habe ich meine Kindheit und Jugend aktiv gestaltet und tue das auch wieder. Während ich beim Spazierengehen nicht allzu weit komme – es sei denn ich steige ins Auto und fahre mal an einen anderen Ort –, kann ich mit dem Rad ganz andere Entfernungen zurücklegen.

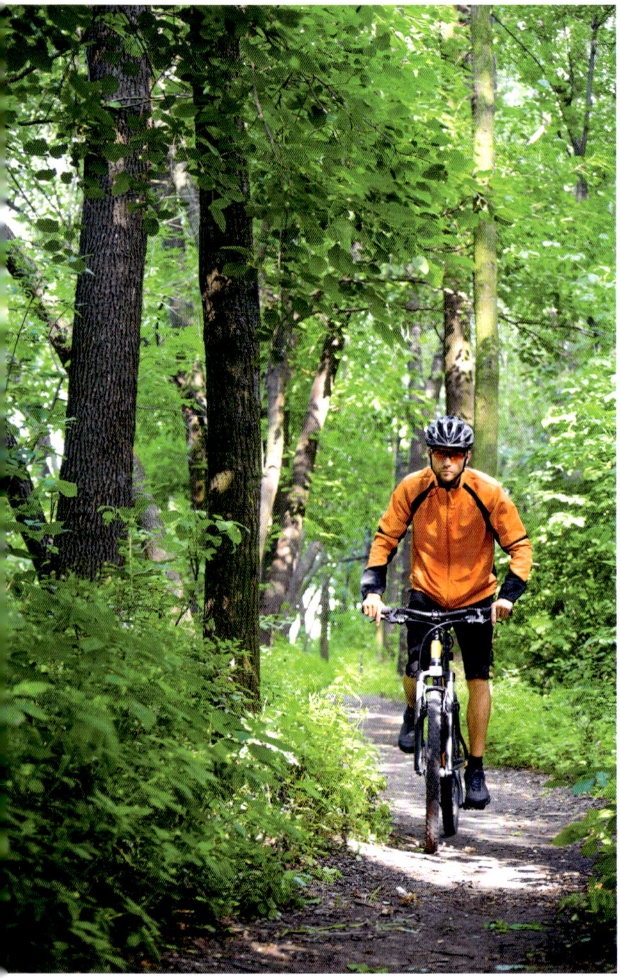

Als junger Vater saß eines meiner Kinder immer im Sitz hinter mir. Heute sehe ich oft Familien, bei denen das anders läuft: Die Frau transportiert das Kind mit einem ganz normalen Fahrrad, der Mann rollt ohne Ballast mit dem E-Bike hinterher. Als ich mich darüber gewundert haben erfuhr ich den Grund: Die Mütter seien häufiger mit Kindern hintendrauf unterwegs und deshalb besser trainiert. Der Angetraute könne da nicht mithalten. Was das mit Gleichberechtigung zu tun hat, wie es mir ein junges Paar erklären wollte, habe ich nicht verstanden. Meine Frau und ich hatten immer Kindersitzaufhängungen an beiden Rädern.

Heute bin ich der Einzige in der Familie mit einer Hängerkupplung am Fahrrad. Die brauche ich für den Hund, denn der kann auf längeren Radtouren nicht immer mitlaufen.

Du siehst: Es gibt auch fürs Radfahren keine Ausrede. Ob Kind oder Hund, gutes oder schlechtes Wetter – mit der richtigen Einstellung, der richtigen Ausstattung und der richtigen Kleidung kann man jederzeit losfahren.

Ich verzichte noch auf E-Unterstützung

Wenn du längere Touren planst, musst du mit schlechtem Wetter rechnen. Da spreche ich aus Erfahrung. Auf meiner letzten mehrtägigen Radtour bin ich zusammen mit meiner Frau und Freunden rund um Leer in Ostfriesland gefahren. Das waren 450 Kilometer in sieben Tagen. Mein Freund Patrick, der etwa die gleiche Strecke von seinem Heimatort Rheine an der Ems etwas nördlich von Münster an einem Tag nach Berlin fährt, belächelt mich dafür, aber mir reicht es als Herausforderung. Mal in der Sonne, mal bei Regen. Obwohl mein 50. Lebensjahr naht, trete ich noch selbst voll in die Pedale und verzichte auf die modern gewordene E-Unterstützung. Das sollte meiner Meinung nach auch so sein, solange man keine großartigen körperlichen Einschränkungen hat. Denn sonst entgehen einem fantastische Trainingseffekte.

Trotzdem sind Touren auf dem E-Bike natürlich besser als gar nichts. Wenn sie Menschen nach draußen bringen und zu sportlichen Aktivitäten motivieren, die sonst unterbleiben würden, eröffnen sich hier ganz neue Dimensionen des Radreisens.

E-Bikes erfordern weniger körperliche Anstrengung als Treträder. Ihre Nutzer können viel längere Strecken in kürzerer Zeit zurücklegen. Das erhöht den Radius. Studien zeigen, dass sie deshalb länger unterwegs sind, ihre kognitiven Fähigkeiten verbessern und sich wohler fühlen.

Trotz aller Vorteile ist Vorsicht geboten

Dennoch ist Vorsicht geboten. Das gilt vor allem, wenn du schon etwas älter bist. Eine wichtige Rolle spielt dabei das Gewicht des E-Bikes. Ich bitte meinen Vater jedes Mal, wenn er sein E-Bike auf den Fahrradträger auf der Anhängerkupplung hebt, langsame Bewegungen zu machen und den Oberkörper nicht zu stark zu drehen. Die Hebebewegung muss in den Kniegelenken starten. Sonst besteht die Gefahr, sich einen Wirbelkörper zu brechen. Das musste ich als Orthopäde schon mehrfach bei älteren Patienten diagnostizieren.

Leider lässt die Knochendichte im Alter nach. Wenn dann auch die Haltemuskeln geschwächt sind und die Wirbelsäule belastet wird, kann es zum sogenannten Sintern beziehungsweise zu Sinterungsbrüchen kommen. Davon spricht man in der Medizin, wenn ein Wirbelkörper – zum Beispiel bei Osteoporose – das Körpergewicht nicht mehr tragen kann und in sich zusammensinkt. Für die Betroffenen heißt das, dass sie mindestens drei Monate nicht mehr Rad fahren dürfen.

Selbstüberschätzung und fehlende Fitness

Leider sind das nicht die einzigen Gefahren. So manchem Radfahrer wird auch Selbstüberschätzung zum Verhängnis. Ich habe das selbst auf Norderney erlebt. Dort findest du – wie auf jeder größeren Nordseeinsel – an jeder Ecke einen Fahrradverleih, inzwischen mit mehr E-Bikes als Treträndern. Zu den sportlichen Inselaktivitäten zählt natürlich Radfahren. Mindestens an einem Tag wird eine Tour gemacht.

Das denken sich leider auch viele Leute, die schon lange nicht mehr auf einem Rad gesessen haben. So konnte ich direkt vor einem Verleih eine Dame im fortgeschrittenen Alter beobachten, die sich freudig auf einen Elektro-Drahtesel setzte, Gas gab und sich acht Meter weiter mitten auf einer Kreuzung hinlegte. Ihre Unsicherheit in Kombination mit einer sichtbaren Koordinationsschwäche riss sie förmlich zu Boden. Meine Diagnose als Ersthelfer vor Ort ergab einen Oberschenkelhalsbruch. Glücklicherweise ist ihrem ungeschützten Kopf nichts passiert.

Die Niederländer sind uns einen Tritt voraus

Ein weiterer Pluspunkt beim Radfahren ist die Tatsache, dass man es in den Alltag integrieren kann. Hier sind uns die Niederländer einen Tritt in die Pedale voraus. Denn in unserem Nachbarland werden knapp 27 Prozent aller Fahrten mit dem Fahrrad erledigt. Ob als Transportmittel für den Einkauf oder für den Weg zur Arbeit – wer täglich 25 Minuten auf dem Drahtesel ins Büro fährt, hat bei einer Fünftagewoche am Wochenende 250 Minuten „Bewegungszeit" zusammen, also ein beachtliches Ausdauertraining hinter sich, ohne zusätzlich Zeit zu investieren.

Ein paar motivierende Hintergedanken

Steige ruhig mit ein paar motivierenden Hintergedanken auf dein Bike:

- Wenn du es regelmäßig nutzt, sinkt dein Risiko, vorzeitig zu sterben, je nach Studien um 10 bis 25 Prozent.
- Radfahrer leben nicht nur länger, sondern auch gesünder. Das Radeln schont zum Beispiel die Gelenke. Anders als beim Laufen belastet das Körpergewicht nicht in erster Linie die Beine, sondern es ruht im wahren Sinne des Wortes auf dem Sattel. Das entlastet die Gelenke am Bein um bis zu 80 Prozent. Sie bewegen sich ohne punktuelle Druckbelastung. So werden die Knorpel geschont und gleichzeitig optimal mit Nährstoffen versorgt.
- Radeln macht schlank. Durch die Wälder fahren, viel sehen und dabei Gewicht verlieren? Das funktioniert. So lassen sich in 30 Minuten bei einer Geschwindigkeit von 15 bis 20 Kilometern pro Stunde bis zu 350 Kilokalorien verbrennen.
- Radfahren hilft bei der Stressbewältigung: Nicht verwunderlich, da wir wissen, dass jede Art von Sport den Kopf frei macht. Beim Radfahren sind es die gleichmäßigen, zyklischen Bewegungen, die körperlich und seelisch stärken. So lässt sich der Stress der Arbeit auf dem Weg nach Hause zu einem großen Teil schon mal wegradeln. Gut zu wissen: Fährt man länger als 30 Minuten, kann eine Endorphin-Ausschüttung einsetzen, die glücklich macht.
- Regelmäßiges Radfahren ist gut für Herz und Kreislauf. Das Herz erhöht sein Schlagvolumen, die Herzfrequenz wird niedriger. Manche Studien zeigen, dass dadurch das Herzinfarktrisiko um bis zu 50 Prozent gesenkt werden kann.

Helm tragen bitte

Eines Tages erzählte mein Vater mir stolz, dass er es mit seinem E-Bike bergab tatsächlich auf 55 Stundenkilometer gebracht hatte. Ohne Helm. Ein Zusatz, der ihn wohl ebenfalls stolz machte. Ich war eher besorgt als beeindruckt. Diskussionen brachten wenig. Also fing ich an, ihm Zeitungsartikel über Unfälle mit E-Bikern ausgerechnet auf seinen Lieblingsstrecken zu schicken. Das fruchtete und machte ihn bald zum überzeugten Helmträger.

Faktencheck Radfahren

Voraussetzungen
Du musst Rad fahren können. Mehr nicht.

Fun-Faktor
Hoch. Radeln fördert den Stressabbau – und wenn es gut läuft, setzt dein Körper Glückshormone frei.

Wetterabhängig
Richtig gekleidet geht's immer.

Verletzungsrisiko
Die Unfallgefahr steigt, wenn du dich oder dein Bike überschätzt. Natürlich ist es nicht ausgeschlossen, dass du auch ohne eigenes Zutun in einen Unfall verwickelt wirst. Ein Helm kann nicht alles, aber besonders Schlimmes verhindern.

Equipmentaufwand
Du brauchst ein Fahrrad, das zu dir passt.

Schwierigkeit
Wenn du die Technik als Kind gelernt hast, sitzen die Bewegungen. Willst du die Schwierigkeit erhöhen, suchst du dir entsprechende Strecken.

Fazit
Erstklassiger, umweltfreundlicher und gelenkschonender Sport, den du nebenbei in den Alltag einbauen kannst und dabei sogar Zeit gewinnst.

- Da du beim Radfahren das Tempo selbst wählst, kannst du individuell trainieren und mit wenig Anstrengung starten. Erfahrungsgemäß ist es noch angenehm, wenn du deine Geschwindigkeit so wählst, dass du noch sprechen kannst und nicht keuchst.
- Radfahren ist gut für die Lunge: Regelmäßiges Radfahren stärkt die Lungenmuskulatur. Das verbessert den Luft- und Sauerstoffaustausch im Körper.

GOLFEN MIT GESUNDHEITSPLUS

Wenn du dich mit dem Gedanken trägst, dir deine Frischluftportionen bei Bewegung auf dem Golfplatz zu holen, musst du mit fiesen Fragen rechnen. „Hast du noch Sex oder spielst du schon Golf?" Höre darüber hinweg. Denn auch wenn viele im Golfen nur einen Ausgleich zu sexueller Inaktivität im Alter sehen, ist der Sport eine entspannte Art, Natur und körperliche Aktivitäten miteinander zu verknüpfen. Du wirst auch immer auf Leute stoßen, die keinen „richtigen" Sport darin sehen, einen Ball über frisch gemähte Rasenfläche zu schlagen. Das darfst du ebenfalls weglächeln, denn Golf ist eine Outdoor-Aktivität, die viele gesundheitliche Vorteile hat, wie die Wissenschaft bestätigen kann.
Ich kam vor wenigen Jahren zum ersten Mal mit einem Golfplatz und seinen Sportlern in Kontakt. Nicht als potenzieller Mitspieler, sondern als Arzt und Sportmediziner, der einen wissenschaftlichen Vortrag in einem Luxus-Golf-Resort in Südfrankreich halten durfte. Da gab es gleich einen

Schnupperkurs auf der Driving Range dazu, den ich mir natürlich nicht entgehen lassen wollte..

Zu viel macht Ellenbogenschmerzen

Für alle Golf-Neulinge: Die Driving Range ist eine separierte große Wiese für Anfänger mit ersten Schlagversuchen und Könner, die sich aufwärmen. Wahrscheinlich gibt es so etwas auch im Golfclub in deiner Nähe. Du ahnst es: Kaum hatte ich die ersten Bälle ge- und verdroschen, war mein Ehrgeiz gepackt. Ich und die anderen Neulinge trafen die Ziele mal besser und mal schlechter, aber ich hatte Golf-Blut geleckt. Leider war nach 90 Minuten Schluss mit Schnuppern.
Nach meinem Vortrag gönnte ich mir eine weitere Stunde als Belohnung. Statt einem Golftrainer nahm ich einen Zahnarzt mit, der ebenfalls als Referent und Golf-Greenhorn da war. Wir holten uns immer neue Bälle, probierten, was mit wenig Technik und viel Kraft möglich ist.
Leider verwandelte sich meine Lust am Golfen über Nacht in Ellenbogenschmerzen. Ich hatte einen typischen Golferellenbogen, der durch Überlastung an der Unterarmbeugesehne im Ellenbogenbereich entsteht. Das ist nicht das einzige Golfer-Leiden. Neulinge haben gerne mal Muskelkater, Blasen an den Händen, Schmerzen in den Gelenken und Beschwerden im Bereich der Wirbelsäule – vor allem wenn sie, wie ich, maßlos übertreiben.

Regelmäßiges Training ist gut fürs Herz

Fürs Golfen brauchst du keine bestimmten körperlichen Voraussetzungen, solltest aber bei der kleinsten gesundheitlichen Unsicherheit wie bei allen anderen Sportarten eine Arztpraxis deines Vertrauens aufsuchen. Schließlich muss man nicht nur Bälle schlagen, sondern auch sein ganzes Equipment im hügeligen Gelände herumschleppen. Da kann ein untrainiertes Herz-Kreislauf-System am Anfang schon mal auf Touren kommen. Spielst du regelmäßig, freut sich dein Herz. Blutdruck und Herzfrequenz sinken.
Allerdings bleibt der Puls nicht immer ruhig. Spätestens nach einer missratenen Runde oder einem versemmelten Schlag, pumpt das Herz schneller. Wenn du dich zu sehr aufregst, denke daran, dass du auch deine Frustrationstoleranz steigerst. Nach ein paar Niederlagen bist du schlauer und fährst nicht sofort maximal hoch. Es sei denn, du bist Perfektionist wie ich. Ich neige leider zum Übertreiben und muss das manchmal schmerzlich ausbaden.
Dennoch sorgt das Golfen bei den meisten für ein inneres Gleichgewicht und fördert Resilienz, Kreativität und Spontaneität. Schließlich müssen Golfer und Golferinnen sich immer wieder auf neue Herausforderungen einstellen.

Erfolgreiche Runden stärken das Selbstbewusstsein

Jedes gemeisterte Hindernis und jede erfolgreiche Runde stärken das Selbstbewusstsein. Das erklärt auch das überzogene Selbstbewusstsein des bekennenden Golf-Enthusiasten Donald Trump. Während der meistens mit dem Golfcart über den Platz gefahren wird, können andere ihre körperlichen Aktivitäten noch steigern und die Strecken über den Platz

Faktencheck Golfen

→ Voraussetzungen
Du solltest gut zu Fuß sein. Der Rest lässt sich lernen.

→ Fun-Faktor
Für viele Menschen ist Golf ein Hobby, von dem sie nicht genug bekommen können. Der Spielcharakter erhöht den Spaß.

→ Wetterabhängig
Golf ist nicht nur ein Schönwettersport. Du musst die Besonderheiten in Sachen Platz und Ausrüstung bei Nässe aber kennen, um auch im Regen aktiv sein zu können.

→ Verletzungsrisiko
Insgesamt ist das Risiko gering. Vor typischen Beschwerden wie Golferellenbogen, Muskelkater, Blasen oder Gelenkschmerzen kannst du dich schützen, indem du dich nicht überlastest.

→ Equipmentaufwand
Schläger, Bälle, Taschen, Schuhe – du brauchst viel Zeug. Auch wenn du dir die Ausstattungen erst mal nur leihst oder gebraucht kaufst, geht der Sport mächtig ins Geld.

→ Schwierigkeit
Du bestimmst selbst, wie schwer du es dir machst, solltest aber bereit sein, an dir zu arbeiten und immer dazu zu lernen, damit du weiterkommst.

→ Fazit
Nicht nur etwas für gesetztere Herren, sondern eine kreative vielseitige Draußensportart, bei der du viel Zeit an der frischen Luft verbringen darfst.

zu Fuß zurücklegen. Je nach Platzgröße läufst du dann bis zu neun Kilometer und bist vier, fünf oder sechs Stunden auf den Beinen – und an der frischen Luft.
Golf kann man allein oder in der Gruppe spielen: Mittels Handicap (auch Vorgabe genannt) vergleichen Golfer ihre Spielstärke miteinander. Der Wert gibt dabei an, um wie viele Schläge ein Spieler über Par liegen darf. Par wiederum ist die englische Abkürzung von „Professional Average Result“, also das Durchschnittsergebnis, das ein Profi benötigt. Das Golf-Par entsteht aus der vermessenen Länge der jeweiligen Spielbahn und der Summe aller Spielbahnen für den gesamten Platz.
Das klingt erst mal kompliziert, aber du wirst es lernen, wenn du dich für diesen Sport entscheidest. Dafür gibt es gute Argumente: Golf ist Bewegung in der Natur, wenn auch der ein oder andere Platz relativ künstlich angelegt ist. Der Sport entspannt und macht den Kopf frei von Stress, da Golfern gar keine andere Möglichkeit bleibt, als sich auf ihren Schlag zu konzentrieren. Ich bin mir sicher: Wenn ich mehr Zeit hätte, würde ich bestimmt öfters Golfen gehen. Bis dahin warte ich auf eine Einladung von dir zu meinem nächsten Golf-Abenteuer.

Auf ins kühle Nass

Du bist eine Wasserratte oder willst es wieder werden? Dann ab in den nächsten See oder Fluss. Schwimmen und andere Wassersportarten sind einerseits wunderbare sommerliche Erfrischungen. Andererseits kannst du im Wasser aber noch mehr machen als baden. Wassersport ist Training für den ganzen Körper, ohne ihn zu überlasten.

Wann warst du das letzte Mal im Wasser? Ich meine nicht in der Badewanne, um sauber zu werden, sondern im Wasser, um dich auszutoben? Wahrscheinlich ist das recht lange her. Vielleicht verbringst du im Urlaub gerne Zeit am Pool, aber hast du das Becken auch mal zum sportlichen Schwimmen genutzt? Wenn ja, prima. Wenn nein, rate ich dir, das beim nächsten Mal zu tun. Bewegung im Wasser ist äußerst effektiv, wenn du nicht nur herumplätscherst. Du arbeitest ständig gegen sanfte Widerstände. Das strafft dein Gewebe, schont aber gleichzeitig Sehnen, Bänder, Gelenke und die Wirbelsäule. Wasser lädt dazu ein, dem Körper Gutes zu tun. Wenn dir Schwimmen allein zu langweilig ist, nimmst du Geräte wie ein Board zum Stand-Up-Paddeln zu Hilfe, lässt dich auf Wasserskiern durch die Luft schleudern, reitest auf Wellen oder leihst dir mal ein Kanu. Ist das nächste Gewässer nicht allzu weit weg, kannst du es auch nach Feierabend noch mal schnell aufsuchen. Ansonsten bieten sich Wochenenden, freie Tage und Urlaube an. Ich habe schon einige nasse Sportarten ausprobiert. Hier sind meine Erkenntnisse:

SCHWIMMEN – PRIMA, ABER MIT VORSICHT

Was bin ich meinen Eltern dankbar, dass sie mich früh in die Schwimmschule geschickt haben und damit sozusagen ins kalte Wasser warfen. Okay, damals war ich nicht wirklich froh darüber. Erfrischendes bis eisiges Nass war nicht sofort mein Freund. Während wir heute über eine angenehme Wassertemperatur diskutieren, war es früher einfach kalt (wenn auch vielleicht nur gefühlt). Das Einzige, was uns beim Schwimmen erwärmte, war der Gedanke an die Pommes, nach denen es rund um den Schwimmbad-Imbiss verlockend duftete. Damals waren Hallenbäder eher funktionelle Bauten ohne optischen Anspruch, zumindest hier bei uns im Ruhrgebiet. Meine Eltern hatten natürlich Hintergedanken, als ich früh schwimmen lernte. Sie wollten mit uns Kindern Urlaub am Wasser machen und dabei nicht dauernd um unser Leben bangen.

Mache dir Gedanken über dein Revier

Ich erinnere mich gerne an unsere Urlaube an der Nordsee und im schönen Bayern. Sei es das offene wilde Meer auf den west- und ostfriesischen Inseln oder der angenehme Ortsweiher in Inzell – ich konnte und wollte überall schwimmen. Diese Einstellung hat sich bis heute gehalten. Die letzten drei Orte, an denen ich geschwommen bin: in Österreich beim Wildwasser-Rafting als Verschnaufpause im eiskalten Gebirgsfluss, in der Ruhr hier bei uns in Bochum-Dahlhausen und in der Nordsee auf Norderney. Anders als früher mache ich mir als Erwachsener jedoch mehr Gedanken um mein Schwimmrevier. Denn Baden in natürlichen Gewässern birgt stets ein Risiko. Da es höchst unterschiedliche Badegelegenheiten gibt, lässt sich nicht pauschal vorhersagen, wo welche Gefahren lauern. Seen, Flüsse, Kanäle, Nord- und Ostsee unterscheiden sich in Sachen Strömung, Untergrund, Wellengang, Sog und Wasserqualität.

Daher ist es ratsam, sich immer zu informieren, bevor du ins Wasser steigst. Du musst keine Angst haben, komisch zu wirken, wenn du bei der ortsansässigen Gruppe der Deutschen Lebens-Rettungs-Gesellschaft (DLRG), der Wasserwacht des Deutschen Roten Kreuzes (DRK) oder einfach bei ortskundigen Leuten nachfragst, welche Tücken dein auserwähltes Schwimmrevier möglicherweise hat. Frei nach dem Motto „Erst denken, dann schwimmen“ ersparst du dir und anderen Leuten im schlimmsten Fall viel Aufregung und Ärger.

Schwerelosigkeit schützt Knorpel und Knochen

Wenn du alle Regeln fürs Baden in der Natur einhältst, wirst du mit einem schönen Erlebnis belohnt und trainierst gleichzeitig effektiv deinen Körper. Schwimmen stärkt die Muskeln, ohne die Gelenke zu belasten. Es korrigiert muskuläre Fehlhaltungen, gibt dir Kraft und Ausdauer und macht den Kopf frei. Durch den Auftrieb im Wasser wird der Körper nahezu schwerelos, sodass Knorpel und Knochen auch bei Übergewichtigen geschützt werden. Wie beim Spazierengehen besteht nur ein sehr geringes Verletzungsrisiko. Und sind wir mal ehrlich: Es ist schon was anderes, in einem natürlichen Fluss oder See zu schwimmen oder zu baden, als sich in ein überfülltes Stadtbad zu quetschen. Das Einzige, was mir da draußen manchmal fehlt, sind die Pommes.

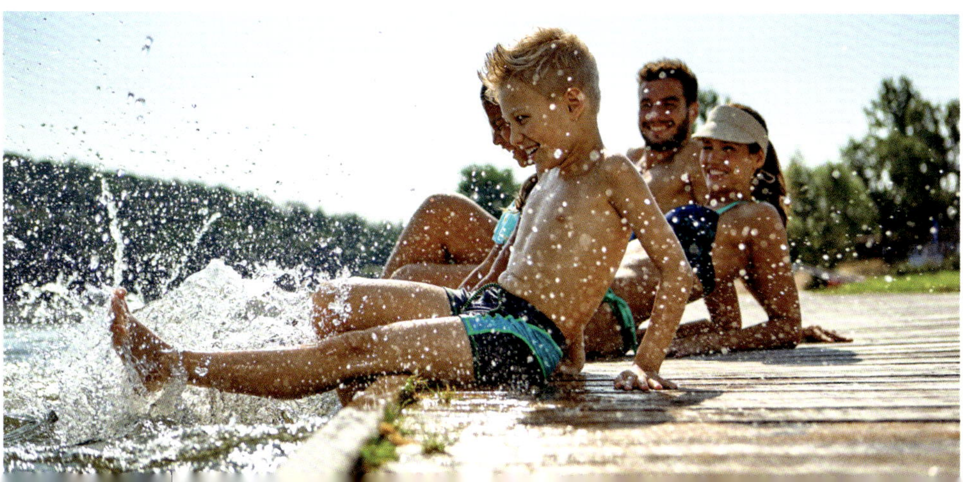

10 goldene Regeln beim Wasserspaß

Für viele Naturliebhaber gibt es nichts Schöneres, als draußen zu schwimmen. Damit du dabei keine unnötigen Gefahren eingehst und den Spaß rundum genießen kannst, solltest du ein paar Grundregeln kennen.

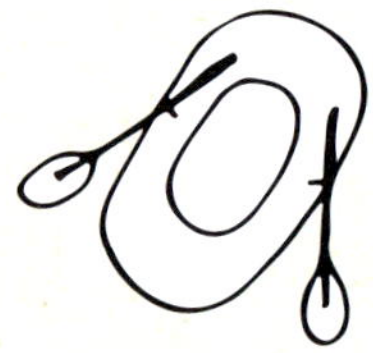

1 SCHWIMME NICHT ZU WEIT RAUS

In tiefen Seen ist es unterschiedlich kalt. Es liegen verschiedene sogenannte Temperaturschichten vor. Schwimmst du zu weit raus oder tauchst zu tief ab, kann der Temperaturwechsel vom warmen Oberflächenwasser zu kalten Tiefengewässern so heftig sein, dass du einen Kälteschock bekommst, bei dem schlimmstenfalls dein Herz versagt.

2 ACHTE AUF WASSERPFLANZEN

Ein paar Pflänzchen können doch nicht schlimm sein, denkst du vielleicht und hast prinzipiell recht. Doch auch wenn es bei uns keine Pflanzen gibt, die Schwimmerinnen und Schwimmer unter Wasser ziehen, ist allein die Vorstellung schon gruselig, dass sich so ein Ding wie eine Schlange ums Bein schlingt. Wenn man sich in Wasserpflanzen verheddert und nicht sofort weiterkommt, kann das nicht nur Stress, sondern auch Panik auslösen. Man wird hektisch und unvorsichtig. Gerade in stehenden Gewässern wachsen üppige Wasserpflanzen mit langen Auswüchsen. Wenn du da drin feststeckst, gilt es, Ruhe zu bewahren, nicht herumzufuchteln oder zu strampeln, die Pflanzen abzustreifen und möglichst flach wegzuschwimmen. Wenn das nicht mehr geht, ist es Zeit, laut um Hilfe zu rufen.

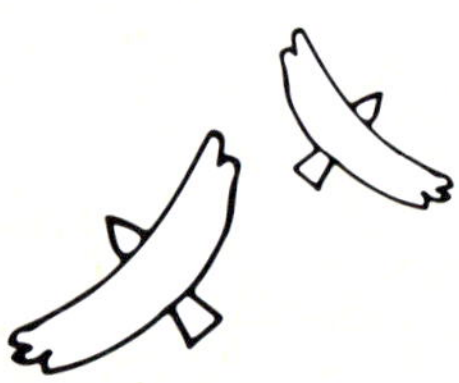

3 SPRING NICHT IN UNBEKANNTE GEWÄSSER

Anders als im Hallenbad, wo du durch klares Wasser bis auf den Boden gucken kannst, ist der Untergrund in natürlichen Gewässern meistens nicht zu erkennen. Selbst wenn du weißt, dass das Wasser vor dir zwei Meter tief ist und der Boden sandig weich, darfst du nicht einfach reinspringen. Denn in der Tiefe kontrolliert niemand regelmäßig, was sich dort so anhäuft. Manchmal liegen Gegenstände, Steine oder Scherben herum. Jeder kann hier Schrott entsorgen, der zur Gefahr für Leib und Leben wird. Manche Zeitgenossen werfen zum Beispiel gerne mal ein Fahrrad oder zwei oder drei ins Wasser. Da sieht man nicht mal, wenn unter der Wasseroberfläche ein Radhaufen wächst. Auch Einkaufswagen aus dem Supermarkt und neuerdings E-Roller stapeln sich schlimmstenfalls unsichtbar auf dem Grund. Leider muss ich auch meine eigenen Kinder regelmäßig davor warnen, von einer stillgelegten Eisenbahnbrücke über der Ruhr ins Wasser zu springen. Für Jugendliche ist das Thrill. Nur der fürsorgliche Vater sieht die Gefahr. Denke immer daran: ein Sprung ins unbekannte Nass kann schlimmstenfalls zu einer Querschnittslähmung oder in den Tod führen.

4 VORSICHT BEI BUHNEN UND BAUWERKEN

Wenn du in der Nähe von Buhnen, Brückenpfeilern oder anderen Wasserbauwerken baden gehen willst, musst du besonders vorsichtig sein. Die Dämme aus Holz oder Beton sollen Küsten und Flussufer schützen, Wellen brechen und Strömungen abschwächen. Dabei ändern sie die Fließeigenschaft der Gewässer, verursachen Wasserverwirbelungen und können mit Sogbildung selbst erfahrene Schwimmer in Panik versetzen. Am besten meidest du diese Stellen ganz. Das Schwimmen in fließenden Gewässern ist ohnehin riskant. Man sollte es allenfalls an speziell ausgewiesenen Badestellen wagen.

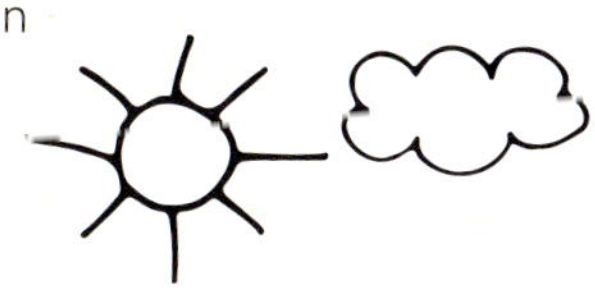

5 AUF VORBEIFAHRENDE SCHIFFE ACHTEN

Für Laien ist es meist nicht zu erkennen, welche Gefahr von vorbeifahrenden Schiffen ausgeht. Dass man niemals nah an ein Schiff heranschwimmen sollte, weiß wohl jeder. Doch um sich in Lebensgefahr zu bringen, muss man noch nicht einmal so weit gehen. Schiffe erzeugen Sogwirkungen und Wellengang, gegen die schwimmende Menschen keine Chance haben. Eine von einem Schiff ausgelöste Welle kann sogar Kinder mitreißen, die gar nicht schwimmen, sondern am Ufer oder im ufernahen flachen Wasser spielen. Also mit Kind und Kegel immer einen großen Sicherheitsabstand halten.

6 DIE TÜCKEN DER STRÖMUNG KENNEN

Versuche nie, gegen eine Strömung zu schwimmen. Du hast nämlich keine Chance. Am besten badest du überhaupt nicht da, wo es Strömungen gibt. Leider bin ich selbst vor Kurzem etwas unachtsam gewesen. Bei uns ist es Tradition, am letzten Urlaubstag auf Norderney in die Nordsee zu gehen. Meine Tochter war nicht dabei. Deshalb posteten mein Sohn und ich ein Beweisbild in die Familiengruppe. Statt Beifall gab's ein Donnerwetter von der Tochter. Denn wir hatten vor lauter Aufregung nicht gesehen, dass wir neben einem Schwimmen-wegen-starker-Strömung-verboten-Schild standen. Wir waren zwar nur bis zum Bauchnabel im Wasser, aber das zählte nicht. Strömung ist ein großer Feind aller Schwimmer. Wenn du doch mal tiefer drin bist als ich und eine Strömung dich erfasst, versuche nicht, dagegen anzukämpfen. Stattdessen probierst du, im 90-Grad-Winkel herauszukommen oder du bleibst in der Fließrichtung und steigst zur Not erst mehrere hundert Meter weiter aus dem Wasser.

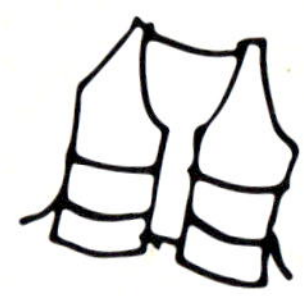

7 BEACHTE BADEVERBOTE

Mach's besser als ich und beachte Badeverbote. Keiner, der vorm Baden warnt, will uns das Leben unnötig schwer machen. Hinterfrage also keine Verbote, sondern respektiere sie. Auch wenn du dich auf der sicheren Seite wiegst, kommt es oft anders als erhofft. Wenn du trotz aller Vorsicht keine Gefahr siehst, denke auch daran, dass das Verbot einen Grund haben kann, der nicht auf den ersten Blick zu erkennen ist. Zum Beispiel um Flora und Fauna zu schützen oder die Wasserqualität in einem Wasserschutzgebiet nicht zu gefährden.

8 GEHE NIE ALLEIN INS WASSER

Du kannst noch so ein toller Schwimmer oder eine tolle Schwimmerin sein, es ist nie ausgeschlossen, dass dich irgendwann die Kräfte verlassen. Draußen in der Natur bist du nicht im sicheren Hallenbad mit bekannter Tiefe, Länge, Breite und Bademeister. Im Wasser verschätzt man sich leicht bei Entfernungen oder überschätzt die eigenen Fähigkeiten. Wenn du draußen allein schwimmst, solltest du zumindest jemanden haben, der dich vom Ufer aus sieht und im Notfall entsprechende Rettungsmaßnahmen einleitet.

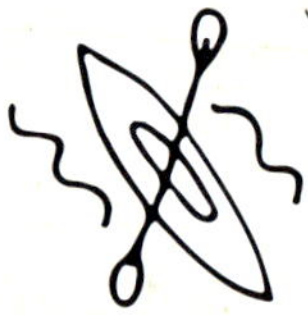

9 KEIN CHLOR, ABER ANDERE RISIKEN

Draußen schwimmen hat einen großen Vorteil: Die Haut wird nicht durch überdosiertes Chlor gereizt. Dafür gibt's aber andere Gefahren. Denn überall, wo viele Leute zusammen sind und Tiere ihr Geschäft verrichten, besteht das Risiko einer Überkeimung. Das gilt insbesondere im heißen Sommer. Sogenannte Kolibakterien können zu Durchfällen führen. Parasiten wie Zerkarien (das sind mikroskopisch kleine Saugwürmer, die sich in die Haut bohren) befallen nicht nur Wasservögel und Schnecken, sondern auch Menschen. Das merken wir spätestens, wenn sich entzündliche juckende Knötchen in der Haut zeigen. Die sind zwar für Menschen harmlos und heilen nach zehn bis zwölf Tagen wieder ab, aber sie verderben einem den Spaß an der Natur. Mein Tipp: Je höher ein See liegt und je kälter sein Wasser ist, umso weniger Badegäste und Verunreinigungen hat er.

10 VORSICHT BEI HITZE

Selbst wenn es an heißen Tagen verlockend ist, sich ins kühle Nass zu stürzen, solltest du nicht in der prallen Mittagssonne schwimmen gehen. Während die Sonne das Gehirn regelrecht wegbrutzelt, kühlt das Wasser den Körper. Dadurch kann ein Sonnenstich mit Kreislaufkollaps entstehen. Auch zu anderen Zeiten ist es bei Hitze gefährlich, erst in der Sonne zu schmoren, um dann ins Wasser zu tauchen. Durch den schnellen Temperaturwechsel ziehen sich die Gefäße zusammen, der Blutdruck steigt, der Kreislauf wird überlastet. Schlimmstenfalls führt das zu einem Herzinfarkt oder Schlaganfall. Wer im Wasser bewusstlos wird, kann ertrinken. Also immer vorm Schwimmen abkühlen – zum Beispiel erst die Füße und Hände, dann die Arme und Beine nass machen und anschließend sehr langsam ins Wasser gehen.

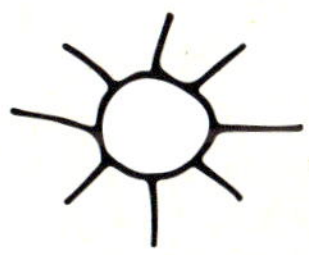

Immer Ruhe bewahren

Immer schön ruhig bleiben? Das ist oft leichter gesagt als getan, aber ungemein wichtig. Wenn du im Wasser merkst, dass du unruhig oder panisch wirst, musst du runterkommen, um die Sache nicht noch schlimmer zu machen. Wechsele zum Beispiel die Schwimmlage (von Bauch zu Rücken und umgekehrt) und tritt langsam im Wasser. Mache dir klar, dass kompetente Hilfe eingeleitet wird, wenn du unter Aufsicht reingegangen bist. Siehst du andere in Seenot, vergiss nicht, dass die dich mit ihrer Panik ebenfalls in Gefahr bringen können. Wäge ab, ob du allein helfen kannst oder besser erfahrene Retter holst.

Faktencheck Schwimmen

→ Voraussetzungen
Drinnen musst du nur schwimmen können. Draußen gilt es, zusätzlich die Sicherheitsvorschriften zu beachten.

→ Fun-Faktor
Wer sich gerne im Wasser aufhält, ist beim Schwimmen in seinem Element.

→ Wetterabhängig
Draußen ins Wasser bei Wind und Regen? Da hält sich der Spaß in Grenzen. Schwimmen macht vor allem bei Sonne Freude.

→ Verletzungsrisiko
Wenn du die Gefahren kennst und alle Vorschriften beachtest, kann nicht viel passieren.

→ Equipmentaufwand
Ideal für Minimalisten, die in Wassernähe wohnen. Pack die Badehose und ein Handtuch ein und los geht's.

→ Schwierigkeit
Für alle, die als Kind oder später sicher schwimmen gelernt haben, ist der Sport nicht schwierig.

→ Fazit
Eine sehr gute Draußensportart, die dich ganzheitlich fordert, die Gelenke schont und an heißen Sommertagen pure Erfrischung ist. Auch für Übergewichtige ideal.

SPASS MIT MEHRWERT: STAND-UP-PADDLING

Ich bin ein großer Fan von Stand-Up-Paddling (SUP). Denn als Sternzeichen „Fisch" bin ich in meinem Element Wasser. Als Sportmediziner freue ich mich über die positiven Effekte auf den Körper. Für Außenstehende sieht dieser Sport nicht besonders spektakulär aus. Man steht auf einem größeren Surfbrett ohne Segel und bewegt sich über ruhige Gewässer mit Hilfe eines Einzelblattpaddels vorwärts. Manche knien oder sitzen auch auf ihrem Board. Oder machen sogar Yoga darauf. Ein wenig Action kommt auf, wenn der Abgang nicht elegant zurück ans Ufer führt, sondern ungebremst ins Wasser.
Das scheinbar träge SUP wurde ursprünglich auf Hawaii von Fotografen dazu verwendet, Fotos von wellenreitenden Touristen zu machen. Erst Ende der 2000er-Jahre schwappte die SUP-Welle zu uns herüber. Seit 2015 gibt's das Brett mindestens einmal im Jahr auch im Discounter. Da habe ich vor einigen Jahren mal zugeschlagen und mir ein reduziertes Modell mit Zubehör gekauft. Schließlich stand der erste Campingurlaub am Herthasee in Hörstel im Münsterland an. Highlight des Platzes ist ein schöner See in der Mitte. Wer mich kennt, der weiß, dass ich nicht der Urlauber bin, der den ganzen Tag irgendwo herumliegt oder seine Erholung aus dem kontinuierlichen Wechsel zwischen Grill und Bierkasten zieht. Ich muss mich bewegen und fand, dass ein SUP zu mir passt. Das galt auch für meine Frau, meinen Sohn und für die gesamte buckelige Verwandtschaft, der wir auf den Platz folgen mussten.

Ich gab Anweisungen, mein Sohn setzte Muskeln ein

Mit einer Doppelhubpumpe hatten wir das Teil schnell aufgebaut. Die Arbeitsteilung war klar. Ich gab die Anweisungen, mein Sohn setzte seine Muskeln ein. Fürsorglich, wie ich als Vater nun einmal bin, ließ ich dem Junior den Vortritt. Das war natürlich nicht ganz uneigennützig. Denn ich hatte wenig Lust, als erwachsener Mann vor der versammelten Camping-Gemeinde ins Wasser zu klatschen. „Stelle dich nicht so an", lautete mein Motivationsspruch. Schnell stand Max zuerst etwas wackelig auf dem Brett und glitt kurz darauf über die Untiefen des Herthasees. Untiefen? Wie tief der See genau ist, wussten wir leider nicht. Als das Kind doch ins Taumeln geriet und vom Brett fiel, versank es keineswegs, sondern tauchte mit mehreren Prellungen ziemlich zackig wieder auf. Das Wasser war an dieser Stelle nicht mal einen Meter tief.

Deshalb hier mein warnender Hinweis: Vergewissere dich immer, wie viel Wasser unter dir ist, um Verletzungen zu vermeiden. Du weißt ja, wie die Lust zum Weitermachen nachlässt, wenn du dir einmal richtig wehgetan hast. Max hatte jedenfalls keine Lust mehr. Meine Zeit war gekommen.

Ich fing sicherheitshalber im Sitzen an und paddelte mit den Händen. Nach einer gewissen Eingewöhnungszeit hievte ich mich hoch. Um das Gleichgewicht zu halten, musste ich meine Muskeln kräftig anspannen. Trotzdem zeigte sich ein Lächeln in meinem Gesicht. SUP macht Spaß, schoss es mir durch den Kopf. Das Gefühl hält bis heute an.

Sonnenbadend übers Wasser treiben

Netter Zusatzeffekt: Wenn ich mal keine Lust zum Paddeln habe, lasse ich mich sonnenbadend übers Wasser treiben. Wenn du erfahrener auf dem SUP bist, kannst du eine Tour „fahren". Dein Hab und Gut in einem wasserdichten Rucksack (Drybag) verstaut, paddelst du auf einem Fluss entspannt durch zum Teil unberührte Natur. Entsprechende Angebote findest du mittlerweile problemlos im Internet. Erfahrungsgemäß macht's im Sommer am meisten Spaß, sogar bei Hitze. Denn wenn es zu warm wird, hüpft man freiwillig ins

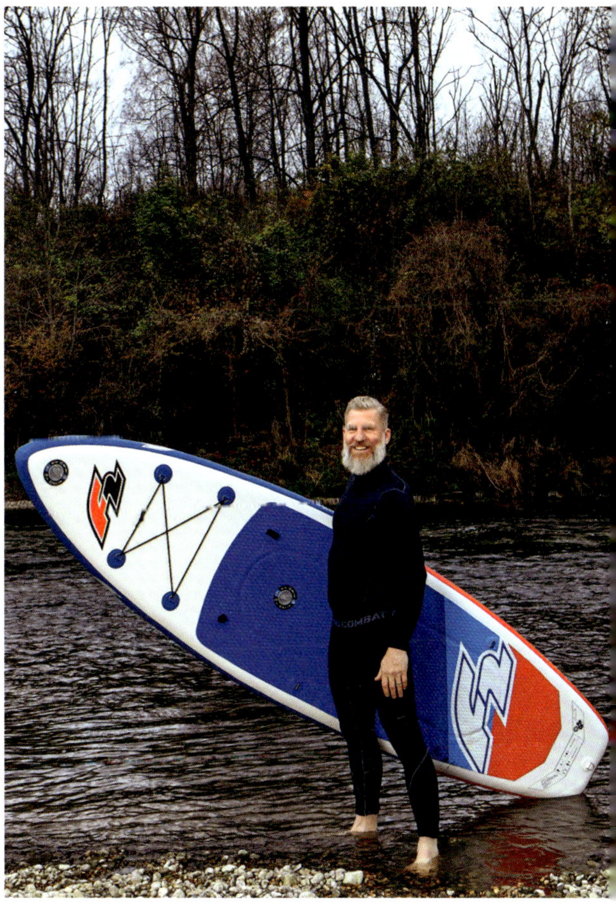

erfrischende Wasser. Wenn es hingegen ein wenig kälter ist, empfehle ich immer einen wärmenden Neoprenanzug, damit du bei unfreiwilligen Abgängen nicht auskühlst und dir im schlimmsten Fall eine böse Erkältung zuziehst.
Auch wenn man die ganze Zeit nur paddelnd auf einem Brett steht: SUP ist ein effektives Ganzkörpertraining. Wie jede Sportart stärkt es das Herz-Kreislauf-System, verbessert die Leistung der Lunge und die Fähigkeit, das Gleichgewicht zu halten. Der wichtigste Trainingsparameter ist jedoch die Kraftsteigerung der rumpfstabilisierenden Muskeln, der Core-Muskulatur.

Meisterhaft die Balance halten

Wenn du das Gleichgewicht hältst, werden Muskeln, die bei den meisten relativ schwach sind, permanent und sehr effektiv trainiert. Profi-SUP-Sportler sind meisterhaft in Sachen Balancehalten, wobei man sich wissenschaftlich fragt, ob sie so gut im SUP-Sport sind, weil sie schon immer einen ausgeprägten Gleichgewichtssinn hatten oder weil der durch den Sport so gut geworden ist.
Studien zeigten, dass nur regelmäßiges Training über einen sehr langen Zeitraum den Gleichgewichtssinn verbessert. Ein paar Monate reichen dafür nicht. Ich persönlich habe den Eindruck, dass mein Gleichgewichtssinn beim SUPen schon besser geworden ist und empfehle diesen Sport daher jedem. Denn eines ist unwiderlegbar: Schlechter wird das Gleichgewicht definitiv nicht.
Wissenschaftlich gesichert ist die Tatsache, dass durch regelmäßiges Stand-Up-

Faktencheck SUP

➔ Voraussetzungen
Du solltest Wassersport mögen, schwimmen können, eine gute Grundstabilität haben und motiviert genug sein, weiterzumachen, auch wenn du mal ins Wasser fällst.

➔ Fun-Faktor
Ein echter Sommerspaß. Sporteln, Sonnenbaden, Chillen, Abkühlen und Action gibt es abwechselnd.

➔ Wetterabhängig
SUPen ist vor allem bei warmem Wetter schön. Für kältere Tage gibt es Neoprenanzüge.

➔ Verletzungsrisiko
Wenn du alle Sicherheitsvorschriften beachtest, kann nicht viel passieren.

➔ Equipmentaufwand
Du brauchst neben deiner Badehose ein Brett, ein Paddel, eventuell einen Neoprenanzug und natürlich ein geeignetes Gewässer.

➔ Schwierigkeit
Die Schwierigkeit bestimmst du selbst. Je länger du trainierst, desto mehr kannst du wagen.

➔ Fazit
Sehr gutes Ganzkörpertraining im Rahmen eines angenehmen neuen Wassersports.

Paddling die Lebensqualität im psychischen und physischen Bereich steigt. Wer sich aufs Brett wagt, wird aktiver, hat mehr Energie, braucht weniger Medikamente und Hilfsmittel, ist seltener müde, schläft besser und wird insgesamt leistungsfähiger. Das Selbstwertgefühl steigt ebenso wie das Wohlbefinden.

Ideal für Draußenfreunde mit Liebe zum Wasser

So gesehen ist SUP eine ideale Option für diejenigen, die gerne draußen am Wasser sind und ihre Kraft und Fitness im gesamten Körper verbessern möchten. Der Sport lässt sich leicht lernen und belastet die Gelenke wenig.

Warnen möchte ich dich nur noch vor zwei Dingen.

Erstens: Denk daran, dass Strömungen dir zum Verhängnis werden können. Wenn du ins Meer abtreibst, besteht Lebensgefahr. Informiere dich vor einer Tour immer über Wetter, Windrichtung, Windstärke und an der Küste auch über die Gezeiten.

Zweitens: Wenn du noch nicht sicher bist, ob SUPen zu dir passt, leihe dir erst mal ein Brett und kaufe nicht sofort ein eigenes. Seit die Geräte zum Massenphänomen geworden sind und in großen Mengen zu kleinen Preisen produziert werden, sorgen sie bei Natur- und Umweltschützern für Unmut, weil einige vermeintliche Naturfreunde sie einfach in Seen, Kanälen und Flüssen zurücklassen, wenn sie keine Lust mehr haben.

KANUFAHREN IN UNBERÜHRTER NATUR

Mindestens einmal im Jahr gönne ich meinen Mitarbeiterinnen und mir einen ge-

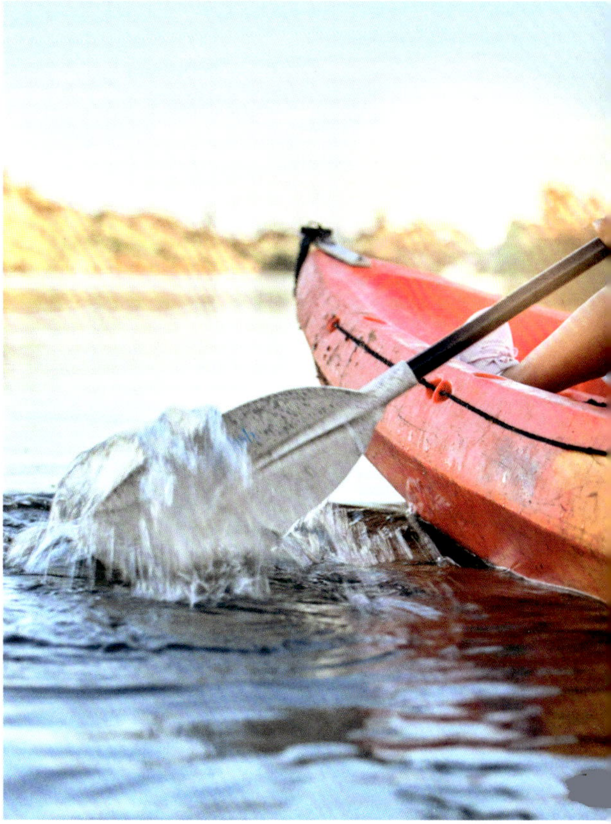

meinsamen Ausflug. Nach dem Motto „Raus aus dem täglichen Praxismief" drängt es uns in die Natur. Kanufahren eignet sich ähnlich wie Klettern zum Teambuilding. Natürlich haben wir das als ohnehin gut eingespieltes Team gar nicht nötig und ich fühle mich als Arbeitgeber auch nicht verpflichtet dazu, aber Spaß macht's trotzdem oder gerade deshalb? Einfach die Seele flussabwärts baumeln lassen und sich mal anders bewegen als bei der Arbeit. Das tut uns allen gut. Es ist ein Angebot, das ich genauso gerne allein, mit meiner Frau oder mit den Kindern nutze. Man lernt dabei die Natur vor der Haustür ganz anders kennen, kommt an Ecken beziehungsweise Flusswindungen heran, die man als Spaziergänger nie erreichen würde. Wir fahren nicht nur durch Naturschutzgebiete, sondern werden ein Teil von ihnen. Das ist Entschleunigung. Man muss keine Angst davor haben, aber ein wenig Respekt schadet nicht. Eine meiner Damen machte sich vor dem letzten Ausflug große Sorgen, ob sie einen solchen Trip überhaupt durchstehen würde. Hinterher gefiel ihr der Sport so gut, dass sie mit ihrer Familie selbst auf Tour ging. Natürlich bei uns im Ruhrgebiet auf der Ruhr. Hier kann man problemlos mal vier bis fünf Stunden am Stück gemächlich übers Wasser gleiten.

Bootsrutschen als Abenteuer

Zwischendurch gibt's auch kleine Abenteuer. Zum Beispiel die sogenannten Bootsrutschen. Das sind Wassergassen, durch die man Niveauunterschiede im Wasser ohne Schleuse oder Schiffshebewerk überwindet. Auf eigene Gefahr darf man durchpaddeln. Wer unsicher ist, sollte sein Kanu lieber ein Stück tragen.
Vor meiner ersten Bootsrutsche war auch mir etwas mulmig. Am Anfang habe ich mich nur langsam vorwärts gewagt, doch mit jeder weiteren Rinne ging es schneller. Trotzdem bleibe ich vorsichtig, nachdem ich zwei- oder dreimal mitbekommen habe, wie eine ganze Mannschaft aus dem Kanu kippte. Das kann gefährlich werden. Also die Rutsche besser langsam, aber sicher nehmen.
Wer noch mehr Abenteuer sucht, kann sich auch auf Wasserschlachten mit den Paddeln einlassen. Diese Art von Erfrischung an warmen Tagen solltest du aber ans Ende deiner Tour setzen, denn sonst musst du schlimmstenfalls ein paar Stunden nass und durchgefroren fahren.

Zum Abnehmen geeignet

Ob Wanderpaddeln im Touring-Kajak, eine Fahrt im sportlichen, offenen Kanadier oder im See-Kajak in Küstengewässern – wo und womit du paddelst, eins ist immer gleich: Die dynamische Drehbewegung deines Oberkörpers stärkt zum einen die obere Muskulatur mit Schultern und Armen, zum anderen wird auch die Rumpfmuskulatur inklusive Bauch- und Rückenmuskulatur effektiv trainiert. Sobald du regelmäßig im Boot „arbeitest", schwindet nicht nur der Muskelkater am nächsten Tag, sondern deine Kondition verbessert sich schnell. Selbst wenn du

Das brauchst du

Ein Kanu mit Zubehör, wasserfestem Packbeutel und Schwimmweste kannst du dir leihen. An folgende Sachen solltest du selbst denken:

1. Sportliche atmungsaktive Kleidung, die schnell trocknet und temperaturtechnisch zum Wetter beziehungsweise zur Jahreszeit passt.
2. Wasserbeständige Schuhe oder Sandalen.
3. Eine Kopfbedeckung, Sonnenschutzcreme, Sonnenbrille (am besten zum Festbinden).
4. Getränke (ohne Alkohol) in Kunststoffflaschen.
5. Handtuch und Wechselwäsche (falls du doch mal ins Wasser fällst).

Faktencheck Kanufahren

→ Voraussetzungen
Du musst Wasser und ein bisschen Abenteuer mögen. Wenn du kaum Muskeln hast, wird sich das schnell ändern, sobald du den Sport regelmäßig betreibst.

→ Fun-Faktor
Für die einen ist Kanufahren ein Sport mit einer durchaus erwünschten Adrenalin-Ausschüttung, anderen macht es Angst.

→ Wetterabhängig
Mit Regenschutz kannst du immer fahren – außer bei Unwetter.

→ Verletzungsrisiko
Schlimme Verletzungen sind selten, aber du kannst kentern, was nicht jeder lustig findet.

→ Equipmentaufwand
Da kommt einiges zusammen, manchen kannst du aber leihen.

→ Schwierigkeit
Keine ganz einfache Sportart, um mal eben loszulegen. Aber die Technik ist mit etwas Geduld lernbar.

→ Fazit
Ein Draußensport für Abenteuerlustige, die gerne in unberührter Natur Sport treiben und nebenbei vor allem die Oberkörpermuskulatur trainieren.

übergewichtig bist, kannst du mit diesem Sport gut abnehmen. Solange du sicher im Boot sitzt, schadet Kanufahren deinen Gelenken nicht.
Ähnlich wie beim Schwimmen besteht kein großes Verletzungsrisiko. Die Technik lernst du schnell. Fragen aus der Kategorie „Wie steige ich ein? Wie halte ich das Paddel? Wie paddele ich, damit ich mich nicht im Kreis drehe?", beantwortet der Verleiher dir, bevor du startest. Danach heißt es „learning by doing". Wenn man mit der richtigen Technik die ersten hundert Meter hinter sich hat, wird man dank Feinschlifftechniken schneller, ohne mehr Energie aufzuwenden. Ein richtiger Entschleunigungsprofi wie ich genießt es, mit möglichst wenig Paddelschlägen und in absoluter Stille gekonnt durch die Natur zu gleiten.

WELLENREITEN IST HERAUSFORDERND

Zugegeben: Beim Wellenreiten denkt man eher an Hawaii als an Deutschland. Als eine der ältesten Sportarten entstand das Surfen vor mehr als 800 Jahren und verbreitete sich von Polynesien aus bis zu uns nach Deutschland. Jedoch so richtig viele Outdoor-Spots gibt es bei uns nicht: Sylt, Norderney und der Eisbach mit der stehenden Welle mitten in München gehören dazu. Du weißt, dass ich gerne neue Sachen lerne. Beim Wellenreiten war ich aber erst mal nur Zuschauer und bestaunte auf Norderney die tollkühnen Frauen und Männer auf ihren Brettern in der seichten Nordsee. Hätte ich mal meine Brille aufgesetzt, dann hätte ich gesehen, dass es Jugendliche und junge Erwachsene waren und dass die Wellen nur aus der

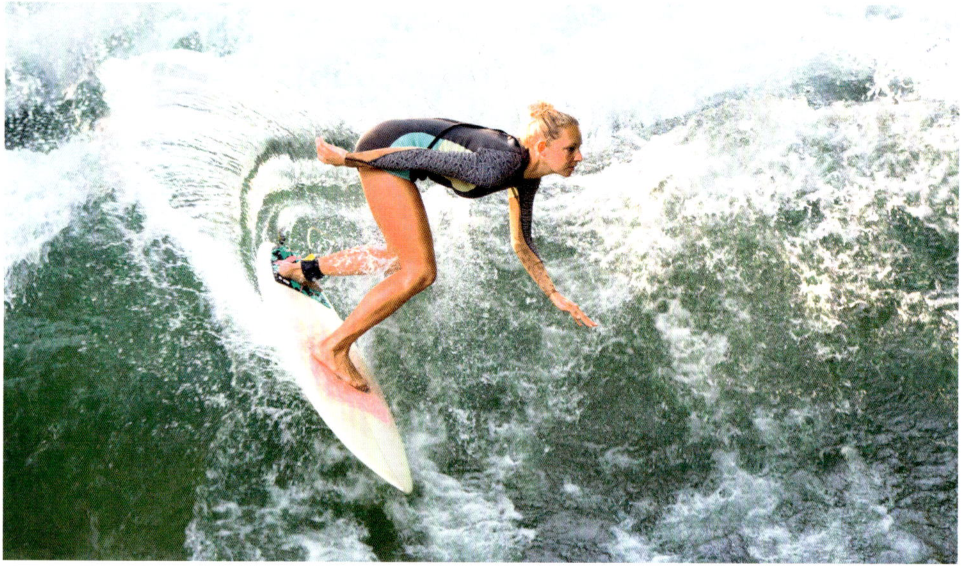

Entfernung einen schwachen Eindruck machten.
So meldete ich meinen Sohn und mich beim letzten Inselaufenthalt motiviert in der Surfschule zum Wellenreiter-Anfängerkurs an. Schließlich stand ich schon einige Male auf dem Wakeboard, kann sicher mein SUP steuern und habe mich (wenn auch nur wenige Meter) vom Kite-Drachen über das IJsselmeer in den Niederlanden ziehen lassen.

Ausstattung und Einweisung in der Surfschule

In der Surfschule bekam ich die nötige Ausrüstung. Weil das Wasser nur 10 Grad hatte, hüllte ich meinen gesamten Körper in einen dicken Neoprenanzug, inklusive Schuhen und Kopfhaube. Dann ging es mit dem Rad zum Strand, wo die Surfbretter gelagert werden, und nach kurzer Einweisung direkt ins Wasser. Zum Glück sollten wir nicht gleich stehen, sondern erst mal sicher auf dem Brett liegen, um ein Gefühl für die Sache zu bekommen. In den Fluten zeigte sich, dass das für Anfänger wie mich ganz schön anstrengend ist. Glücklicherweise war ich nicht der Einzige, der sich abmühte. Die anderen hatten allerdings erkennbar weniger Gewicht. Ich dachte, dass ich als Schwergewicht wohl wenigstens gut mit dem Brett gegen die Strömung laufen könnte. Doch Pustekuchen! Hätte ich mich nicht mit der Strömung Richtung Ufernähe treiben lassen, würde ich wohl heute noch in der Nordsee umherpaddeln.
Das war für mich ein deutliches Zeichen. Beim Surfen gilt genauso wie beim Schwimmen: Unterschätze nie die Strömung. Wenn ich schon echte Probleme habe, dann sind normalgewichtige und untrainierte Leute schnell in Not. Unser Surflehrer Joschi hatte glücklicherweise alle anderen und mich jederzeit im Blick und gab uns die entscheidenden Tipps,

um doch noch in den Genuss eines Wellenritts zu kommen.

DU BIST EINS MIT DER NATUR

Am Ende des ersten Tages zog ich eine äußerst positive Bilanz: Als (Möchtegern-) Wellenreiter bist du eins mit Natur. Das ist faszinierend und erschreckend zugleich. Du bist voll drin und spürst die Naturgewalt. Du merkst, wie klein du zwischen den Wassermassen bist. Wellen brechen über dir zusammen. Der Wind peitscht dir ins Gesicht, während die Sonne zwar scheint, aber nicht so richtig wärmt.
Mit diesen großartigen Gedanken ging ich erschöpft ins Bett und freute mich auf den

Faktencheck Wellenreiten

➔ **Voraussetzungen**
Kraft, Koordinationsvermögen, eine starke Grundstabilität und allgemeine Fitness sind Voraussetzungen. Natürlich musst du auch sicher schwimmen können (am besten 200 Meter am Stück) und mutig sein. Ein starker Wille und ein gut gezähmter Schweinehund erleichtern den Einstieg.

➔ **Fun-Faktor**
Faszinierend für alle, die gerne die Naturgewalten spüren. Der Fun-Faktor ist aber eher mäßig, solange du die Wellen noch nicht sicher reiten kannst. Bis das so weit ist, brauchst du eine stabile Frustrationstoleranz. Aber lasse dich nicht abschrecken: Lernen kann es langfristig jeder.

➔ **Wetterabhängig**
Wellen gibt es auch bei Regen, Schnee und Wind. Das steht dem Sport nicht im Wege. Bei Unwetter sagen die Veranstalter ab.

➔ **Verletzungsrisiko**
Schwer zu glauben, aber Wellenreiten gilt als verletzungsarme Sportart. Zu Knochenbrüchen, Prellungen, Schnitt-, Schürf- und Platzwunden kommt es häufig durchs eigene Brett. Vor Felsen ist es naheliegenderweise gefährlicher als am Strand. Das Risiko steigt mit der Größe der Wellen. Lasse dich von Profis beraten.

➔ **Equipmentaufwand**
Du brauchst nicht viel. Surfboard und Neoprenanzug kannst du erst einmal leihen.

➔ **Schwierigkeit**
Der Sport fordert – und zwar massiv. Wellenreiten gehört zu den anstrengendsten Draußensportarten überhaupt. Es dauert eine Zeit, bis es wirklich Spaß macht.

➔ **Fazit**
Ein Abenteuer für Fortgeschrittene, das du (fast) nur im Urlaub machen kannst. Es sei denn, du wohnst in der Nähe eines Wellenreiter-Hotspots.

zweiten Kurstag. Der fing aber schlecht an. Mir tat alles weh. Ich hatte Ganzkörpermuskelkater. Eigentlich kein Wunder, da Wellenreiten ein Ganzkörpertraining ist, das aus vielen Einzelaktivitäten wie Paddeln, Ausruhen, Surfen, Luft anhalten und gegen die Strömung laufen besteht. Nicht umsonst sagen wissenschaftliche Studien diesem Sport viel Gutes nach: Das Herz-Kreislauf-System wird gestärkt, die Muskeln dauertrainiert, vor allem der Oberkörper muss schwer arbeiten. Ich fand plötzlich, dass meine obere Hälfte in einem desolaten Zustand war.

„Für dein Alter siehst du noch gut aus"

Die Hoffnung, dass es meinem Filius genauso erging, erfüllte sich nicht. Er war bester Laune in perfekter körperlicher Verfassung und versuchte mich damit zu trösten, dass ich für mein Alter noch recht gut aussehen würde. Außerdem stellte er fest, dass seine jugendliche Haut durch das mehrstündige Sporteln in der salzigen Nordsee reiner geworden war, was ich ihm als Arzt bestätigen konnte.
Während er hoch motiviert auf dem nächsten Seegang war, machte ich mir Gedanken: Wie sollte ich meinen lahmen Körper nicht nur liegend auf dem Brett halten, sondern auch noch in den Stand hochkriegen? Was soll ich sagen? Nach den nächsten beiden Kurstagen war ich platt – und glücklich darüber, dass der alte Mann aus dem Meer (so bezeichne ich mich gerne, um ein wenig Mitleid zu erregen) es doch tatsächlich geschafft hatte, mal zehn Meter auf dem Brett stehend die Welle geritten zu haben. Was andere vielleicht als Frust erleben, empfinde ich als Ansporn. Denn beim Wellenreiten brauchst du nicht nur Kraft, sondern auch gute Technik, ein hervorragendes Körpergefühl mit entsprechender Balance und ganz viel Flexibilität. Das Gute: Diese Parameter kannst du auch noch in fortgeschrittenen Jahren trainieren. Während meine Altersgenossen mit einem Aperol Spritz an der legendären Milchbar am Strand saßen, probierte ich weiter salziges Nordseewasser und zog meine Lehrstunden durch. Das Fazit: Auch wenn du nur selten die Gelegenheit zum Wellenreiten bekommst, solltest du sie nutzen, wenn du eine gewisse Grundfitness hast. Es ist ein einmaliges Naturerlebnis.

WASSERSKI UND WAKEBOARD FÜR ABENTEURER

Ja, ich fahre Ski. Auch im Sommer direkt vor der Haustür. Ich brauche keinen Schnee, um die Geschwindigkeit zu genießen. Denn es gibt Wasserski und Wakeboarding. Die beiden Sportarten zählen zu meinen Lieblingsbewegungen draußen. Wenn die Sonne scheint, gibt es nichts Belebenderes, als mit mehr als 20 Stundenkilometern übers Wasser zu düsen beziehungsweise gezogen zu werden. Wenn ich dann vor Erschöpfung oder Unfähigkeit ins kühle Nass falle, nehme ich das als willkommene Erfrischung zwischendurch. Bei diesem Sport wird man entweder von einem Boot gezogen oder man hängt am „cable". So werden im Wassersport die Wasserskiseilbahnen bezeichnet, auf denen sich Bewegungsfreunde an einem Seilzug ziehen lassen. In Deutschland gibt es mittlerweile mehr als 70 Cable-Anlagen. Darüber hinaus sind auf manchen

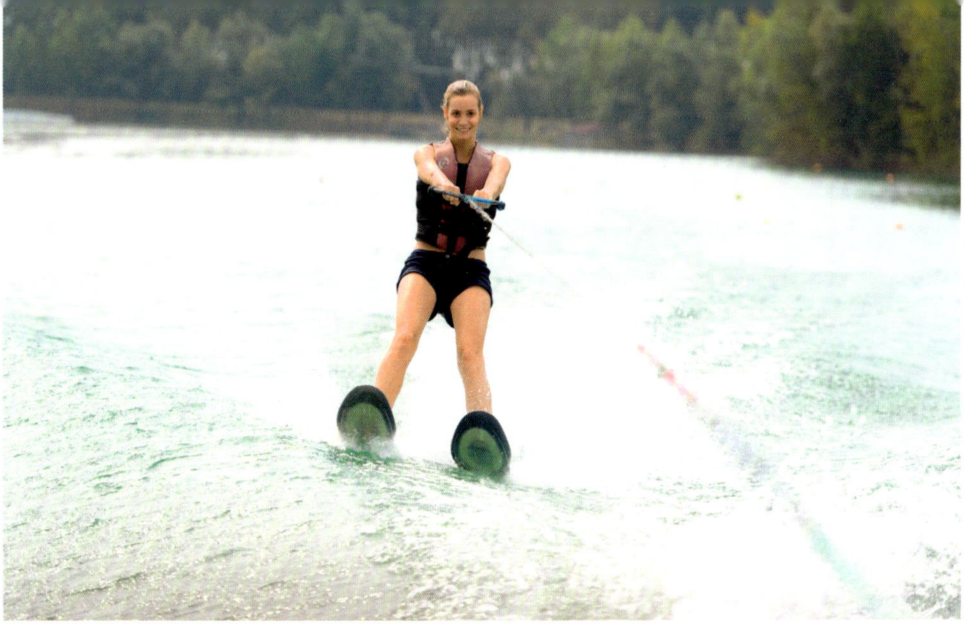

Flüssen und Kanälen bestimmte Abschnitte als Wasserskistrecken ausgewiesen. An jeder Anlage stehen Schnupperkurse auf dem Programm. Selbst Kinder können diesen Sport lernen. Sogar besser und gefährdungsärmer als ein Erwachsener im fortgeschrittenen Alter. Ich habe mich mit Mitte 30 das erste Mal an diesem Sport auf dem Wasser versucht.

Schütze dich mit Helm und Weste

Wozu rät man einem Anfänger? Nicht sofort aufs Wakeboard steigen, sondern erst einmal auf Wasserskiern ein Gefühl für das Ganze entwickeln. Mein Glück (oder Pech) bestand darin, dass ich mich zum einen für einen sehr sportlichen Bewegungsprofi hielt und zum anderen Suse als Wakeboard-Lehrerin hatte, die behauptete, Wasserski sei nur was für Anfänger. Als Kerl sollte ich doch bitte sofort aufs „Brett". Ich verrate jetzt schon mal meinen ersten Tipp für Anfänger: Schützt euch mit Helm und Prallschutzweste. Letztere sorgt für Auftrieb im Wassersog und schützt gleichzeitig den Oberkörper bei Stürzen. Ich habe sofort davon profitiert, als ich loslegen wollte. Zuerst einmal im Sitzen. Schon das ist eine Herausforderung für die Koordination. Kein Skilift, der mich in gemäßigtem Tempo mitzieht, sondern ein rasanter Start von null auf mehr als 20 Sachen. Meine erste Strecke war nicht mal drei Meter lang. Ich bohrte mich samt Brett in Richtung Gewässerboden. Keineswegs ästhetisch, sondern so, wie man das von den lustigen Videos aus dem Internet kennt. Jetzt bloß cool bleiben, dachte ich. Auftauchen und weitermachen. Wer lässt sich von so einem Start verunsichern? Ich natürlich nicht. Also ein weiteres Mal und ein weiteres Mal und …

Viel mehr als sich durchs Wasser ziehen zu lassen

Irgendwann wurde es mit der Koordination besser. Plötzlich stand ich auf dem Wakeboard und konnte mein Glück nicht fassen. Vor lauter Begeisterung vergaß ich, mich auf das Geschehen im Wasser zu

konzentrieren und verkantete das Brett. Jetzt ging es rückwärts mit dem ganzen Körper ruckartig ins Wasser – von 20 Stundenkilometern zum absoluten Stillstand. Danach tat mir die rechte Brust weh. Als erfahrener Unfallchirurg stellte ich die Diagnose gleich selbst: schwere Rippenprellung. Aber will man(n) das seiner Lehrerin offenbaren? Auf keinen Fall. Also weitermachen, als wäre nichts gewesen. Ein paar Starts, die ersten Kurven. Am Ende des Tages konnte ich wirklich eine ganze Runde am Kabel ohne Sturz fahren.
Erst am nächsten Morgen sah ich, was ich meinem Körper angetan hatte. Meine rechte Brust-Rippenregion tat immer noch weh und ich hatte ausgeprägten Ganzkörpermuskelkater. Nun war mir klar, dass Wasserski und Wakeboarding nicht nur ein Durchs-Wasser-Ziehen ist. Ohne ausreichende Körperspannung geht bei dieser Sportart nichts.
Natürlich ist man als Anfänger verkrampft. Das belastet die Muskulatur zusätzlich. Mit mehr Erfahrung kann man seine Kräfte immer besser einsetzen und koordinieren. Elegant wird's aber erst, wenn auch die innere Stabilität gut ist. Hier sind wir wieder beim Stichwort Core-Muskulatur.

Vorsicht bei Rückenschmerzen

Bei dieser Sportart ist Körperspannung gefordert; alle Muskeln werden beansprucht. Darüber hinaus trainiert Wasserski Ausdauer, Koordination, Balance und das Reaktionsvermögen. Das ist gut, aber ich kann diesen Wassersport nicht jedem empfehlen. Ungeübte und ältere Menschen dürfen die extreme Muskelbeanspruchung anfangs nicht unterschätzen. Natürlich muss man schwimmen können und über eine gewisse Grundstabilität verfügen. Rückenschmerzpatienten sollten vorsichtig sein.
Wer meine Geschichte aus meinem Buch „Wenn der Orthopäde Rücken hat" kennt, der weiß, wie froh ich war, als ich nach einem Bandscheibenvorfall mit langer Lei-

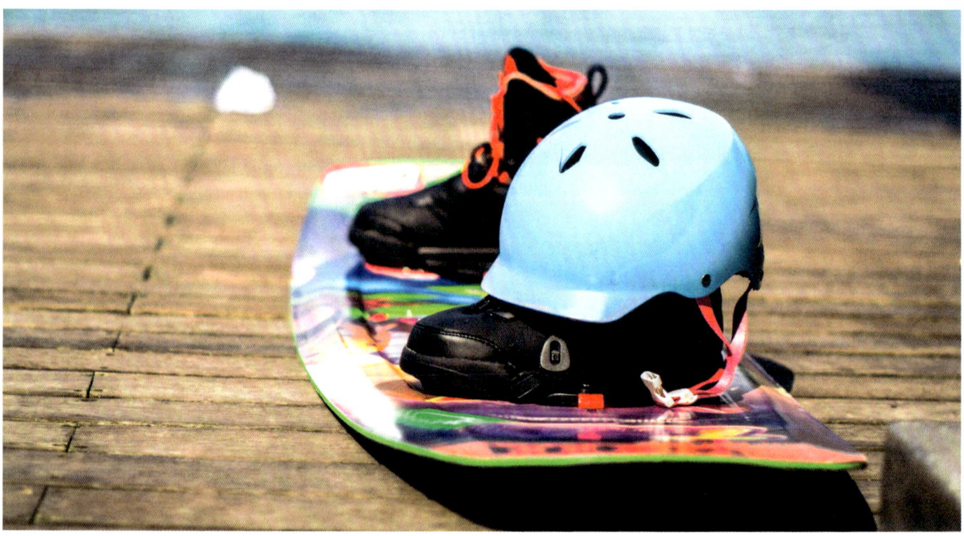

Faktencheck Wasserski und Wakeboard

→ Voraussetzungen
Wasserski und Wakeboarding ist mehr als sich nur durchs Wasser ziehen zu lassen. Du brauchst Kraft, Geschick und Körperspannung, solltest mutig sein und bereit, die Technik zu lernen. Gutes Schwimmen versteht sich von selbst.

→ Fun-Faktor
Wenn du Tempo magst, ist der Spaß groß. Bei beiden Sportarten darfst du auch kreativ sein.

→ Wetterabhängig
Die Saison dauert von Frühjahr bis Oktober.

→ Verletzungsrisiko
Wie bei jedem Sport sind Verletzungen nicht ausgeschlossen. Zerrungen, Prellungen, Bänderrisse und Platzwunden kommen häufig vor. Wenn du alle Vorschriften beachtest, sinkt das Risiko.

→ Equipmentaufwand
Du brauchst Ski, Wakeboard, Kleidung, Helm und Prallschutzweste. Als Anfänger kannst du dir alles leihen. Dann musst du eine Anlage finden und mindestens einen Anfängerkurs machen.

→ Schwierigkeit
Der Sport sieht leichter aus, als er ist.

→ Fazit
Großartiger Wassersport für Adrenalin-Junkies, die keine Angst vor Geschwindigkeit und Höhe haben und es spektakulär mögen.

denszeit wieder sitzend auf einem sogenannten Kneeboard fahren konnte und mich nur ganz langsam ans Stehen heranwagte.

Hohes Verletzungsrisiko bei beiden Sportarten

Wasserski und Wakeboarding sind mit einem sehr hohen Verletzungsrisiko verbunden. Wenn man die medizinischen Datenbanken danach durchforstet, zeigen sich die Gefahren: 95 Prozent der Einträge beschäftigen sich mit Verletzungen. Wakeboarder trifft es vor allem am Kopf mit Platzwunden im Gesicht. Zerrungen oder Verstauchungen an Beinen und Füßen sind die häufigsten Verletzungsdiagnosen beim Wasserski.
Ich muss hierbei aber anmerken, dass man sich nicht nur wie ich durchs Wasser ziehen lassen kann, sondern auch über Hindernisse, sogenannte „obstacles“, fährt, springt oder „fliegt“. Solche Manöver erhöhen das Risiko für sehr schwere Verletzungen. Wer sich das Abenteuer zutraut und den Fun-Faktor unbeschadet genießen will, sollte immer gut geschützt unterwegs sein.

Ohne Frust in den Frost

Brrr, schlotter, alles so eisig draußen? Verständlich, wenn du in der kalten Jahreszeit lieber zu Hause bleibst. Leider entgehen dir dabei viele tolle Seiten, die Draußensport im Winter mit sich bringt. Frostige Outdoor-Abenteuer härten ab, machen schlank und verschönern das Ins-Warme-Kommen.

Sport bei eisiger Kälte ist nicht jedermanns Sache. Natürlich ist der Weg raus aus dem Haus leichter, wenn strahlende Sonne, perfekter Schnee und damit ein traumhaftes Wintersportvergnügen locken. Ja, das ist toll, aber wetterbedingt leider nicht immer möglich. Vielleicht motiviert es dich, wenn du weißt, dass Kälte in vielen Fällen richtig gesund ist. Niedrige Temperaturen können manche Schmerzen lindern (den Effekt kennst du von Eissprays oder Kältepacks), das Immunsystem stärken (sie erhöhen unter anderem die Zahl der weißen Blutkörperchen, die Bakterien, Viren und Pilze bekämpfen), regen die Funktion der Schilddrüse an und fördern die Produktion der braunen Fettzellen. Im Gegensatz zum ungeliebten weißen Fettgewebe macht diese hochaktive Fettform schlank statt dick. Ja, du hast richtig gelesen, du brauchst braunes Fett, um weißes abzubauen. Also ruhig auch im Winter draußen weitersporteln wie im Sommer. Also laufen, wandern und spazieren gehen oder eine der zahlreichen Wintersportarten lernen. Hier stelle ich dir ein paar vor:

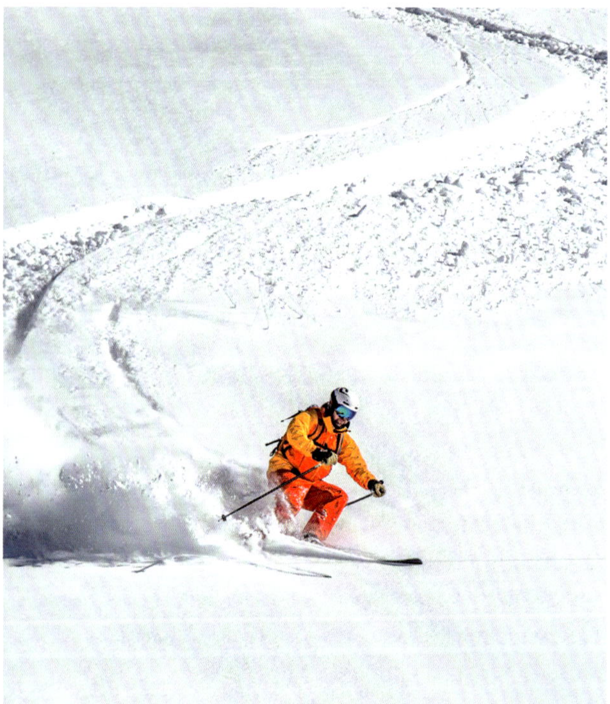

SKIFAHREN UND SNOWBOARDEN – KLASSE, ABER …

Ich sage es gleich vorweg: Ich bin weder ein begeisterter Skifahrer noch ein Snowboarder. Meine Ausflüge in den Schnee kann ich bisher an einer Hand abzählen.

Die erste Skifreizeit habe ich im zarten Alter von 14 mit meiner Schulklasse nach La Villa in Italien gemacht. Danach setzte ich meine Kenntnisse als junger Mann in Willingen im schönen Sauerland um und fuhr ein paar Mal leichte Pisten herunter, also schneebedeckte Hänge, die Könner als „Idiotenhügel" bezeichnen. Für mich waren sie aber ernst zu nehmende Berge. Ich war jung und mutig und sauste ohne weiteren Unterricht unbeschadet herunter. Heute komme ich mit dem Skisport nur selten in Kontakt. Manchmal schickt mein geschätzter Kollege Patrick mir Videos von Pisten, auf denen er sich tummelt. Zuletzt kamen zugegebenermaßen mehr Bilder vom Après-Ski als vom Sport im Schnee. Andere Berührungspunkte in letzter Zeit waren für mich eher unerfreulich. Wenn Patienten mit Skiverletzungen aus dem Urlaub zur Nachbehandlung kommen, sehe ich, was Skifahren anrichten kann. An dieser Stelle auch nochmals Dank an den Ischgl-Freund, der mich Anfang 2020 zu einem der ersten Corona-Patienten in Wattenscheid machte. Berufsrisiko, damit muss ich leben.

Gutes für Körper und Seele

Aber blenden wir diese negative Nebensächlichkeit mal aus und wenden uns den positiven Aspekten dieser Outdoor-Bewegungsform zu. Beim Skifahren und Snowboarden wird vor allem die Bein-, Rücken- und Armmuskulatur beansprucht. Beide Sportarten halten viele Körperpartien gleichzeitig fit. Du hast Spaß an der frischen Luft und tust nebenbei noch was Gutes für Körper und Seele. Um möglichst viel Freude auf den Brettern zu haben, sollte man in eine Skischule gehen und nicht auf gut Glück ein Paar Skier oder ein Board ausleihen, um sich die Technik im Selbststudium anzueignen. Denn überall wo Geschwindigkeit und zusätzliches Material wie Skier und Bretter (siehe Wasserski und Wakeboarding) zusammentreffen, ist das Verletzungsrisiko erhöht.

Vorsicht bei Herzvorerkrankungen

- Wer eine Herz-Kreislauf-Vorerkrankung hat, muss natürlich fit genug sein und seine Medikamente auf jeden Fall mit in den Winterurlaub nehmen.
- Wenn es hoch hinaufgeht, sollte man schon in der Nacht vorm ersten Skitag auf Höhe des Skigebiets übernachten.
- Am ersten Tag bitte nur gemäßigt fahren („Low-Intensity-Skiing"). Statistisch gesehen ist das Risiko für einen plötzlichen Herztod am ersten Skitag am höchsten.

Ständig neue Reize verarbeiten

Ansonsten sind Skifahren und Snowboarden tolle Outdoor-Sportarten mit netten Nebenwirkungen. Du stärkst dein Herz-Kreislauf-System und reduzierst das Risiko für Stoffwechselerkrankungen. Skifahren ist gut für unsere Koordination: Auf rutschigem und unebenem Gelände muss der Körper bei schnellen Bewegungen ständig neue Reize aufnehmen, im Gehirn verarbeiten und umsetzen. Bei jedem Reiz müssen wir unbewusst die Haltung verändern. Das stärkt die innere Stabilität und geht vor allem in die Beinmuskulatur. Die Belastungsintensität ergibt sich daraus, wie schnell du fährst und wie du die Kurven nimmst. Wenn du regelmäßig fährst,

Ski und Rodel gut!

Was so mancher vielleicht nur als Spaß aus der Kindheit in Erinnerung hat, zählen wir hier mal großzügig zu den Wintersportarten: Schlittenfahren! Denn wenn man immer wieder einen schneebedeckten Hang hinaufstapft, um dann mit einem lautstarken „Aus der Bahn – Kartoffelschmarrn“ – oder wie auch immer euer regionaler Schlachtruf dazu lauten mag – mit Karacho die Piste hinuntersaust, macht das natürlich in erster Linie jede Menge Spaß. Bei genauerer Betrachtung tut es aber auch was für deinen Körper: frische kalte Luft, beanspruchte (Bein-)Muskeln vom Bergauf-durch-den-Schnee-Stapfen und vielleicht ja auch ein kleiner Adrenalinkick. Ob mit dem guten alten Holzschlitten, einem Plastikbob, einem Gummischlauch („Snowtube“ wie man heute sagt) oder einem platzsparenden Schneerutscher – probier's doch einfach mal wieder aus. Übrigens auch im Skiurlaub eine schöne (entschleunigende) Abwechslung zum rasanten Pistenvergnügen mit Ski oder Snowboard. Und zu alt ist man dafür eigentlich nie!

kannst du deine Beinmuskelkraft signifikant steigern. Die Muskeln werden automatisch dicker.

Selbst wenn du diesen Sport nicht besonders intensiv betreibst, zeigen sich in allen Altersgruppen schnell Effekte. Mein Kollege Patrick definiert den Reiz in dem besonderen Mix aus Freude am Sport, Freiheit, Natur, Herausforderung und Balance. Einen weiteren Pluspunkt hebt er auch gerne hervor: Du machst nicht nur auf der Piste, sondern vor allem abends beim Aprés-Ski nette Bekanntschaften. Dem kann ich nur zustimmen, muss aber ein bisschen warnen: Bitte beim Feiern nicht übertreiben. Erst recht nicht in der Mittagszeit. Denn wie wir alle wissen, enthemmt Alkohol. Gerade der auf Skihütten beliebte und harmlos klingende „Jagertee“ hat es ordentlich in sich. Man neigt dazu, sich und seine Skifahrkünste zu überschätzen – Sturzgefahr inklusive. Spätestens nach Verletzungen ist Schluss mit lustig.

Bei falschem Verhalten gefährlich

Neben der qualifizierten Ausbildung in Form eines Ski- bzw. Snowboardkurses ist eine gewisse Grundfitness erforderlich. Wer den ganzen Tag nur am Schreibtisch sitzt und tempomäßig mit einer Schnecke konkurriert, ist gefährdeter als jemand, der sich regelmäßig bewegt. Etwa 70 Prozent aller Skiunfälle passieren, weil die Wintersportler zu wenig Kondition haben und sich falsch verhalten. Wer auf den Brettern bestehen will, sollte vorm Skiurlaub zwei bis drei Ausdauertrainings pro Woche machen (Schwimmen, Radfahren, Joggen). Am besten beginnt man schon sechs Wochen vorher und steigert sein Pensum.

Zur Orientierung: Idealerweise trainierst du entweder jeden Tag zehn Minuten oder (mindestens) zwei Mal in der Woche jeweils eine halbe Stunde. Zusätzlich solltest du auch etwas für deine Koordination tun. Zum Beispiel mit geschlossenen Augen auf einem Bein balancieren oder auf zwei Beinen hüpfen. Ich möchte an dieser Stelle nicht auf detaillierte Skigymnastik eingehen. Dafür bieten viele Krankenkassen entsprechende Videos auf ihren Webseiten an. Aus eigener Erfahrung weiß ich, dass Anfänger trotz guter Vorbereitung am Ende des Tages (spätestens am Folgetag) Muskelkater haben. Schließlich muten sie ihrem Körper ungewohnte Bewegungen zu. Vielleicht ist es für den Betroffenen ein schwacher Trost, dass selbst gut trainierte und aufgewärmte Muskeln vor dem Start Zeit brauchen, um sich auf die Anforderung des harten Pistenalltags einzustellen. Ansonsten aber keine Angst: Skifahren gehört zu den beliebtesten Wintersportarten.

Mehr Sicherheit dank moderner Ausstattung

Natürlich kommt es beim Skifahren auch auf die Ausstattung an. Da hat sich in den letzten Jahren einiges getan, was die Anzahl der Verletzungen nachweislich gesenkt hat. Sogenannte Carving-Skier sind kürzer, die Schuhe steifer und (trotzdem) bequemer. Helme machen das Ganze sicherer. Pisten sind besser präpariert. Skier, Stöcke und Helme kannst du dir meist erst einmal leihen, bevor du selbst investierst. Flexible angemessene Kleidung, Handschuhe und Skibrillen sind im Schnee unentbehrlich.

LANGLAUF – SCHONENDER FÜR DIE GELENKE

Bewegungsfreunde, die sich nicht auf die Abfahrtsbretter oder aufs Snowboard stellen, aber den Winterzauber in der Natur aktiv genießen wollen, sind beim Langlauf gut bedient. Wer dabei an einen leicht behäbigen Sport für ältere Leute

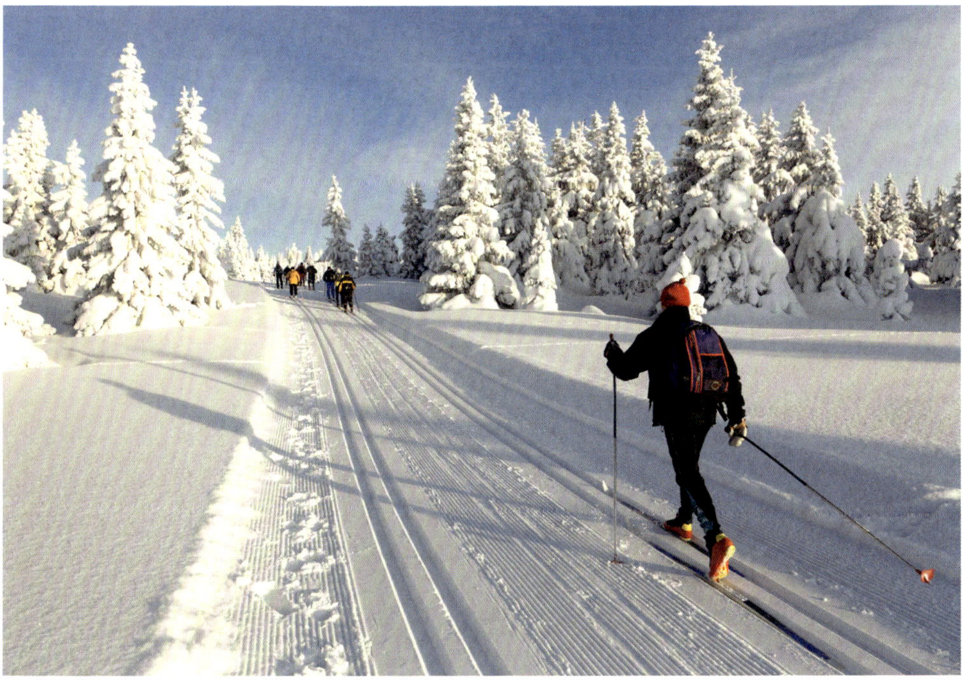

denkt, liegt falsch. Heute läuft das Ganze unter Namen wie „Skating“ oder „Nordic Cruising“ und zeichnet sich durch komplexe Bewegungsabläufe bei geringerem Tempo aus. In der Loipe geht's nicht so rasant zu wie auf der Piste. Dabei kannst du aber trotzdem ganz schön ins Schwitzen kommen und mehr als 95 Prozent deiner Muskulatur aktivieren. Der Oberkörper wird mehr trainiert als beim Abfahren. Für die Gelenke ist die Variante schonender. Was übrigens auch für den Geldbeutel gilt: Du sparst den teuren Skipass und hast trotzdem das Vergnügen. Ruhe liebende Naturfreunde fühlen sich in einem Winterwald oder im tief verschneiten, weitläufigen Flachland sicher wohler als auf Berghängen voller Menschen.

Voraussetzung für jede Form von Bretterspaß ist natürlich, dass du Schnee findest. Das wird in Anbetracht des Klimawandels immer schwieriger. Bei steigenden Temperaturen steigt auch die Schnellfallgrenze. Dagegen kommen Schneekanonen auf Dauer nicht an.

EISLAUFEN ALS FREIZEITSPASS

Bis heute war ich noch nicht Kandidat bei „Dancing on Ice“. Ich bezweifle, dass ich da jemals hinkommen werde. Denn wer einmal auf dem Eis seine Show abgeliefert hat, der braucht keinen zweiten Auftritt. Meine erste Show hatte ich mit 10 Jahren. Damals – so fühlt es sich für mich heute an – waren die Winter noch so, dass man immer auf gefrorenen Seen herumgleiten

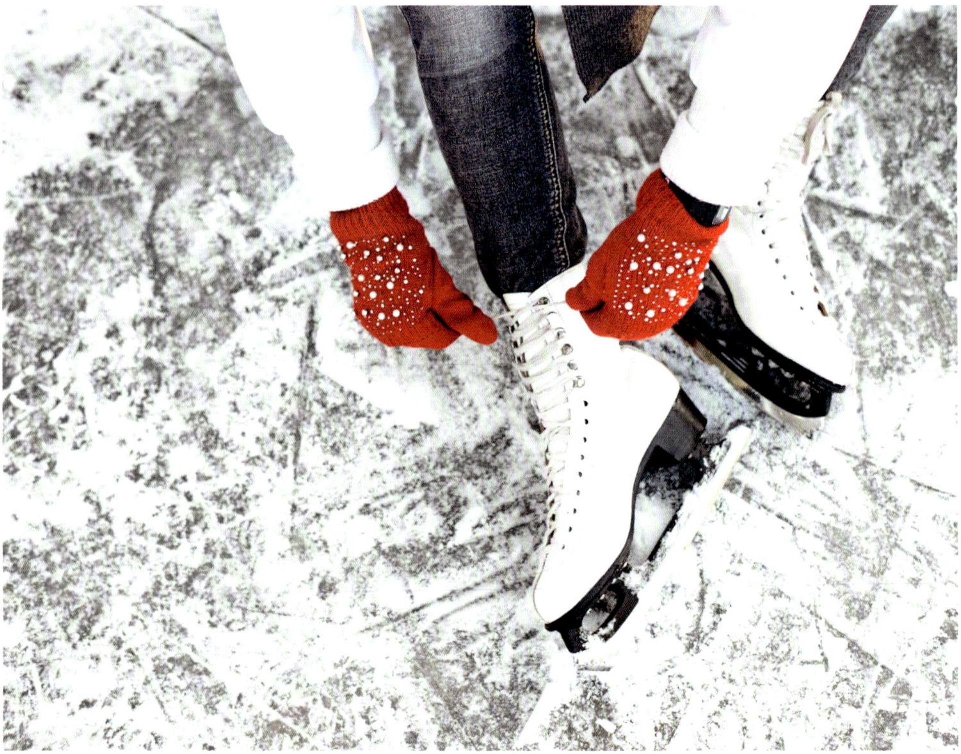

konnte. So machte ich den See im Revierpark Wischlingen in Dortmund mit meinen Eishockeyschlittschuhen unsicher. Meine Mutter war dabei, damit ich nicht übermütig wurde. Schließlich musste ich erst einmal ein wenig trainieren. Denn im nächsten Schuljahr stand Schlittschuhlaufen als Schulfach auf meinem Stundenplan. Da wollte ich auf keinen Fall in die Anfängergruppe, sondern gleich bei den Mädels in meiner Klasse Eindruck schinden. In der Nähe meiner weiterführenden Schule gab es eine Eislaufhalle, in der wir den Sport im Unterricht lernen durften. In der ersten Stunde auf dem Eis mussten wir verschiedene Manöver fahren, um dann in Gruppen eingeteilt zu werden. Das Üben mit meiner Mutter hatte sich gelohnt. Ich kam in die Profigruppe.

Das Eis färbte sich blutrot

Dort sollte ich das Rückwärtsfahren lernen beziehungsweise verbessern. Eifrig bemüht, vollen Einsatz zu zeigen, stieß ich mich mit Schmackes von der Bande ab. Meine Beine waren dabei schneller als mein Oberkörper und ich krachte wie eine Bahnschranke aufs Eis. Das ging so schnell, dass ich mich nicht mal mit den Händen abstützen konnte, sondern ungebremst aufs Gesicht flog. Das Eis färbte sich blutrot. Ich hatte eine Platzwunde am Kopf, eine Gehirnerschütterung und fiel kurz in Ohnmacht. Als der Notarzt im Rettungswagen kam, hatte ich immerhin meine ersehnte Show für die Mädchen. Wenn auch etwas anders als gedacht!
Seitdem drehe ich meine Runden lieber unauffällig und ohne gewagte Manöver, wenn sich irgendwo eine sichere Eisfläche bietet. Denn ich mag diesen Sport bis heute. Es ist eine elegante Alternative zum Joggen und eine Bewegungsform für draußen, die ganzheitlich fordert. Musik und Budenzauber auf Kunsteis ersetzen zwar nicht die zugefrorenen romantischen Weiher im Wald, doch die gibt es ja leider ohnehin kaum noch. Bei uns im Pott und natürlich auch anderswo findet man heute in Parks, auf Marktplätzen oder Weihnachtsmärkten künstliche Bahnen unter freiem Himmel, die nichts mehr mit den düsteren Eissporthallen von früher zu tun haben. Und wenn Open-Air-Schlittschuhlaufen Menschen bei kaltem Wetter draußen in Bewegung bringt, ist nichts dagegen einzuwenden.

Vom unbeholfenen Stolpern zu eleganten Kurven

Allerdings dauert es ein bisschen, bis aus unbeholfenem Stolpern elegante Kurven und Drehungen werden. Du kannst in Eigenregie üben, den Sport in Gruppenkursen oder im Einzelunterricht lernen. Wer dranbleibt, wird belohnt: Eislaufen stärkt Bein-, Bauch- und Gesäßmuskeln, bringt das Herz-Kreislauf-System in Schwung, verbessert die Koordination und das Gleichgewicht – und es macht so viel Spaß (wenn du es kannst), dass du gar nicht so richtig merkst, wie du dich anstrengst. Es läuft dann eher unter Freizeitvergnügen als unter Ausdauertraining. Vergleichbar ist es übrigens mit einer Sportart, die du aus der wärmeren Jahreszeit kennst: das Inlineskaten! Wer Balance, Beinmuskeln und die sehr ähnlichen Bewegungsabläufe auf den kleinen Rollen trainiert, tut sich beim Eislaufen leichter.

Das brauchst du auf dem Eis

Zum Einstieg kannst du dir Schlittschuhe leihen. Außerdem brauchst du feste Handschuhe, bequeme warme Kleidung (am besten im Zwiebellook), einen Helm (geht auch mit Fahrrad- oder Skatehelm) sowie Knie- und Ellenbogenschoner.

Und noch ein ganz persönlicher Tipp: Wenn du dich im Erwachsenenalter nicht mehr aufs Glatteis traust, machst du deinen Kindern oder Enkeln eine große Freude, wenn du es ihnen ermöglichst, diesen Sport zu lernen. Vielleicht bleiben sie ein Leben lang dabei.

WINTERBADEN FÜR EIS-FREUNDE

Das ist nichts für Warmduscher. Was in skandinavischen Ländern bereits eine jahrhundertealte Tradition ist, ist mittlerweile auch bei uns ein Trend: Menschen werfen sich – gerne vor laufenden Kameras für ihren Insta-Account – in eiskalte Naturgewässer. Fürs Eisbaden reichen wenige Sekunden unter Wasser. Wer Winterbaden betreiben möchte, muss auch ein paar Schwimmzüge machen. Wie andere Outdoor-Sportarten hat der Schritt in eisiges Nass gesundheitliche Vorteile: Es entstresst, verbessert das Wohlbefinden, härtet ab, kann Beschwerden wie Rheuma, Fibromyalgie und Asthma lindern, soll schlank machen und bei beiden Geschlechtern sogar die Libido fördern.

Vorsicht ist geboten

Wenn du jetzt denkst „Super, das ist mein Sport“, muss ich aber warnen: Eisbaden ist zwar aufsehenerregend, ersetzt aber keinen regelmäßigen Outdoor-Sport. Tue es auf keinen Fall, wenn du Herz- oder Gefäßprobleme hast. Ansonsten lasse dich vorher durchchecken. Wenn Ärztin oder Arzt grünes Licht geben, stürzt du dich nicht gleich ins Eiswasser, sondern steigst langsam ein. Setze eine Mütze auf. Bleibe nicht länger als zwei Minuten drin und wärme dich danach ausgiebig auf – mit Kleidung und Bewegung. Wichtig: Mache es nie allein, denn jeder kann einen Kälteschock erleiden. Apropos: Es gibt inzwischen auch Winterbade-Enthusiasten, die sich in Gruppen zusammenfinden, um ihrer Leidenschaft zu frönen. Vielleicht ja auch in deiner Stadt? Dann kommt zu den gesundheitlichen Pluspunkten noch ein sozialer: das Gemeinschaftsgefühl, mit dem sich die Kälte gleich noch ein bisschen besser aushalten lässt!

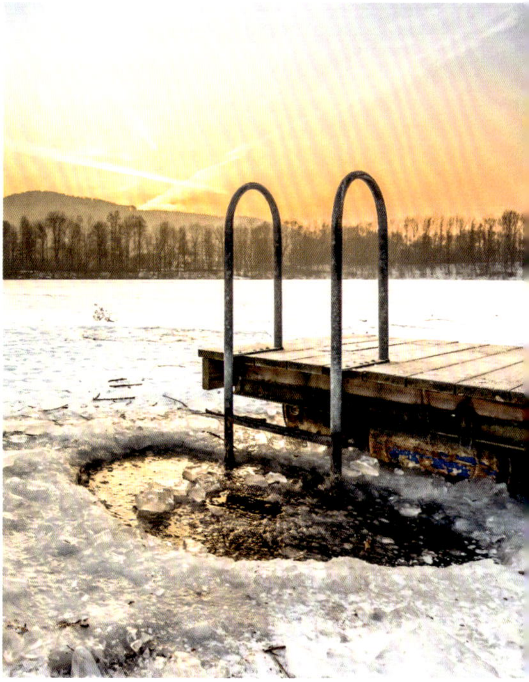

Faktencheck Wintersport

Voraussetzungen

Im Winter wandern kann jeder. Wenn du auf Skier, Board oder Schlittschuhe willst, sind Ausdauer, Kraft und Geschicklichkeit nützlich. Die Techniken lassen sich lernen. Beim Winterbaden gilt: langsam rantasten.

Fun-Faktor

Weiße Landschaften und Sonne machen gute Laune. Für Actionfreunde sind schneebedeckte Pisten riesige Abenteuerspielplätze. Langläufer kommen in ruhigen Loipen auf ihre Kosten. Wanderer und Spaziergänger erholen sich an der kalten Luft hervorragend. Und wer den Sprung uns kalte Wasser wagt, wird mit jeder Menge Glückshormonen belohnt.

Wetterabhängigkeit

Die ist leider sehr hoch. Ohne Schnee gibt es keinen richtigen Wintersport. Zum Schlittschuhlaufen eignen sich vor allem künstliche Eislaufflächen unter freiem Himmel oder unter wettersicheren Dächern. Vorsicht bei natürlichen Gewässern – nur freigegebene Eisflächen nutzen! Lediglich die Hartgesottenen sind weniger wetterabhängig: Winterbaden geht fast immer.

Verletzungsrisiko

Das kommt auf den Schwierigkeitsgrad an. Abfahrtsski und Eiskunstlauf bergen größere Risiken als Spaziergänge im Schnee. Und fürs Eisbaden gilt: Bitte nicht ohne vorherigen Check beim Arzt!

Equipmentaufwand

Auf der Piste, in der Loipe und auf dem Eis brauchst du einiges: Skier, Kufen, Schuhe, Stöcke, Helme und passende Kleidung. Dazu kommen die Kosten für Lifte, Seilbahnen und gegebenenfalls Skilehrer. Auch hier sind die Winterschwimmer im Vorteil: Die nötige Ausstattung hält sich mit Badebekleidung und Mütze in Grenzen.

Schwierigkeit

Vom Skikindergarten bis zum Weltcup, vom Spaziergang bis zum Riesenslalom ist alles möglich.

Fazit

Wintersport ist ein großartiges Natur- und Urlaubserlebnis, aber naturgemäß keine Bewegungsform, die dich rund ums Jahr fit hält. Denn dein Glück ist stark abhängig von den Wetterbedingungen – und letztlich auch von deinem Wohnort. Wintersport kommt also immer „on top“, kann aber regelmäßigen Alltagssport nicht ersetzen.

Kapitel 4

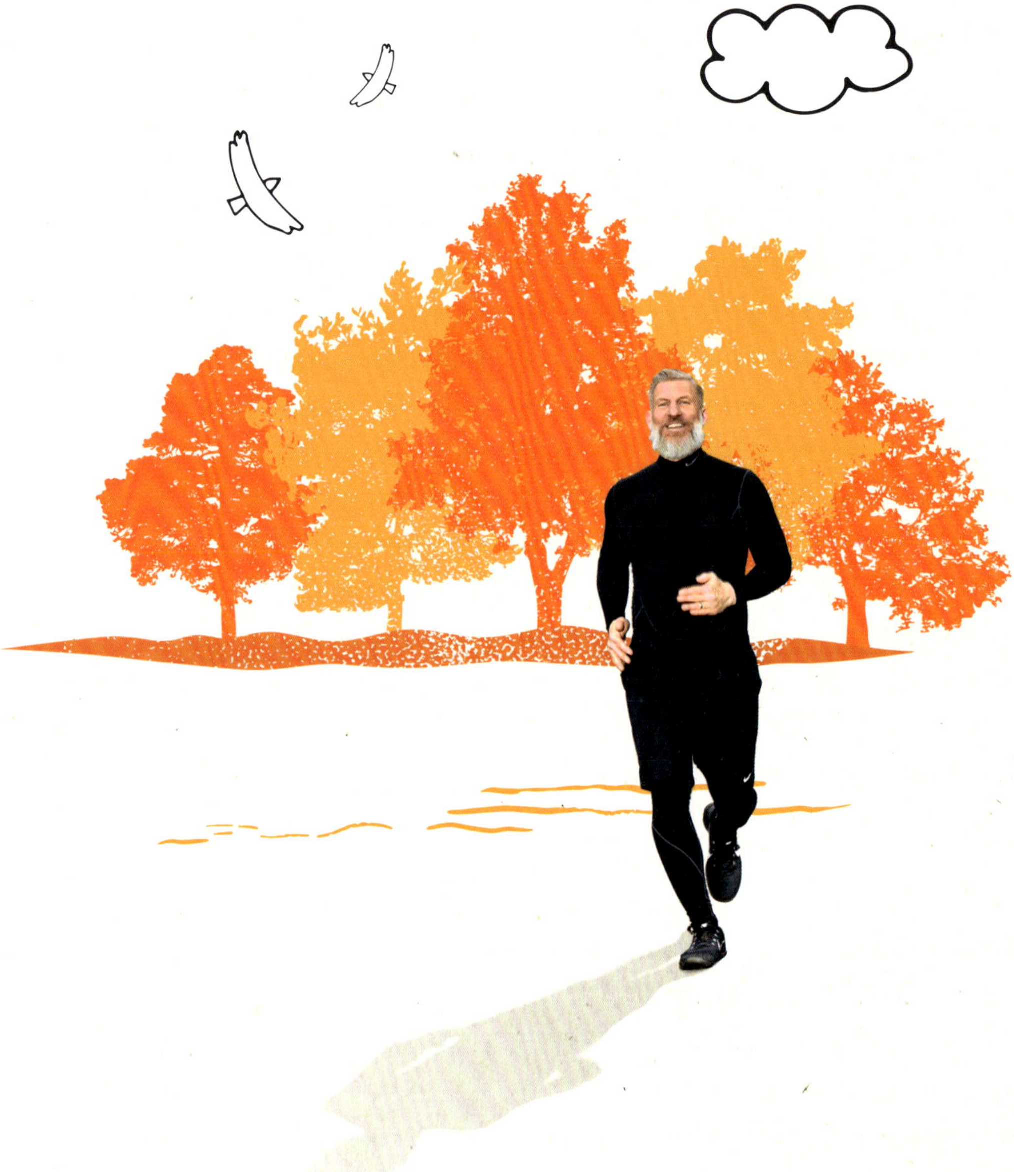

Green Exercises – los geht's!

Ob strecken, dehnen, springen, laufen oder Muskeln aufbauen – der Wald und andere Naturlandschaften stehen dem Fitnessstudio kaum nach, wenn du die richtigen Übungen kennst. Dafür musst du zum Glück kein schweres Material mitschleppen. Äste, Steine und Baumstämme bieten sich als Trainingsgeräte an.

Das folgende Outdoor-Training beginnt mit einfacheren Übungen für Anfänger (ab S. 122), dann stelle ich dir etwas anspruchsvollere Übungen für Fortgeschrittene vor (ab S. 145), anschließend folgen noch schöne Dehnübungen (ab S. 163) und zu guter Letzt gibt es ein Programm für Nordic Walker zur Warm-Up- und Cool-Down-Phase (ab S. 174).

Bist du fit für Green Exercises?

Gleich mal rauf auf den nächsten Gipfel? Oder erst einmal mit ein paar Schritten starten? In diesem Test findest du heraus, wo du fitnessmäßig in Sachen Ausdauer, Beweglichkeit, Kraft und Koordinationsvermögen stehst.

Du stehst im Wald mit geschlossenen Augen auf einem Bein. Wann kippst du?

- O Sofort beziehungsweise nach weniger als 10 Sekunden. **1**
- O Ich halte mich 10 bis 30 Sekunden. **2**
- O Ich stehe locker länger als 30 Sekunden. **3**

Um das Lokal mit den leckeren Imbissen rechtzeitig zu erreichen, musst du einen Kilometer laufen. Wie verhältst du dich?

- O Kein Problem, sonst laufe ich ja regelmäßig mindestens drei Kilometer. **3**
- O Mein letzter Dauerlauf war bei den Bundesjugendspielen. Heute schaffe ich das nicht mehr und muss leider hungrig nach Hause. **1**
- O Ich laufe langsam und ziehe das durch. **2**

Bei deinem Draußenschuh geht unterwegs die Schleife auf. Was machst du?

- O Ich beuge mich so weit herunter, dass ich die Schleife im Stehen schließen kann. **2**
- O Ich suche mir einen Sitzplatz und binde sie wieder zu. **1**
- O Ich ziehe mein Knie locker vor die Brust, sodass ich den Schuh aufrecht vorm Körper zubinden kann. 3

Aus welchem Grund auch immer bist du unterwegs auf dem Allerwertesten gelandet (ohne dich zu verletzen). Wie kommst du wieder hoch?

- O Ich bitte meine Begleiter, mich hochzuziehen. **1**
- O Ich rappele mich mit Händen, Knien und Füßen wieder hoch. **2**
- O Ich mache gleich eine Übung draus und komme freihändig in den Stand. **3**

Lehne dich mit dem Rücken an einen Baumstamm und absolviere den Oberschenkelsitz (siehe Seite 158). Wie lange hältst du durch?

- O Ich halte länger als 30 Sekunden durch. **3**
- O Ich schaffe 10 bis 30 Sekunden. **2**
- O Uff, keine 10 Sekunden. **1**

Kannst du dich im Sprung um deine eigene Achse drehen?

- O Nein, ich springe nicht. **1**
- O Ich schaffe eine halbe Drehung. **2**
- O Das kriege ich hin. **3**

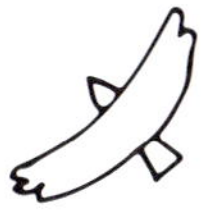

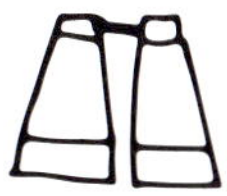

Stelle dich aufrecht hin und versuche, mit den Händen den Boden zu berühren. Die Beine bleiben dabei gestreckt. Wie weit kommst du?

- O Ich erreiche den Boden mit den Händen. **3**
- O Ich komme nicht weiter als bis zu den Knien. **1**
- O Ich kann meine Fußgelenke berühren. **2**

Auswertung

Addiere deine Punkte. Wie viele hast du erreicht?

9 oder weniger Punkte

Du bist bisher nicht gerade der hyperaktive Typ. Der Anblick von Turnschuhen löst eher Angstschweiß als Freude aus? Vielleicht hast du einfach nie Spaß an Bewegung und frischer Luft gefunden. Denke daran, dass sich das ändern kann – und zwar in jedem Alter. Den Einstieg in ein gesundes Leben schaffst du immer. Fang an, regelmäßig rauszugehen, also nicht nur zielgerichtet zur Arbeit oder in den Supermarkt, sondern gehe um des Gehens willen. Du wirst bald mehr wollen!

10 bis 17 Punkte

Deine Leistungen können sich sehen lassen, sind aber noch ausbaufähig. Das wird dir nicht schwerfallen, wenn du viel draußen machst. Denn Bewegung an der frischen Luft setzt Glückshormone frei, die dich motivieren. Mit Nordic Walking, Radfahren und Outdoor-Übungen bist du gut bedient. Wahrscheinlich hast du aber das Zeug für mehr. Versuche, dich langsam zu steigern oder mal was Neues auszuprobieren.

Mehr als 17 Punkte

Top, dein Fitnessniveau ist überdurchschnittlich. Du brauchst niemanden, der dich losjagt, denn deine Motivation kommt von innen. Wenn du dir deine Fähigkeiten vor allem im Fitnessstudio oder im Wohnzimmer antrainiert hast, verlagere alles, was geht, nach draußen. Dann hast du noch mehr davon. Falls du Adrenalin-Kicks liebst, ist bei den Outdoor-Sportarten, die ich in diesem Buch vorstelle, vielleicht auch etwas Actionreiches für dich dabei. Ist Sport für dich vor allem Ausgleich und Stressabbau, mache einfach weiter wie bisher. Und vergiss nicht, die Pausen zu genießen!

Abfahrtshocke

kräftigt die Bein- und Hüftmuskulatur

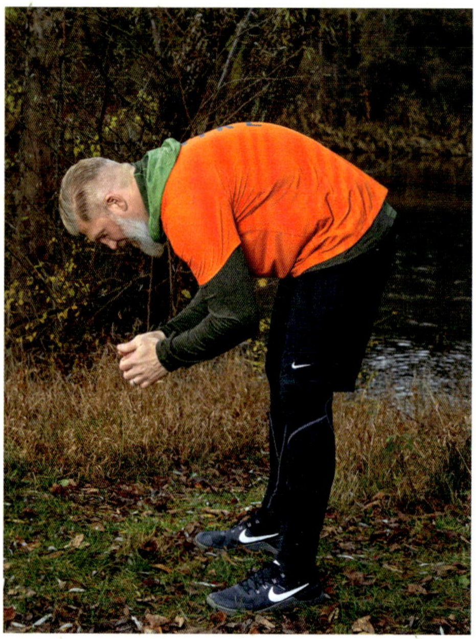

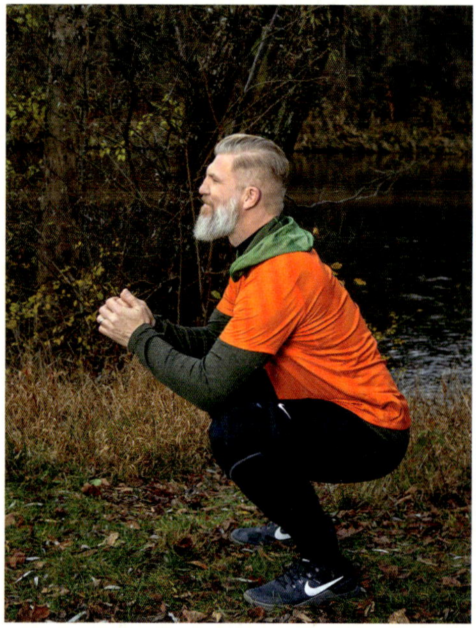

SCHRITT 1

Die Füße stehen etwa schulterbreit auseinander, die Zehen zeigen leicht nach außen. Die Hände sind vor dem Oberkörper zusammengeführt.

SCHRITT 2

Aus dieser Position gehst du in die Hocke. Rücken und Kopf bilden eine gerade Linie. Mit den Ellenbogen stützt du dich auf den Oberschenkeln ab. Halte diese Position 15 Sekunden. Drücke dann langsam die Knie durch, bis du wieder in der Ausgangsposition bist.

Ausfallschritt

kräftigt die Gesäß-, Bein- und Rumpfmuskulatur

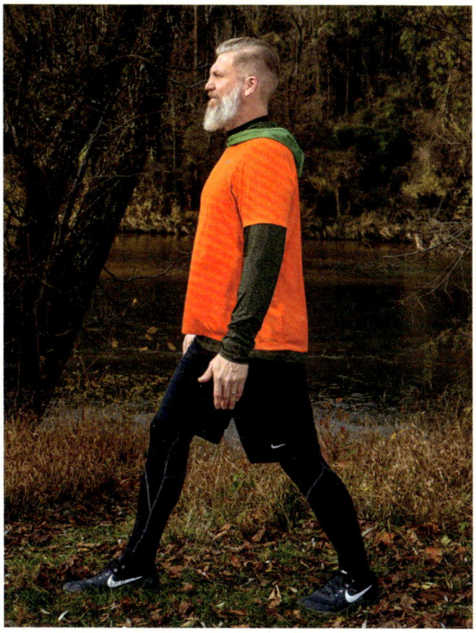

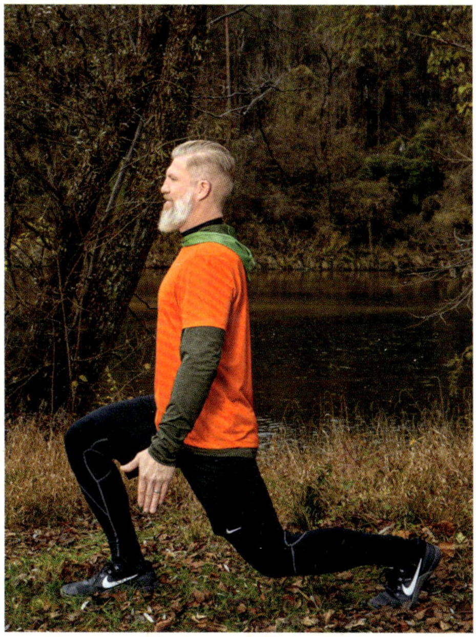

SCHRITT 1

Stelle dich aufrecht hin, die Beine etwas mehr als hüftbreit auseinander. Der Blick geht gerade nach vorne.

10x wiederholen

SCHRITT 2

Mache mit aufrechtem Oberkörper einen weiten Ausfallschritt nach vorne, sodass Unter- und Oberschenkel mit mindestens 90 Grad gebeugt sind, das Knie sich aber nicht über die Zehen schiebt. Der Fuß des hinteren Beins ist auf dem Ballen fixiert, das Knie geht Richtung Boden.

SCHRITT 3

Halte diese Position kurz und drücke dich dann wieder hoch. Wechsle nun die Beinstellung.

Wechselseitige Rumpfbeuge

kräftigt die Rücken- und Rumpfmuskulatur und dehnt die seitliche Bauchmuskulatur

SCHRITT 1

Stelle dich aufrecht mit gegrätschten Beinen hin. Die Arme sind leicht gebeugt nach oben gerichtet, die Handflächen zeigen nach vorne.

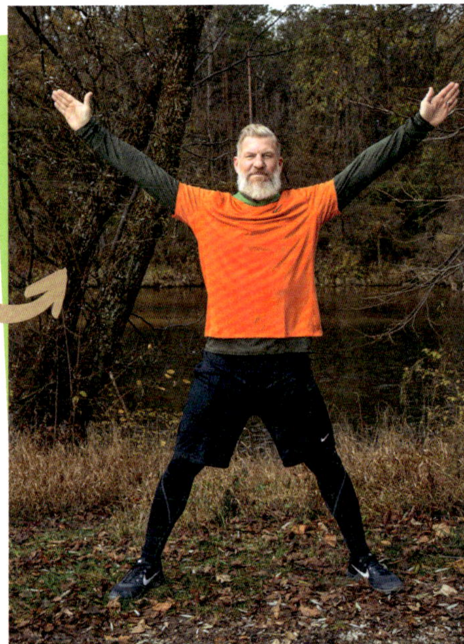

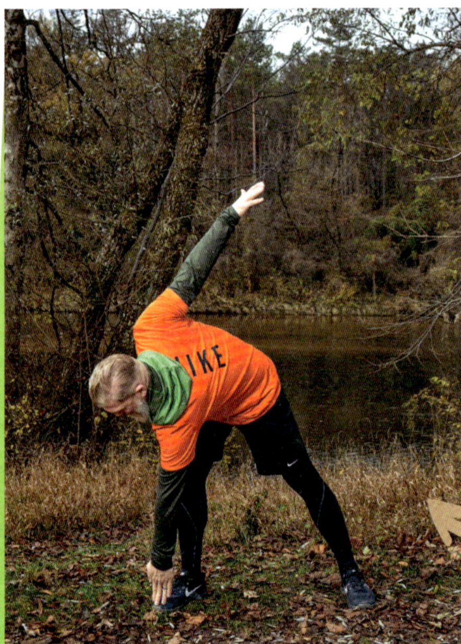

SCHRITT 2

Beuge dich nun seitlich nach rechts unten, dabei dreht der Oberkörper leicht ein, die rechte Hand geht zum linken Fuß.

SCHRITT 3

Gehe zurück in die Ausgangsposition.

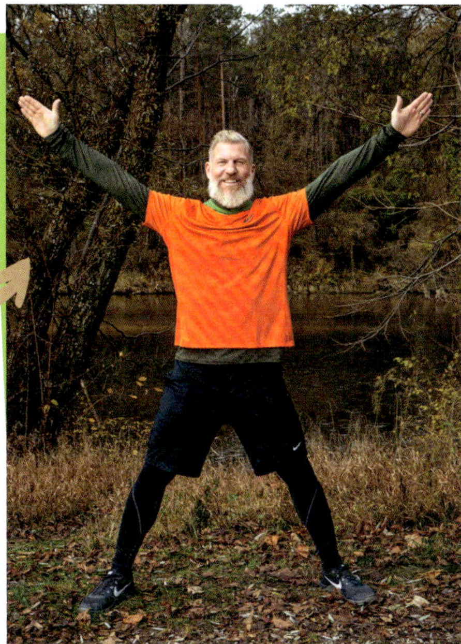

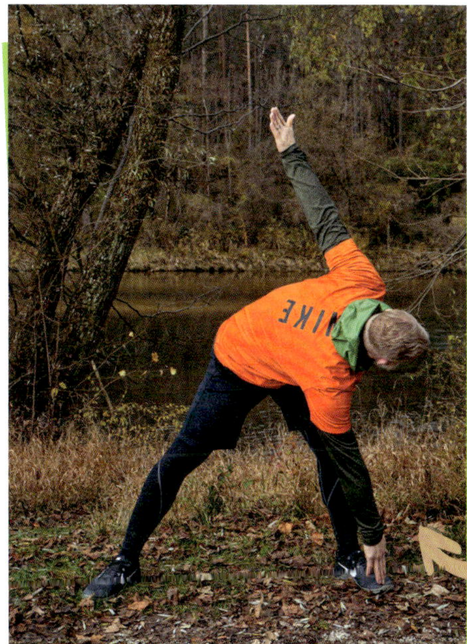

SCHRITT 4

Beuge dich dann zur linken Seite. Führe die Bewegung zu jeder Seite 5-mal aus.

3x
mit je 10 Sek. Pause dazwischen

Frontheben

→ kräftigt die Rücken-, Bein- und Schultermuskulatur

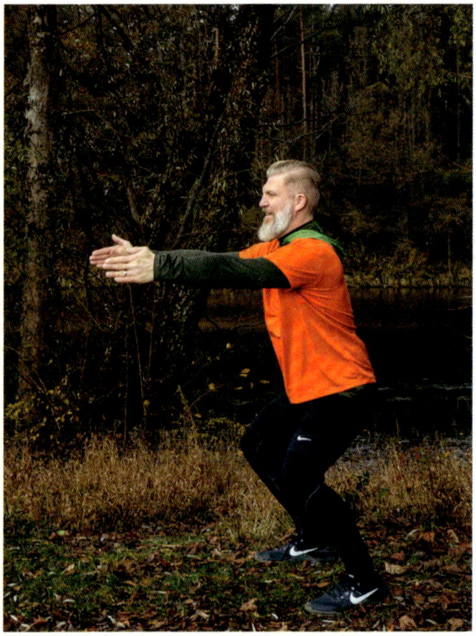

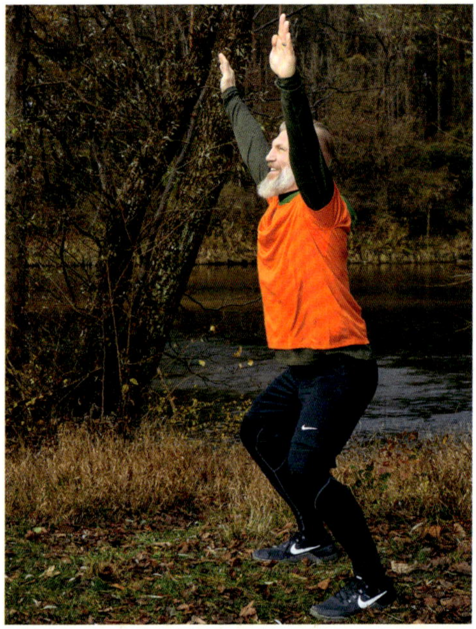

SCHRITT 1

Gehe in eine leichte Kniebeuge, die Füße schulterbreit auseinander. Der Oberkörper ist mit geradem Rücken leicht vorgeneigt, die Arme sind in Schulterhöhe nach vorne gestreckt. Die Handflächen zeigen nach innen, der Blick geht gerade nach vorne.

SCHRITT 2

Spanne deine Bauchmuskeln an und heb beide Arme seitlich neben dem Kopf nach oben, ohne dabei die Körperposition zu verändern. Bewege dann die Arme langsam zurück in die Ausgangsposition.

Tipp

- Der Winkel zwischen Bauchdecke und Oberschenkelvorderseite sollte während der ganzen Übung konstant bleiben.
- Je tiefer du in die Hocke gehst, umso anstrengender wird die Übung.

Armkreisen

→ mobilisiert den Schultergürtel

3x
mit je 30 Sek. Pause dazwischen

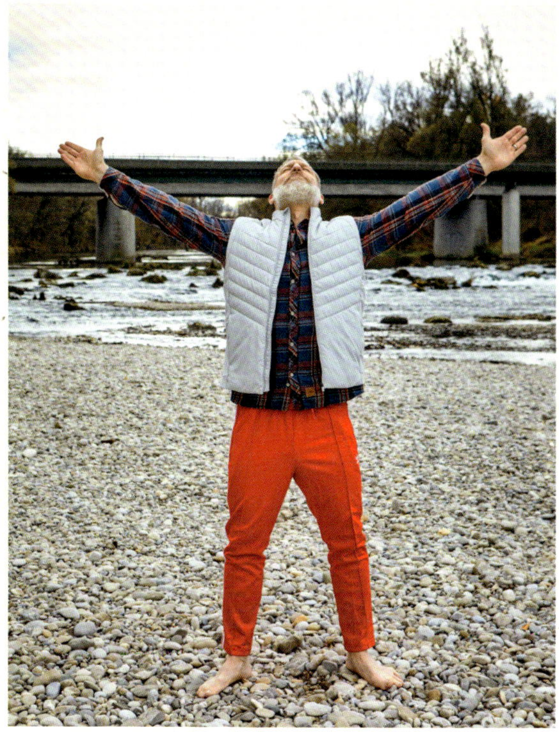

SCHRITT 1

Stelle dich aufrecht hin, die Füße schulterbreit auseinander. Strecke die Arme nach beiden Seiten weit aus.

SCHRITT 2

Lasse die Arme nun langsam 10-mal nach vorne kreisen. Nutze dabei den gesamten Bewegungsspielraum deines Schultergelenks.

SCHRITT 3

Lasse die Arme dann 10-mal langsam nach hinten kreisen. Nimm auch hier bewusst die Weite der Kreisbewegung wahr.

Tipp

→ Als Variante kannst du diese Übung auch mit kraulenden Armbewegungen durchführen.

Thorax-Rotator

kräftigt die Rücken- und Bauchmuskulatur

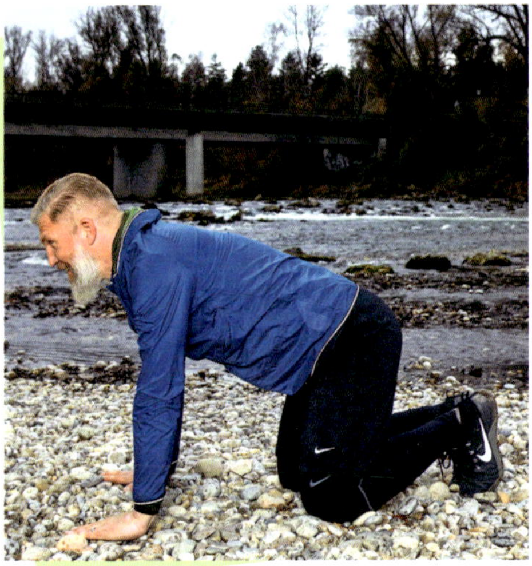

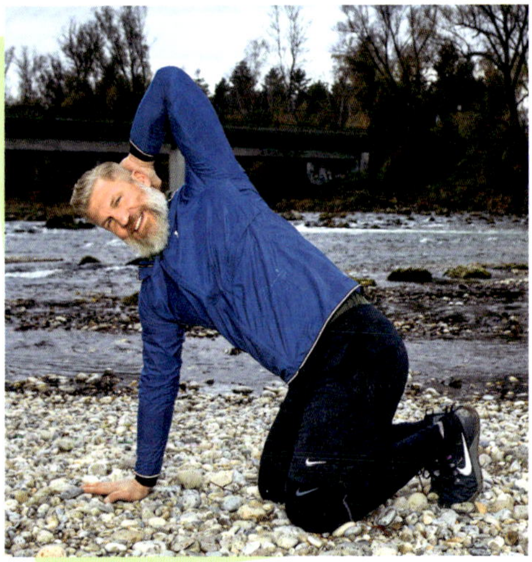

SCHRITT 1

Gehe in den Kniestand, die Füße sind mit den Zehen aufgestellt. Der Blick ist nach vorne gerichtet. Oberkörper und Kopf bilden eine gerade Linie. Die rechte Hand ist unterhalb der Schulter auf dem Boden aufgesetzt. Die linke Hand wird seitlich am Kopf platziert.

3x
mit je 30 Sek. Pause dazwischen

SCHRITT 2

Drehe nun den Oberkörper langsam und gleichmäßig nach links oben, der Kopf dreht dabei mit. Der angewinkelte Ellenbogen zeigt jetzt Richtung Himmel. Gehe dann zurück in die Ausgangsposition. Führe die Bewegung 10-mal aus. Dann ist die andere Seite dran.

Kniestrecker

15x
wiederholen

→ kräftigt die Oberschenkel- und Rumpfmuskulatur

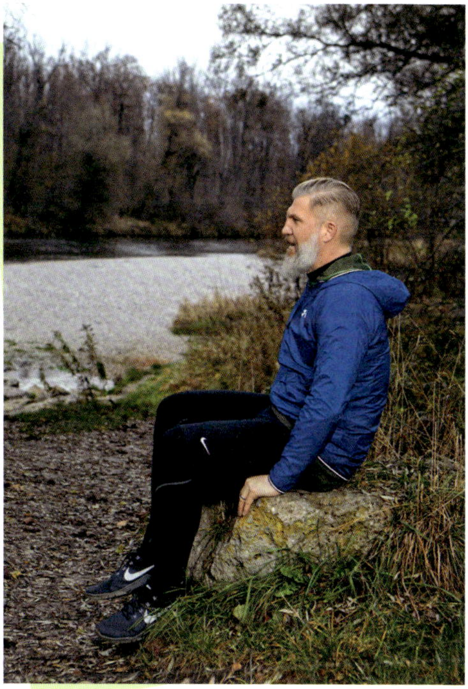

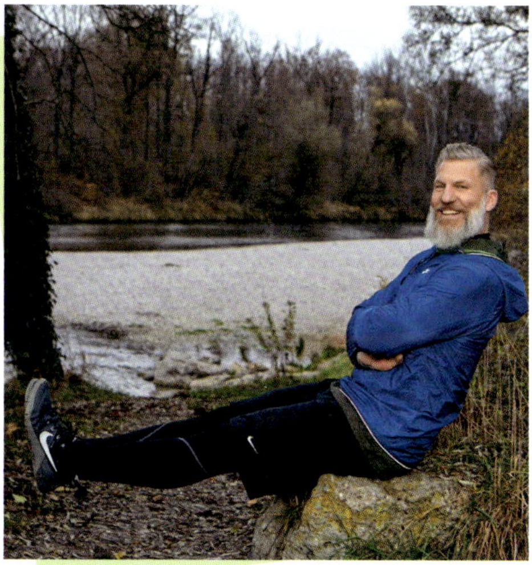

SCHRITT 1

Setze dich mit aufrechtem Oberkörper an den Rand eines großen, oben möglichst flachen Steins. Der Blick ist gerade nach vorne gerichtet. Die Füße stehen parallel nebeneinander flach auf dem Boden, mit den Händen umfasst du neben deinem Po die Kante des Steins.

SCHRITT 2

Strecke nun langsam die Beine aus, bis Ober- und Unterschenkel eine gerade Linie bilden. Der Oberkörper neigt sich dabei leicht nach hinten, die Zehen zeigen nach oben. Die Hände kannst du von der Kante lösen und vor dem Körper verschränken. Beuge dann die Beine langsam zurück zum Boden.

Tipp

→ Spanne zur Entlastung des Rückens die Bauchmuskulatur während der Bewegung an.

Aufsteiger

kräftigt die Beinmuskulatur und verbessert die Balance

SCHRITT 1
Stelle dich aufrecht vor einen Baumstamm. Die Arme hängen locker herab.

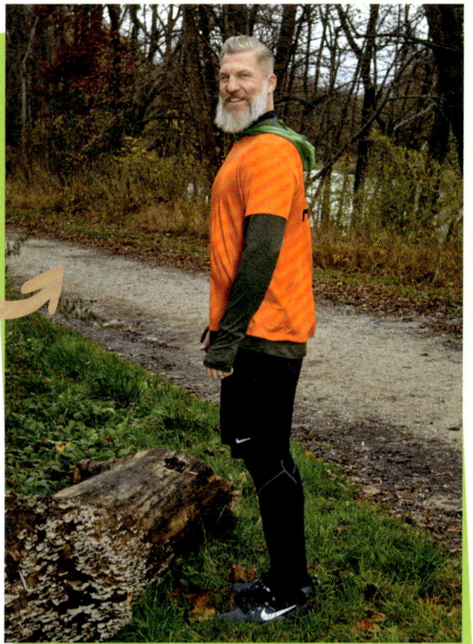

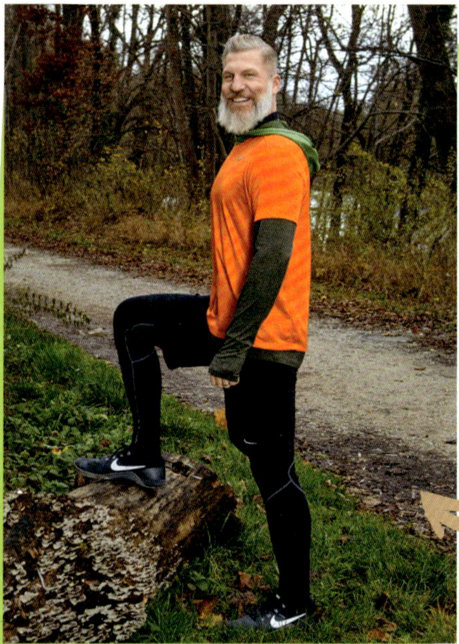

SCHRITT 2
Stelle zunächst den rechten Fuß mittig auf den Stamm.

SCHRITT 3

Steige dann mit dem linken Fuß auf den Stamm und stelle dich aufrecht hin. Bleibe kurz stehen und halte die Balance. Steige wieder herunter und wiederhole das Auf- und Absteigen 10-mal.

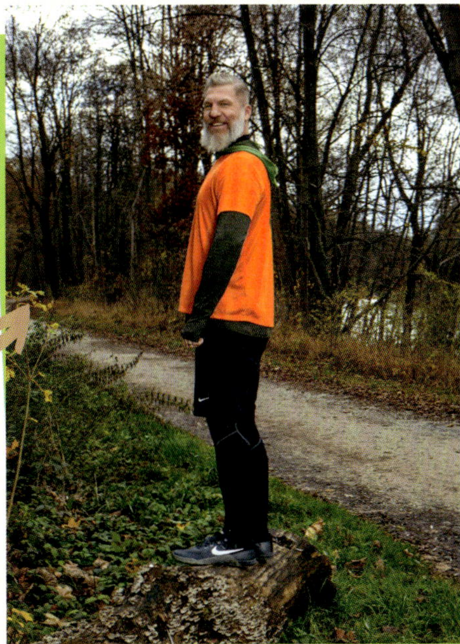

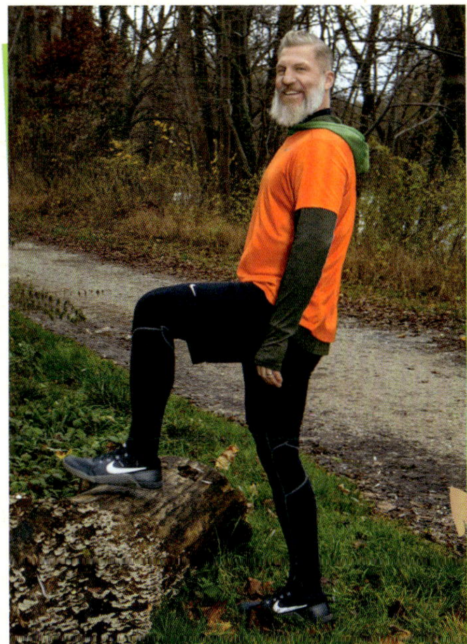

SCHRITT 4

Wechsle dann das Bein und führe die Übung immer mit dem linken Fuß beginnend ebenfalls 10-mal aus.

3x
mit je 30 Sek. Pause dazwischen

Tipp

→ Stelle dir vor, du wirst wie eine Marionette von einer unsichtbaren Schnur am Scheitel nach oben gezogen: So bleibst du im Oberkörper aufrecht und gerade.

Armstütz

kräftigt die gerade Bauch-, Gesäß- und Rückenmuskulatur

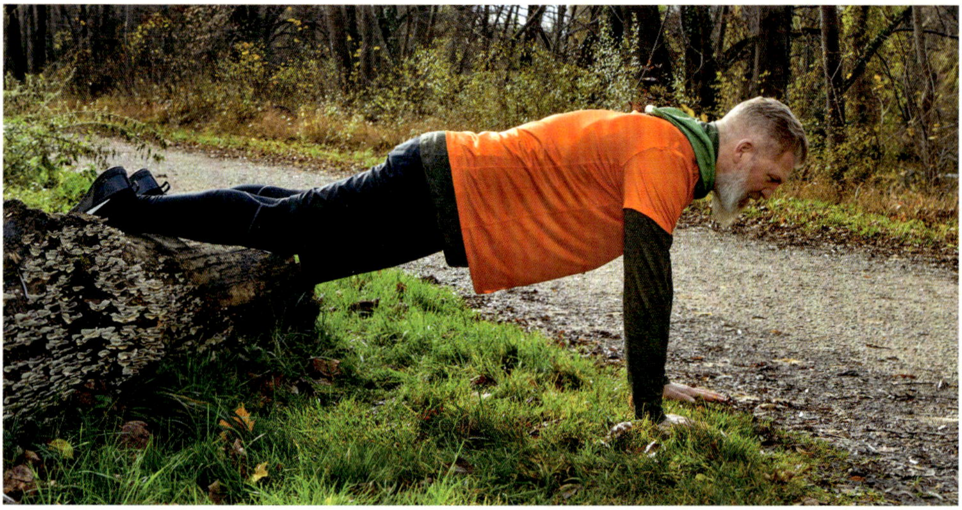

SCHRITT 1

Gehe mit den Füßen auf einer Erhöhung (z. B. einem Baumstamm) in die Liegestützposition. Die Arme sind leicht gebeugt, die Hände unterhalb der Schultern auf dem Boden aufgesetzt. Beine, Oberkörper und Kopf bilden eine gerade Linie, der Blick geht nach unten.

SCHRITT 2

Erhöhe die Körperspannung und spanne bewusst die Bauchmuskeln an. Halte die Spannung 20 Sekunden.

3x
mit je 30 Sek. Pause dazwischen

Tipp

Versuche bei dieser Halteübung bewusst, die Schultern weg von den Ohren zu ziehen. Mache den Hals schön lang und konzentriere dich auf deine Körpermitte.

Erhöhter Liegestütz

3x
10 Wiederholungen

→ kräftigt die Arm-, Brust-, Schulter und Rückenmuskulatur

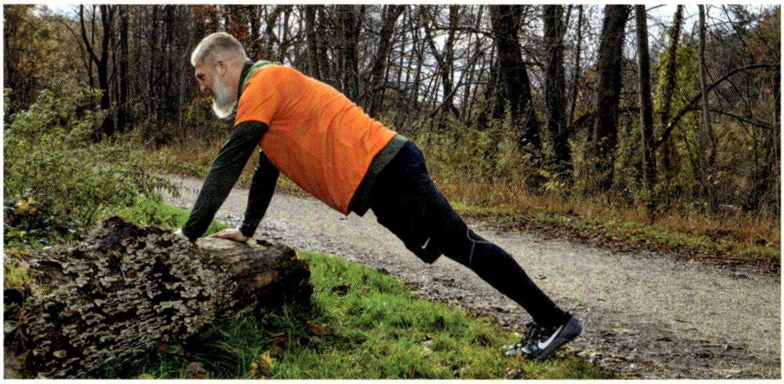

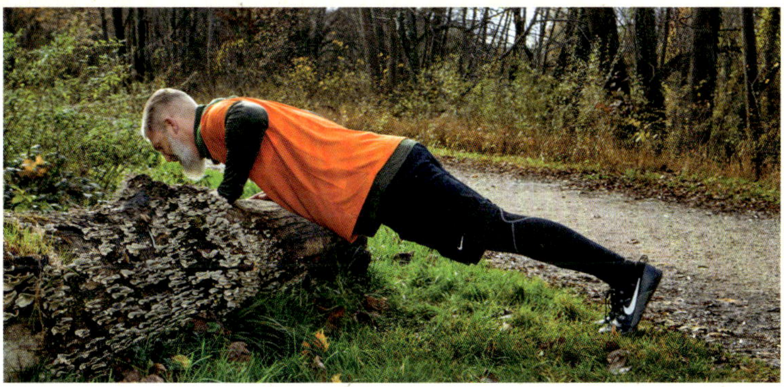

SCHRITT 1
Lege deine Hände etwa schulterbreit auf den Baumstamm. Dein Körper bildet eine gerade Linie von den Füßen bis zum Kopf.

SCHRITT 2
Senke die Brust langsam ab und drücke dich dann wieder nach oben.

Tipp

→ Je größer der Baumstamm, umso einfacher diese Liegestütz-Variante. Ideal also für Einsteiger!

Oberschenkeldrücken im Sitzen I

kräftigt die Arm-, Beinaußenseiten- und Brustmuskulatur

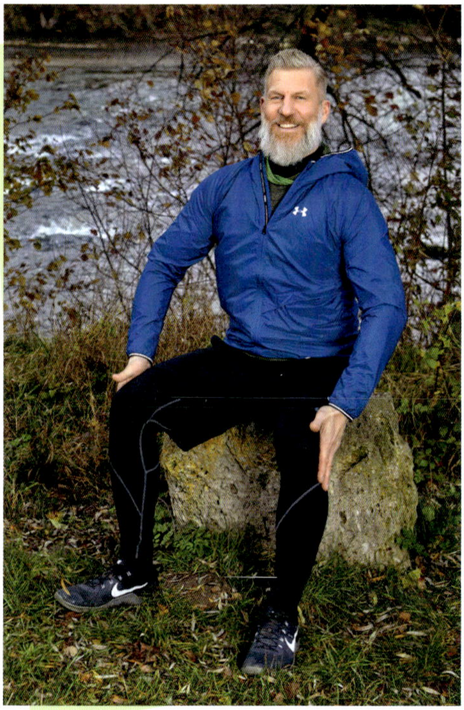

SCHRITT 1

Setze dich mit aufrechtem Oberkörper und nach vorne gerichtetem Blick auf einen großen Stein. Die Füße stehen hüftbreit parallel nebeneinander auf dem Boden. Lege die Handflächen mit nach vorne ausgestreckten Fingern an die Außenseiten der Knie.

SCHRITT 2

Drücke nun die Beine gegen den Widerstand der Hände nach außen und halte die Spannung 15 Sekunden. Löse dann die Spannung wieder.

3x
mit je 15 Sek. Pause dazwischen

Tipp

→ Die Hände sollen mit gleicher Kraft Widerstand leisten wie die Beine nach außen drücken. Eine Bewegung ist deshalb äußerlich nicht sichtbar.

Oberschenkeldrücken im Sitzen II

→ kräftigt die Arm-, Beininnenseiten- und Brustmuskulatur

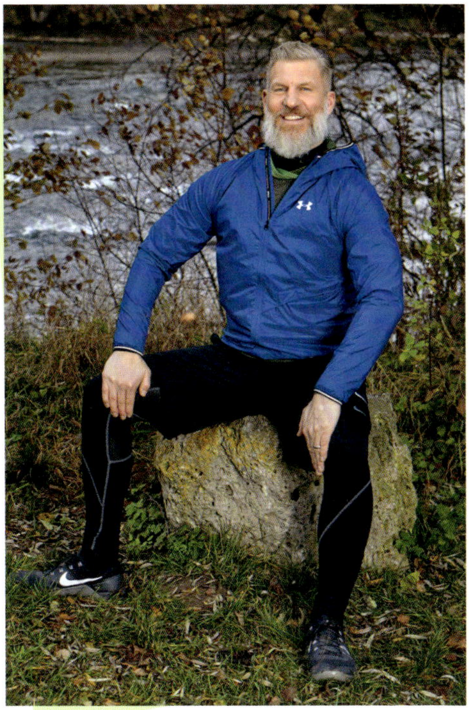

SCHRITT 1

Setze dich mit aufrechtem Oberkörper und nach vorne gerichtetem Blick auf einen großen Stein. Die Füße stehen hüftbreit parallel nebeneinander auf dem Boden. Lege die Handflächen an die Innenseiten der Knie.

SCHRITT 2

Drücke nun die Beine gegen den Widerstand der Hände nach innen und halte die Spannung 15 Sekunden. Löse dann die Spannung wieder.

3x
mit je 15 Sek. Pause dazwischen

Tipp

→ Für diese Übung eignet sich auch ein großer Baumstumpf.

Erhöhter Beckenlift

→ kräftigt die Gesäß-, untere Rücken- und hintere Schultermuskulatur

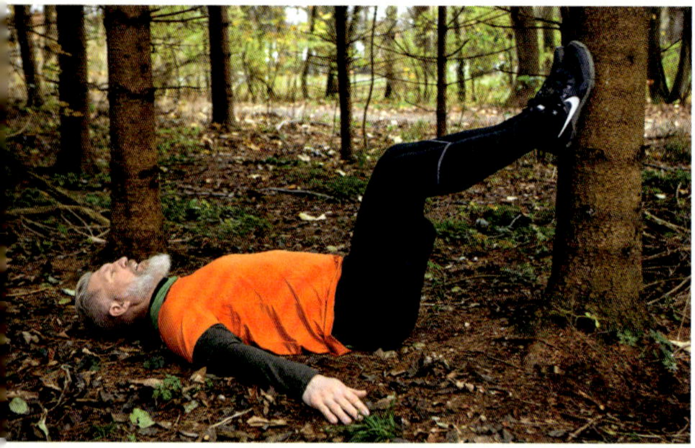

SCHRITT 1

Lege dich mit dem Rücken auf den Boden und stütze deine Füße an einem Baumstamm ab. Die Knie sind etwa 90 Grad gebeugt, die Arme liegen seitlich neben dem Oberkörper flach auf dem Boden. Dein Blick ist gerade nach oben zum Himmel gerichtet.

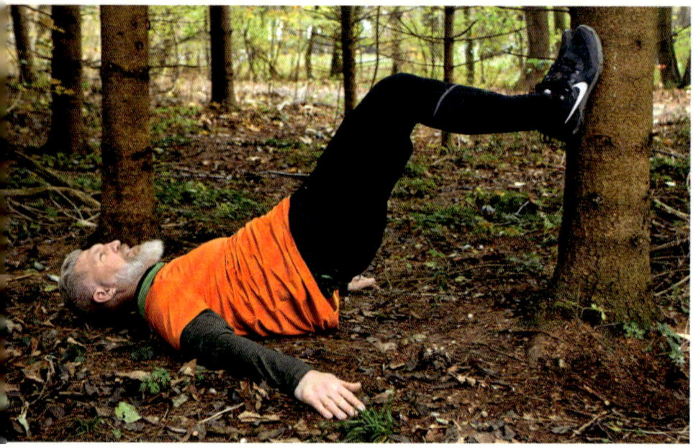

SCHRITT 2

Hebe nun Becken und Po langsam an, sodass Hüfte, Becken und Oberschenkel eine gerade Linie bilden. Die Fußspitzen werden dabei zu den Schienbeinen hin angezogen. Halte diese Position für 15 Sekunden. Senke Po und Becken dann wieder zum Boden ab.

10x wiederholen

Tipp

→ Drücke dich auf keinen Fall mit den Händen vom Boden ab. Die Kraft sollte komplett aus den Oberschenkeln und dem Po kommen.

Liegestütz am Baum

3x
10 Wiederholungen

→ kräftigt die Arm-, Brust-, Schulter- und Rückenmuskulatur

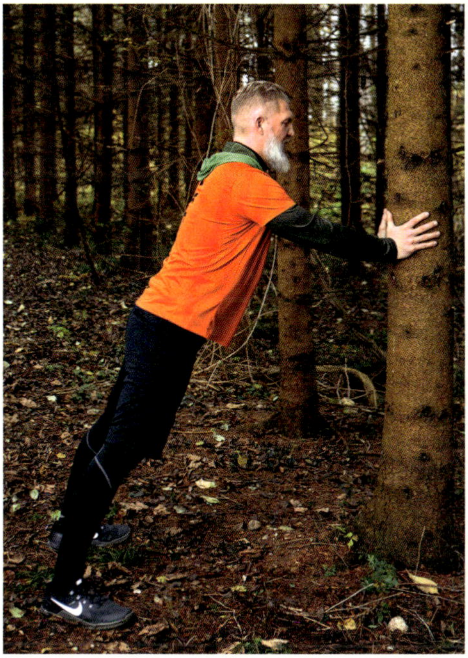

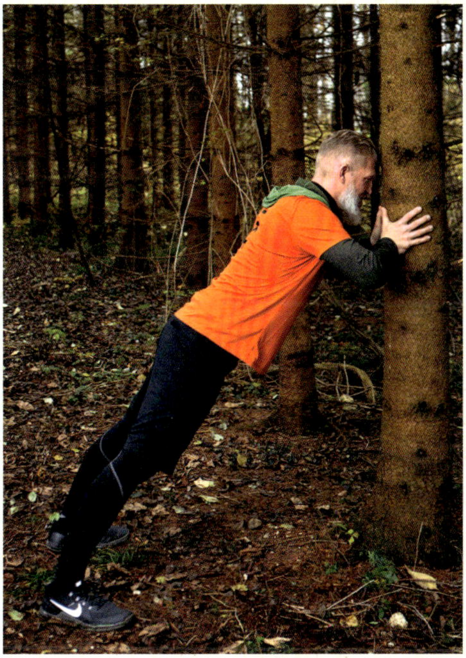

SCHRITT 1
Stelle dich etwa einen Meter vor einen Baum und stütze dich mit den Händen am Stamm ab. Die Hände sind etwa schulterbreit auseinander, die Handgelenke auf Schulterhöhe, die Arme gestreckt. Die Füße sind nach hinten versetzt, sodass der Körper nach vorne geneigt ist.

SCHRITT 2
Beuge die Arme, sodass der Körper Richtung Baumstamm geht. Dann drücke den Körper mit den Armen wieder in die Ausgangsposition zurück.

Tipp

→ Führe die Ellenbogen möglichst nah am Körper vorbei, um die Brustmuskulatur bestmöglich zu beanspruchen. Je weiter du vom Baum weg stehst, desto höher wird der Schwierigkeitsgrad der Übung.

Klimmzüge am Baum

kräftigt die Arm- und Beinmuskulatur

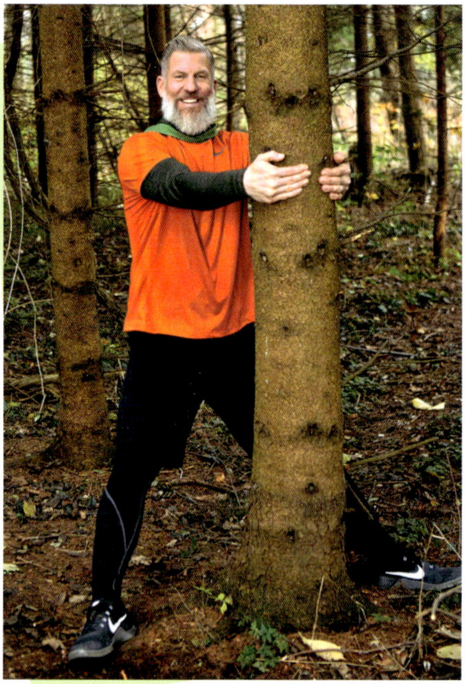

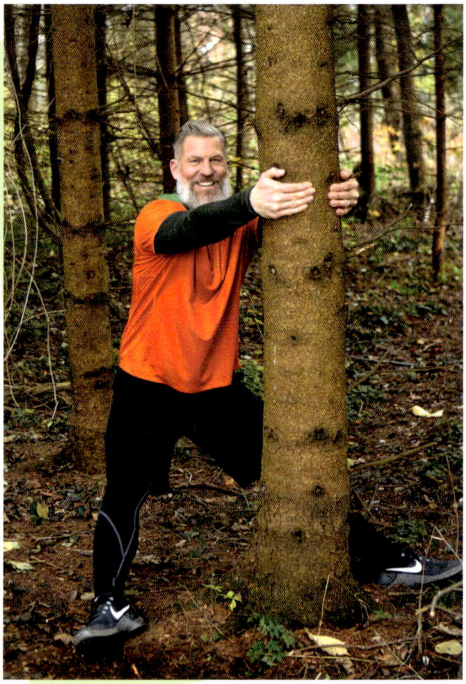

SCHRITT 1

Stelle dich im Abstand einer Armlänge vor einen Baum. Die Füße stehen schulterbreit auseinander und neben bzw. leicht hinter dem Baum. Lege deine Hände seitlich an den Baum. Verlagere dein gesamtes Gewicht auf deine Fersen, sodass du dich nun mit deinen Händen am Baum festhältst. Deine Fußspitzen können sich dabei auch vom Boden lösen. Halte diese Position für 15 Sekunden.

SCHRITT 2

Ziehe dich nun zurück an den Baumstamm, bis deine Füße wieder fest auf dem Boden stehen.

5x wiederholen

Flieger am Baum

→ kräftigt alle körperstabilisierenden Muskeln sowie Schulter- und Beinmuskulatur und verbessert die Koordination

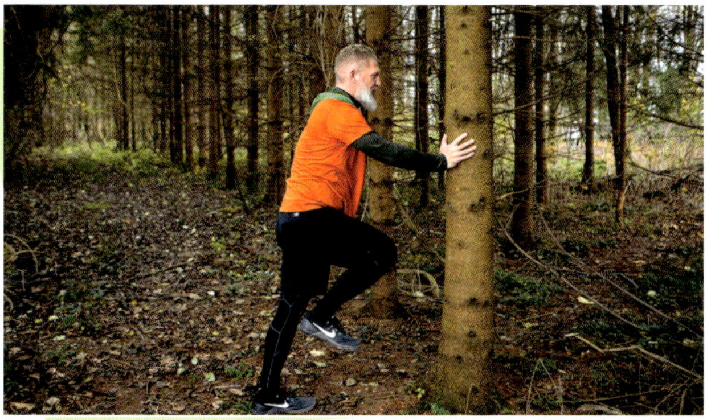

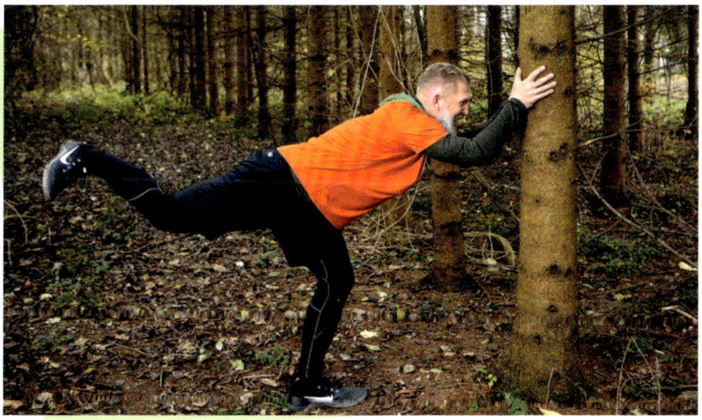

5x wiederholen

SCHRITT 1

Stelle dich aufrecht hin, die Füße (eng) nebeneinander. Deine Hände legst du seitlich an den Baum. Hebe nun den rechten Fuß vom Boden ab und ziehe ihn im 90-Grad-Winkel nach oben. Die Fußspitze ziehst du dabei nach oben.

SCHRITT 2

Schiebe den rechten Fuß nun geradeaus nach hinten. Lehne dich dabei mit dem Oberkörper nach vorne. Die Fußspitze ist weiterhin noch angezogen. Halte diese Position für 20 Sekunden. Danach Seitenwechsel – jetzt ist das andere Bein dran!

Rudern I

→ kräftigt die Oberarm-, Schulter- und Rumpfmuskulatur

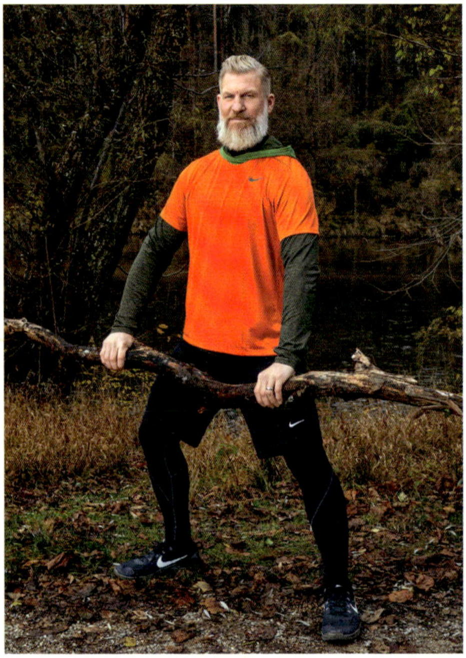

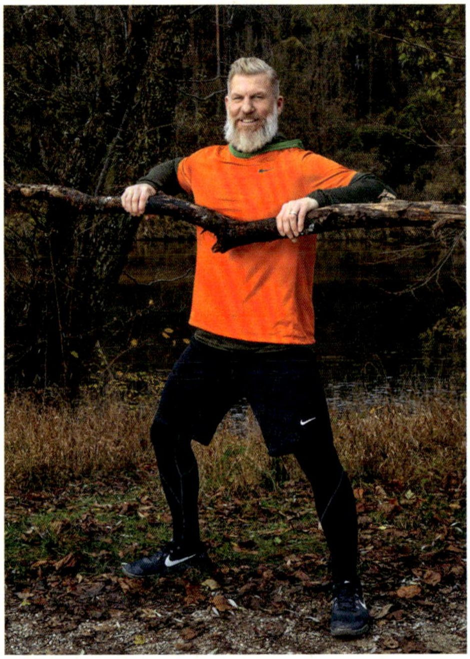

SCHRITT 1

Für diese Übung brauchst du einen (schweren) Ast als Hilfsmittel. Stelle dich aufrecht hin, die Füße schulterbreit auseinander. Deine Hände umfassen den Ast, die Handflächen zeigen dabei zum Körper. Die Arme hängen locker vor dem Körper.

SCHRITT 2

Ziehe den Ast bis auf Brusthöhe hoch. Halte diese Position kurz und bringe den Ast dann wieder in die Ausgangsposition.

15x wiederholen

Rudern II

→ kräftigt die Oberarm-, Brust-, Schulter- und Rumpfmuskulatur

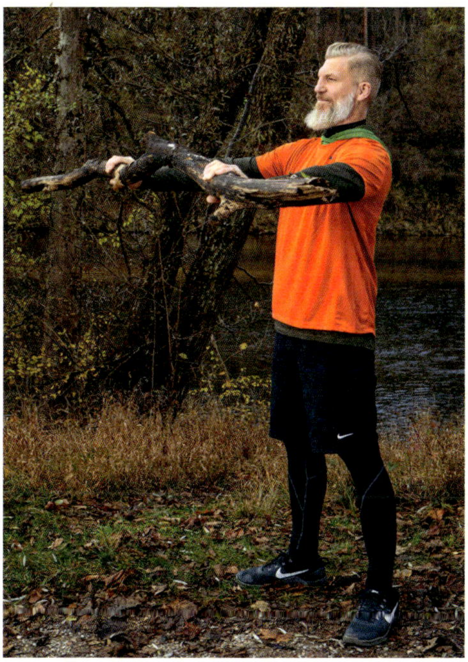

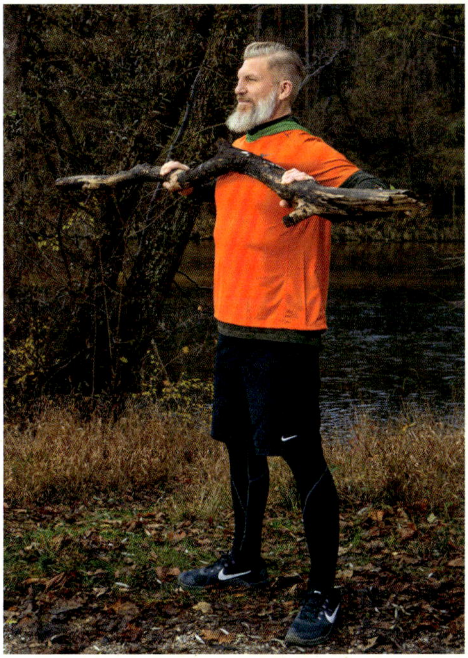

SCHRITT 1
Für diese Übung brauchst du einen (schweren) Ast als Hilfsmittel. Stelle dich aufrecht hin, die Füße schulterbreit auseinander. Deine Hände umfassen den Ast, die Handflächen zeigen dabei zum Körper. Die Arme hängen locker vor dem Körper. Hebe deine Arme um 90 Grad an, sodass der Ast auf Brusthohe ist.

SCHRITT 2
Nun ziehst du den Ast langsam zu dir her, hältst diese Position kurz und schiebst den Ast dann wieder von dir weg.

15x wiederholen

Oberkörperdrehung I

dehnt die Schulter-, Bauch-, Brust- und Wirbelsäulenmuskulatur, kräftigt die Rumpfmuskulatur

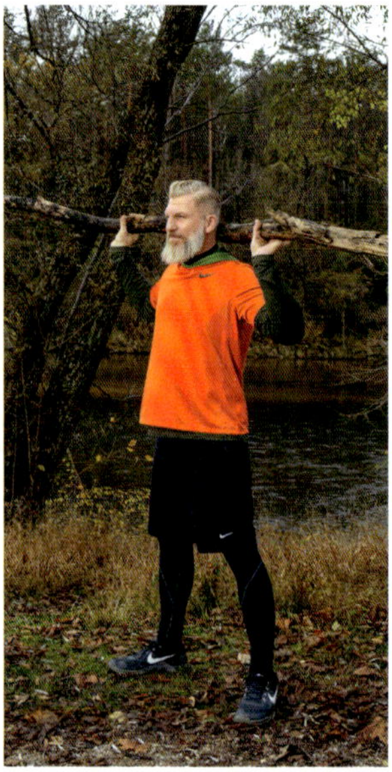
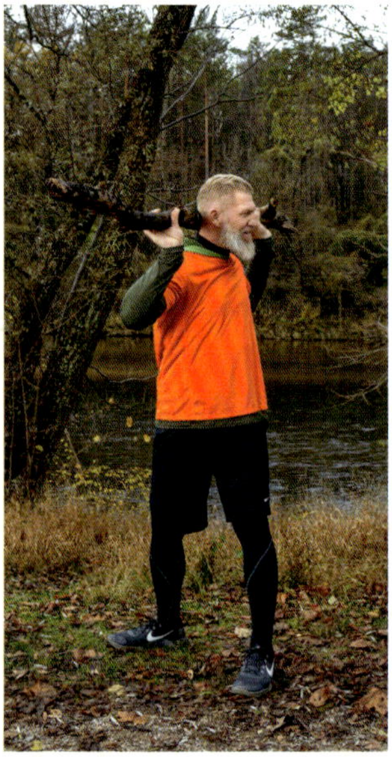
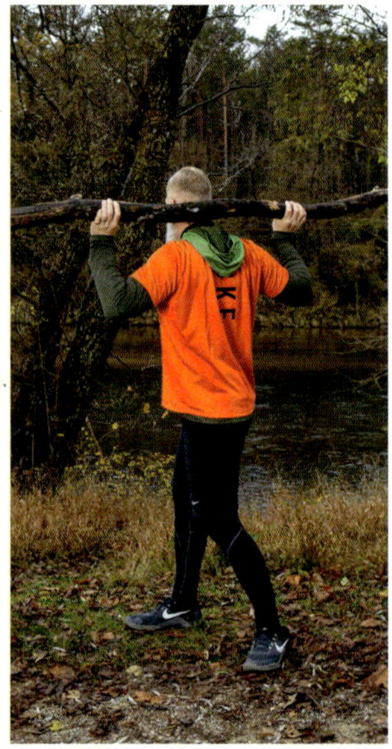

SCHRITT 1

Für diese Übung brauchst du einen (schweren) Ast als Hilfsmittel. Stelle dich aufrecht hin, die Beine etwa schulterbreit. Halte den Ast hinter deinem Kopf auf Schulterhöhe. Der Ast darf nicht im Nacken liegen.

SCHRITT 2

Drehe deinen Oberkörper langsam nach links. Halte diese Position kurz, um zuviel Schwung zu vermeiden.

SCHRITT 3

Drehe deinen Oberkörper dann langsam nach rechts. Halte die Position kurz, bevor du wieder in die Ausgangsposition zurückkommst.

15x wiederholen

Bizeps Curl

→ kräftigt die Oberarmmuskeln

15x wiederholen

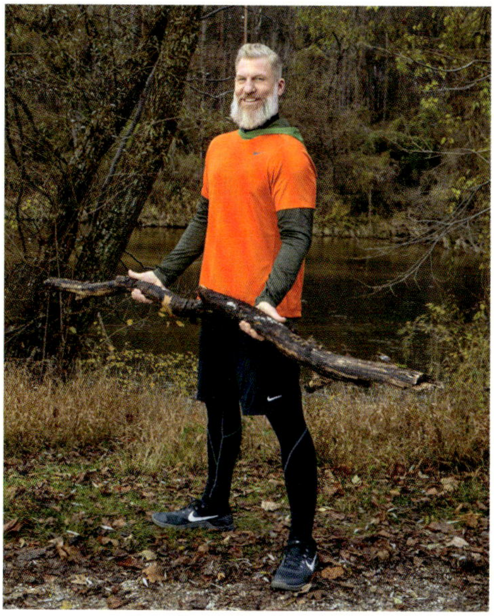

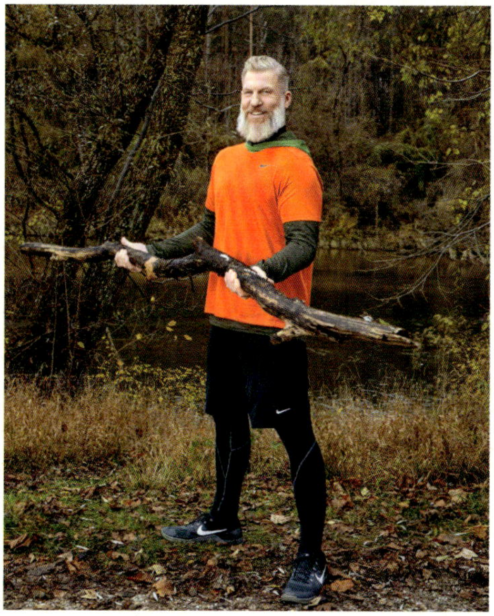

SCHRITT 1

Für diese Übung brauchst du einen (schweren) Ast als Hilfsmittel. Stelle dich gerade hin, die Beine schulterbreit auseinander. Hebe den Ast an. Die Arme sind dabei gestreckt, die Handrücken zeigen zum Körper.

SCHRITT 2

Winkle deine Arme im 90-Grad-Winkel an.

SCHRITT 3

Ziehe dann den Ast mit einer weiteren Bewegung zur Brust. Halte diese Position kurz. Danach senke deine Arme wieder langsam zurück in die Ausgangsposition.

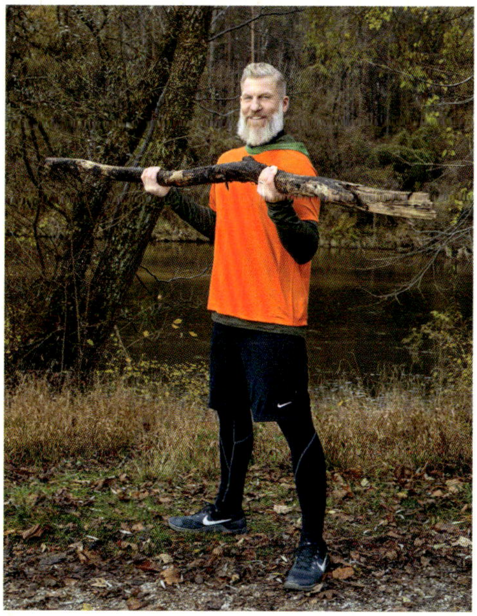

Balancieren

→ verbessert das Gleichgewichtsgefühl und die Koordination

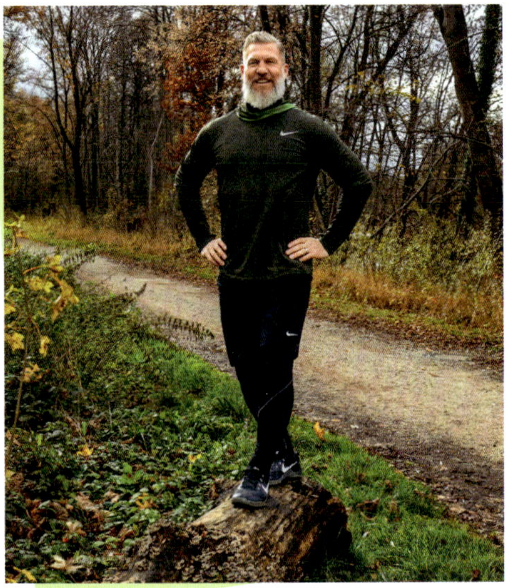

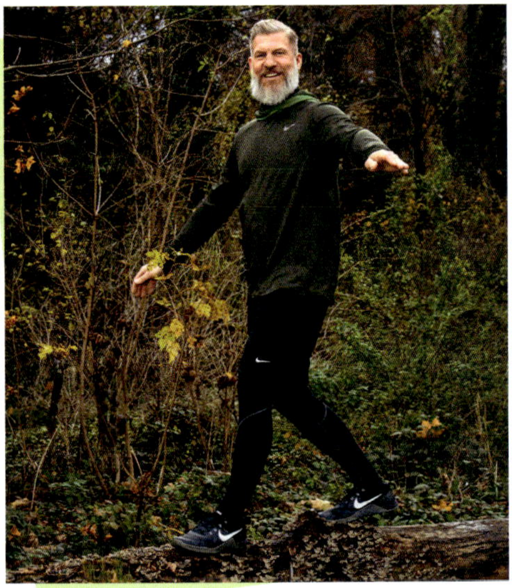

SCHRITT 1
Steige auf einen dicken (nicht rutschigen!) Baumstamm. Komme in die Balance. Das fällt leichter, wenn das Standbein leicht gebeugt ist. Halte die Körperspannung.

SCHRITT 2
Breite die Arme aus und balanciere in gleichmäßigen (langsamen) Bewegungen den Baumstamm entlang. Am Ende des Baumstamms mache eine (vorsichtige) Wende und balanciere wieder zurück zum Ausgangspunkt.

Tipp

→ Durch häufiges Sitzen im Alltag geht die Tiefenmuskulatur zurück, Instabilität beim Gehen und Stehen sind die Folge. Balancieren wirkt dem entgegen: Es stärkt die Tiefenmuskulatur und reduziert dadurch das Risiko von Stürzen.

→ Mache diese Übung immer dann, wenn sich die Gelegenheit bietet – also mehrmals auf deiner Tour durch die Natur.

Balancewaage

→ kräftigt die Rumpf-, Arm- und Beinmuskulatur, verbessert das Gleichgewichtsgefühl/Koordination

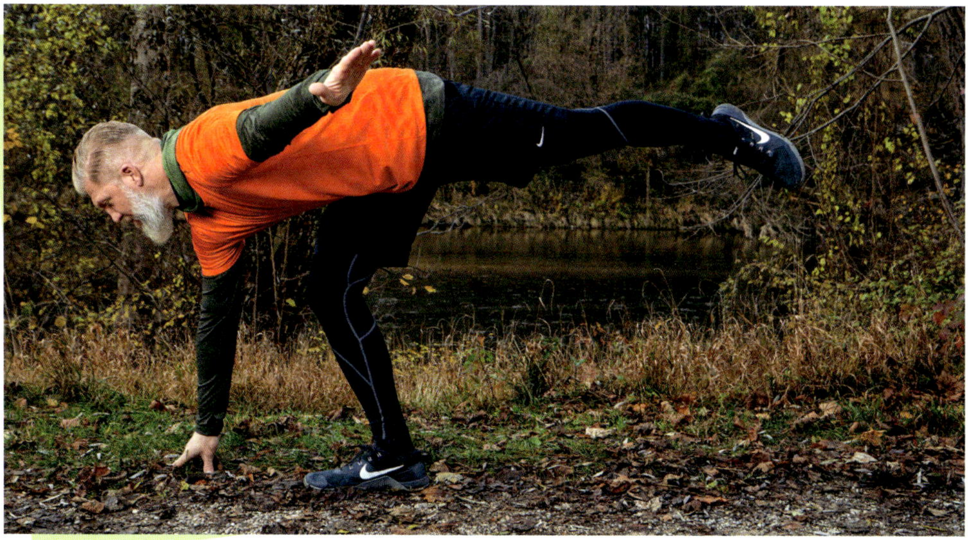

SCHRITT 1

Stelle dich mit leicht gebeugtem Knie auf das rechte Bein und neige den Oberkörper nach vorne. Berühre mit der rechten Hand den Boden und hebe das linke Bein gestreckt nach hinten an, bis Ferse und Po fast auf gleicher Höhe sind.

SCHRITT 2

Halte 15 Sekunden die Balance. Bewege das Bein wieder zurück zum Boden. Führe die Übung dann mit dem linken Bein als Standbein aus.

3x wiederholen

Tipp

→ So gelingt es dir leichter, die Balance zu halten: Stelle dir ein Dreieck zwischen dem großen und kleinen Zeh und der Ferse des Standbeins vor und konzentriere dich während der Übung auf dieses Dreieck.

Flieger

→ kräftigt alle körperstabilisierenden Muskeln sowie die Schulter- und Beinmuskulatur und verbessert die Koordination

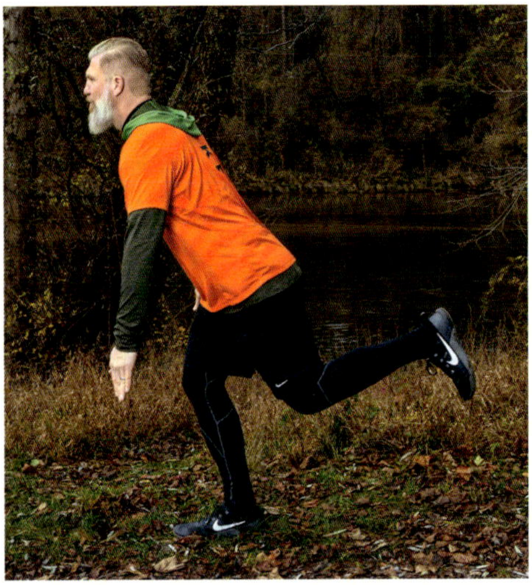

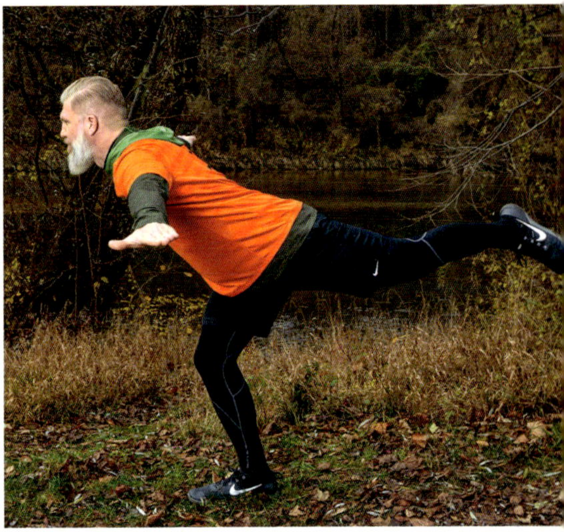

SCHRITT 1
Stelle dich aufrecht hin, die Füße (eng) nebeneinander, die Beine sind leicht gebeugt. Die Fingerspitzen zeigen Richtung Boden. Lehne den Oberkörper leicht nach vorne. Hebe nun den linken Fuß vom Boden ab, winkle das Knie an, bis die Ferse etwa auf Hüfthöhe ist.

SCHRITT 2
Schiebe den linken Fuß geradeaus weiter nach hinten. Lehne dich mit dem Oberkörper noch weiter nach vorne und breite deine Arme zu beiden Seiten aus. Die Fingerspitzen sind gestreckt. Halte diese Position für 15 Sekunden – danach Seitenwechsel.

3x wiederholen

Tipp

→ Falls du Schwierigkeiten hast, bei dieser Übung dein Gleichgewicht zu halten, konzentriere dich auf einen Fokuspunkt, der etwa auf Augenhöhe liegt.

Yoga-Asana „Baum“

→ verbessert das Gleichgewichtsgefühl

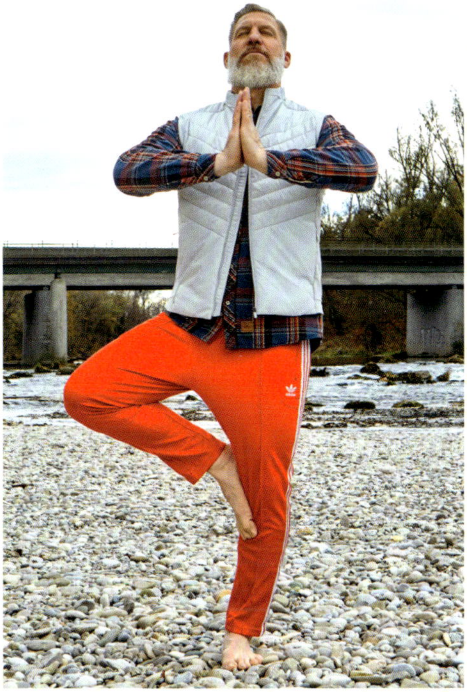

SCHRITT 1

Stelle dich aufrecht hin. Dein Gewicht ist auf dem linken Fuß. Hebe deinen rechten Fuß und setze ihn mit der Fußsohle an die Innenseite deines linken Oberschenkels. Die Zehen des rechten Fußes zeigen nach unten.

SCHRITT 2

Lege deine Hände mit den Handflächen aufeinander in die sogenannte Namaste-Haltung. Halte sie etwa auf Brusthöhe. Atme 5-mal tief ein und aus. Dann löse die Haltung auf. Nun ist die andere Seite dran.

2x wiederholen

Tipp

→ Um besser das Gleichgewicht halten zu können, suche dir einen (gedanklichen) Fokuspunkt – im Yoga „Drishti“ genannt.

Unterarmstütz

kräftigt die Rumpfmuskulatur (Rücken- und Bauchmuskulatur)

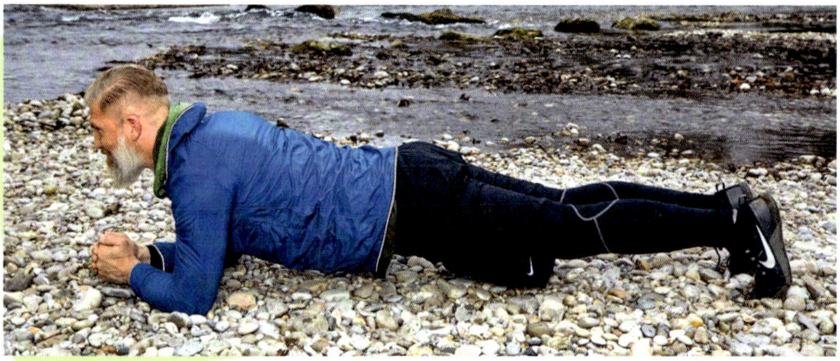

3x mit je 30 Sek. Pause dazwischen

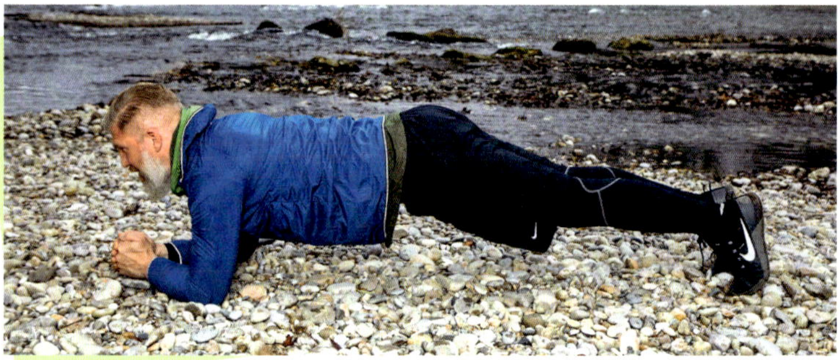

SCHRITT 1

Lege dich auf den Bauch und stütze dich auf die Unterarme. Die Ellenbogen sind unterhalb der Schultern, die Unterarme parallel zueinander. Die Füße stehen auf den Zehen, das Becken ist angehoben.

SCHRITT 2

Spanne nun den Körper an, Beine, Rumpf und Kopf bilden eine Linie. Halte die Spannung 20 Sekunden, bevor du sie löst. Achte bei dieser Übung gut darauf, dass Beine, Becken-Hüft-Bereich und Oberkörper in einer geraden Linie sind.

Tipp

- Der Fortgeschrittene hält beim letzten Durchgang die Position so lange wie möglich.

Seitlicher Unterarmstütz

→ kräftigt die seitliche Bauchmuskulatur

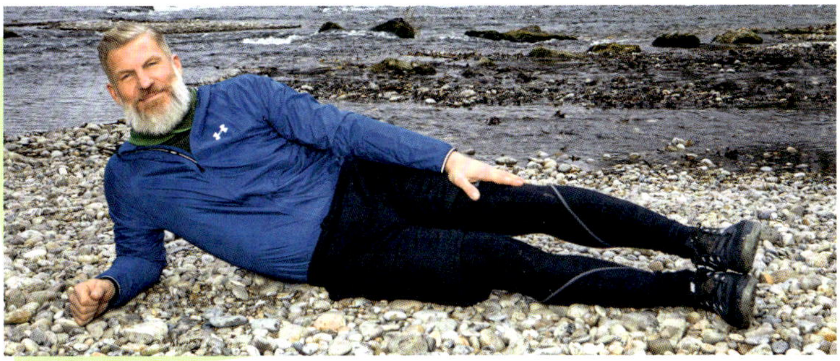

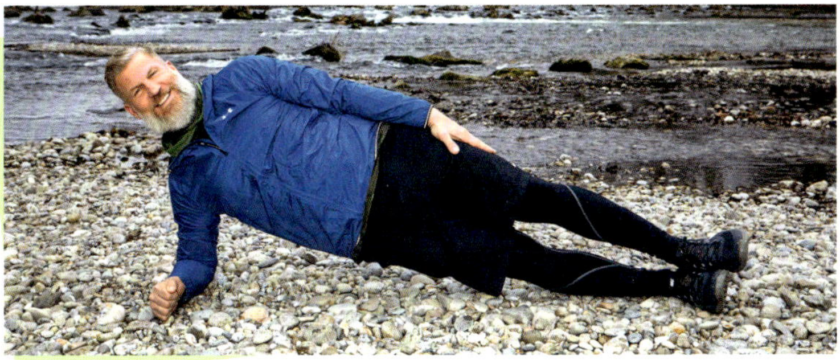

3x wiederholen

SCHRITT 1

Lege dich auf die Seite und stütze dich auf deinem Unterarm ab. Der Ellenbogen ist unter den Schultern und die Füße liegen übereinander.

SCHRITT 2

Drücke deinen Unterarm in den Boden und strecke die Hüften Richtung Himmel. Halte die Spannung 15 Sekunden. Dann senke die Hüften wieder. Wiederhole die Übung 5-mal, wechsle dann die Seite.

Tipp

→ Auch hier gilt: Der Fortgeschrittene hält beim letzten Durchgang die Position so lange wie möglich.

Schultertippen im Liegestütz

→ kräftigt die Brust-, Arm-, Schulter- und Rumpfmuskulatur

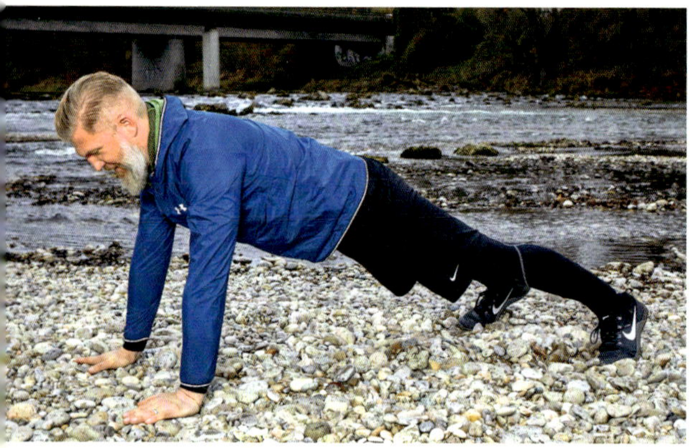

SCHRITT 1

Gehe in den Liegestütz, die Füße schulterbreit auseinander, die Hände unterhalb der Schultern auf dem Boden aufgesetzt. Beine, Oberkörper und Kopf bilden eine gerade Linie, die Bauchmuskeln sind leicht angespannt. Der Blick geht auf Fingerspitzenhöhe zwischen die Hände.

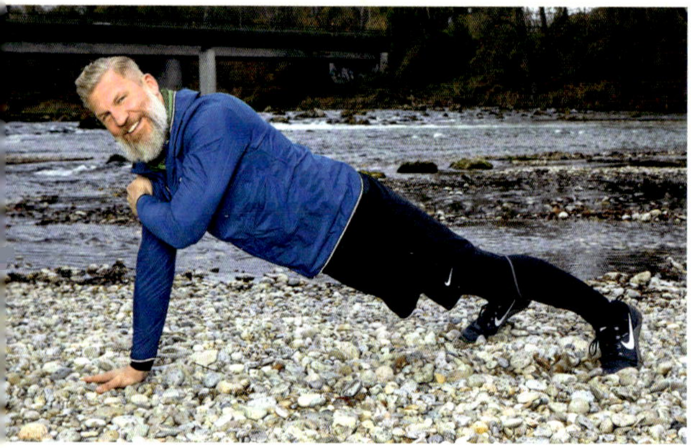

SCHRITT 2

Tippe nun mit der linken Hand die rechte Schulter an und gehe danach wieder in die Ausgangsposition. Danach tippst du mit der rechten Hand an die linke Schulter.

15x wiederholen

Tipp

→ Knicke nicht mit der Hüfte ein, wenn deine Hand den Boden verlässt. Achte auf deine Rumpfspannung und bleibe im Becken stabil.

Strecksprung

15x wiederholen

kräftigt die Beinmuskulatur

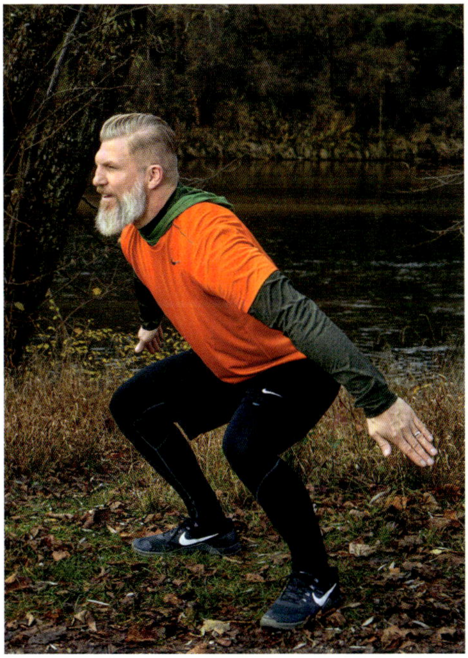

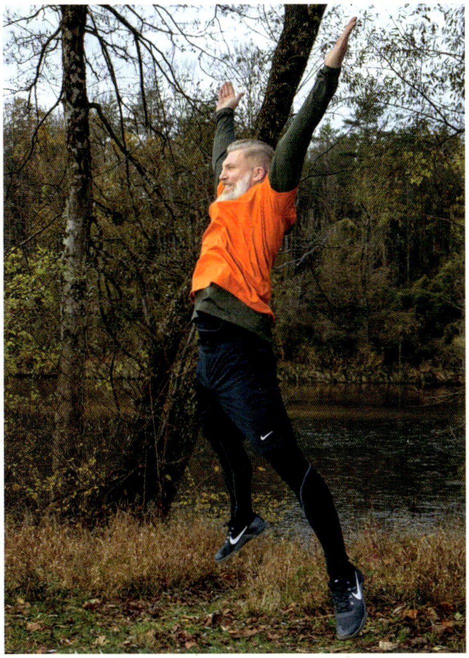

SCHRITT 1

Stelle dich mit gebeugten Knien hin, die Füße sind hüftbreit auseinander. Der Oberkörper ist mit geradem Rücken nach vorne gebeugt. Die Arme sind nach hinten gestreckt, die Handflächen zeigen nach innen.

SCHRITT 2

Springe beidbeinig in die Luft, sodass der Körper von den Zehen- bis zu den Fingerspitzen gestreckt ist. Lande in der Ausgangsposition.

Tipp

Perfekt wäre es, gebeugt zu landen. Du kannst zu Trainingsbeginn aber auch stehend enden und dich erst dann wieder beugen.

Dip

3x mit je 30 Sek. Pause dazwischen

→ kräftigt die Oberarm-, Armstrecker – und Schultermuskulatur

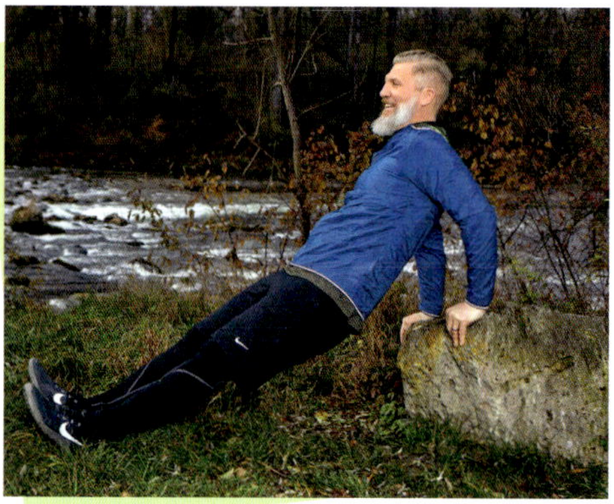

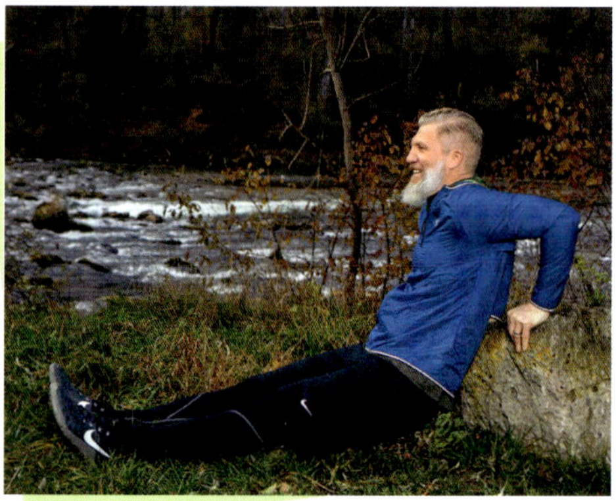

SCHRITT 1

Stütze dich mit den Händen hinter dem Körper am Rand eines großen Steins ab. Der Oberkörper ist gerade, der Blick geht gerade nach vorne. Die Arme sind nah am Körper und möglichst gestreckt. Die Füße dicht nebeneinander mit aufgestellten Fersen und die Knie leicht gebeugt.

SCHRITT 2

Lasse den Körper langsam nach unten sinken und drücke dich aus dieser Position wieder nach oben. Rücken und Po bleiben nahe am Stein. Wiederhole diese Bewegungsfolge 10-mal.

Tipp

→ Diese Übung trainiert sehr effektiv die Arm- und Schultermuskulatur, ohne dabei die Wirbelsäule zu belasten.

→ Diese Übung kannst du auch an einer Sitzbank machen.

Waage halten

→ kräftigt die Bauchmuskulatur

3x mit je 30 Sek. Pause dazwischen

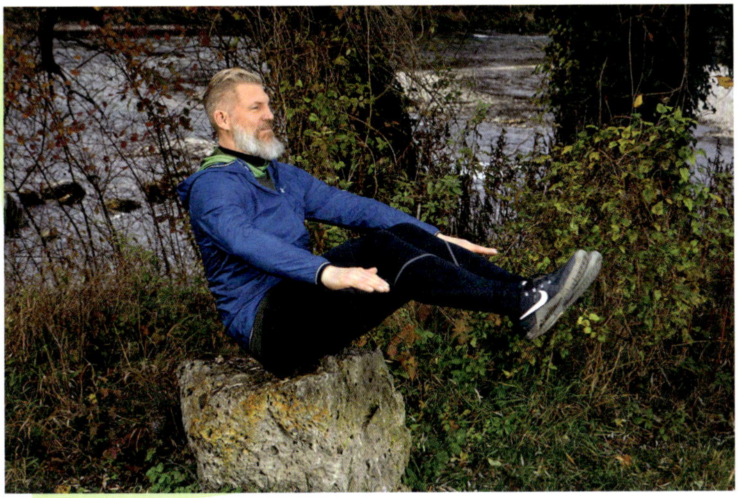

SCHRITT 1

Setze dich mit aufrechtem Oberkörper auf einen großen Stein. Der Blick geht gerade nach vorne. Die Füße stehen parallel nebeneinander auf dem Boden. Die Hände liegen locker neben dem Po auf der Kante des Steins.

SCHRITT 2

Neige deinen Oberkörper nach hinten und hebe gleichzeitig die angewinkelten Beine an, die Unterschenkel sind in der Endposition fast auf Kniehöhe. Bringe deine Hände auf Kniehöhe. Halte diese Position 10 Sekunden. Gehe dann zurück in die Ausgangsposition.

Tipp

→ Spanne während der Übung bewusst die Bauchmuskeln an. Ansonsten fällst du ins Hohlkreuz und belastest den unteren Rücken.

→ Natürlich kannst du die Übung auch auf einem Baumstumpf oder einer Sitzbank machen.

Box Jump

10x wiederholen

→ kräftigt die Gesäß- und Oberschenkelmuskulatur

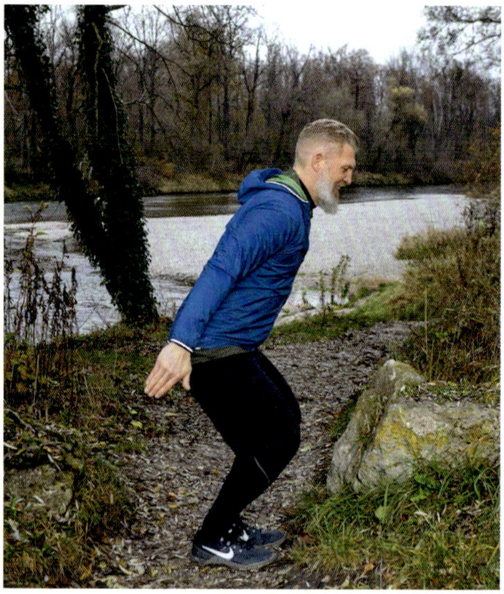

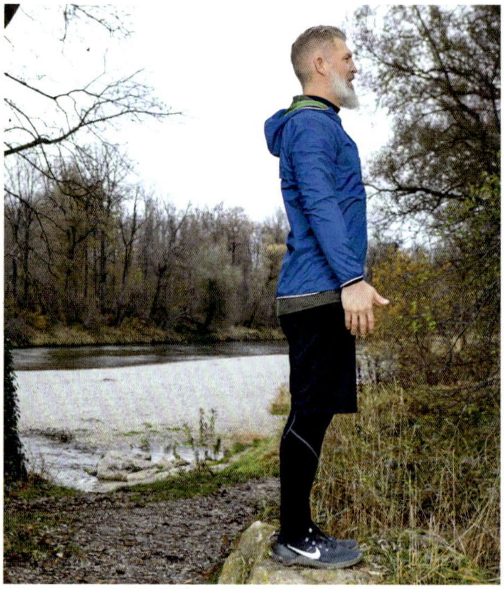

SCHRITT 1

Stelle dich aufrecht mit gerade nach vorne gerichtetem Blick vor eine stabile (nicht rutschige!) Erhöhung, z. B. einen großen flachen Stein. Die Füße sind hüftbreit auseinander, die Arme hängen locker herab. Gehe etwas in die Knie, um Schwung zu holen. Der Oberkörper beugt sich dabei leicht nach vorne, der Rücken bleibt gerade.

SCHRITT 2

Drücke dich mit beiden Füßen gleichzeitig vom Boden ab und spring auf den Stein. Sobald du mit beiden Füßen auf dem Stein stehst, richtest du den Oberkörper auf und steigst wieder herunter.

Tipp

- Versuche, möglichst weich zu landen, um die Gelenke zu schonen.
- Du kannst mit der Zeit das Tempo steigern oder die Schwierigkeit erhöhen, indem du jeweils nur mit einem Bein auf die Bank springst.

Umgekehrter erhöhter Liegestütz

→ kräftigt die Arm-, Brust-, Schulter- und Rückenmuskulatur

SCHRITT 1
Gehe mit den Füßen auf einem Baumstamm in Liegestützposition. Die Hände sind mit den Handgelenken unterhalb der Schultern flach auf dem Boden aufgesetzt, die Finger zeigen nach vorne. Beine, Oberkörper und Kopf bilden eine gerade Linie. Der Blick geht auf Fingerspitzenhöhe zwischen die Hände auf den Boden.

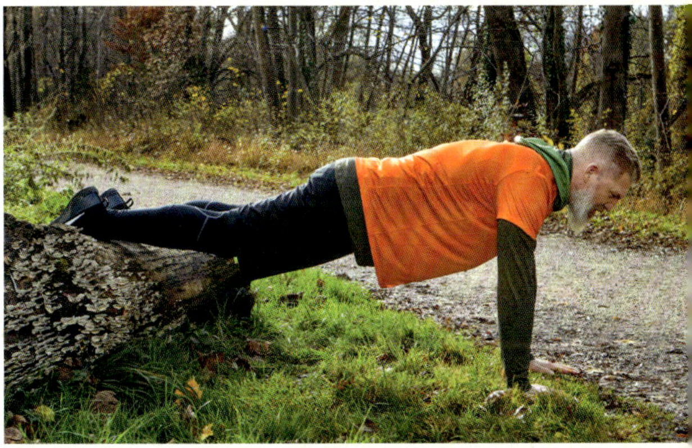

SCHRITT 2
Beuge nun die Arme und gehe tief nach unten, die Ellenbogen zeigen dabei nach hinten. Drücke dich dann wieder nach oben in die Ausgangsposition.

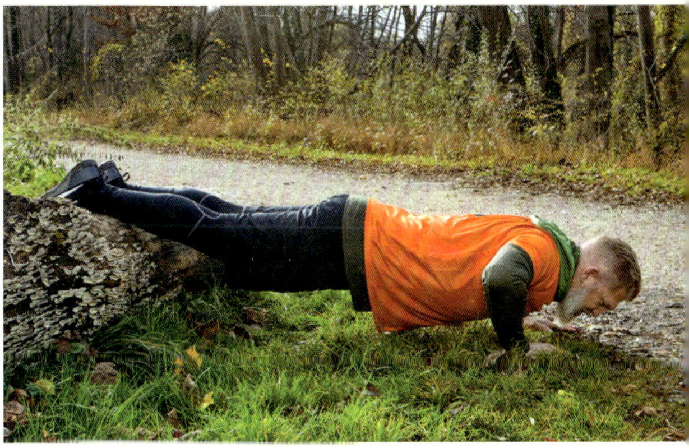

Tipp

→ Wenn du die Armmuskulatur noch mehr fordern willst, sollten die Ellenbogen während der Bewegung nach hinten zeigen.

3x
10 Wiederholungen

Achillessehnentraining

3x
15 Wiederholungen

exzentrisches Training zur Kräftigung der Achillessehne

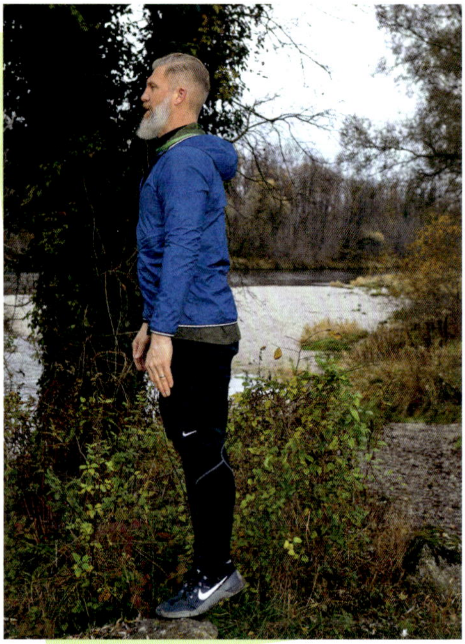

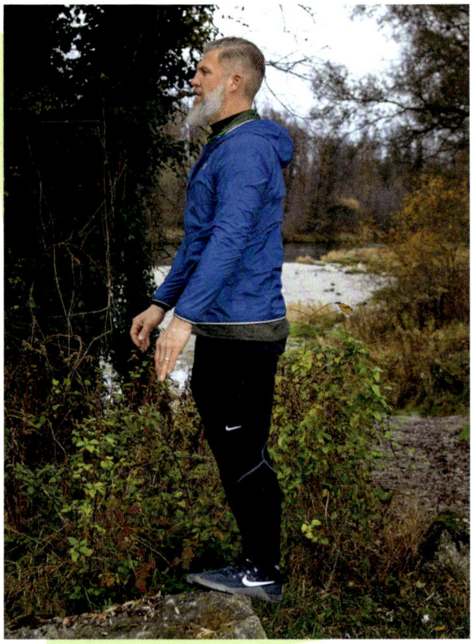

SCHRITT 1

Stelle dich aufrecht auf eine Erhöhung, die Füße stehen hinten zur Hälfte über. Die Fußsohlen sind parallel zur Erhöhung. Dein Blick ist gerade nach vorne gerichtet. Gehe auf die Zehenspitzen.

SCHRITT 2

Senke die Fersen langsam so weit wie möglich ab. Hierbei zählst du 21-22-23. Die erreichte Endposition wird für 2 Sekunden gehalten.

Tipp

Sollte das am Anfang mit beiden Füßen gleichzeitig zu schwer sein, dann nimm nur einen Fuß. Der andere Fuß bleibt bei gestrecktem Bein auf dem Stein.

Armstütz mit Beinheben

3x mit je 30 Sek. Pause dazwischen

→ kräftigt die Bauch-, Arm- und Beinmuskulatur

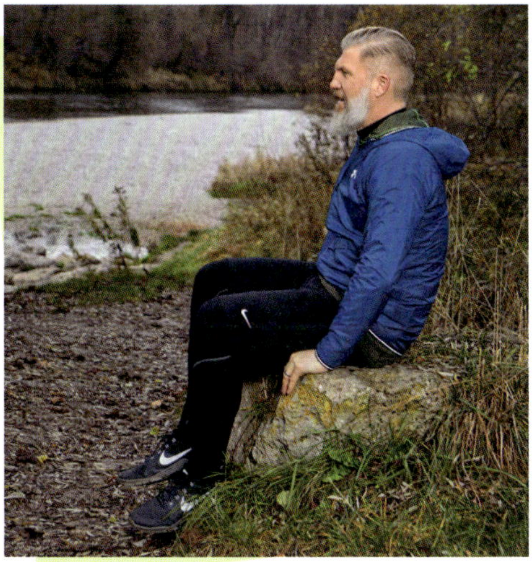

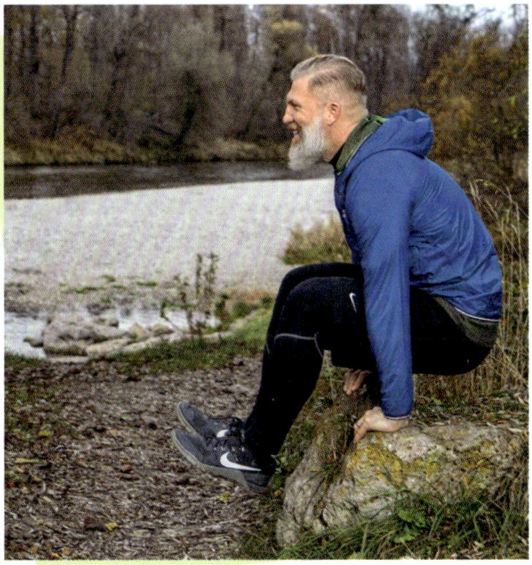

SCHRITT 1

Setze dich mit aufrechtem Oberkörper an den Rand eines großen, oben möglichst flachen Steins. Der Blick ist gerade nach vorne gerichtet. Die Füße stehen parallel nebeneinander flach auf dem Boden, mit den Händen umfasst du neben deinem Po die Kante des Steins.

SCHRITT 2

Drücke nun den gesamten Körper mit deinen Armen nach oben, ohne die sitzende Position zu verändern. Po und Füße heben dabei von Boden bzw. Stein ab. Halte diese Position 15 Sekunden und gehe dann in die Ausgangsposition zurück.

Tipp

→ Wenn du die Fußspitzen Richtung Schienbein anziehst und den Kopf möglichst in Verlängerung der Wirbelsäule hältst, dann hast du die richtige Spannung.

→ Diese Übung kannst du natürlich auch auf einem dicken Baumstumpf oder einer Sitzbank durchführen.

Oberschenkelsitz

3x wiederholen

→ kräftigt die Bein-, Gesäß-, Rumpf- und Wadenmuskulatur

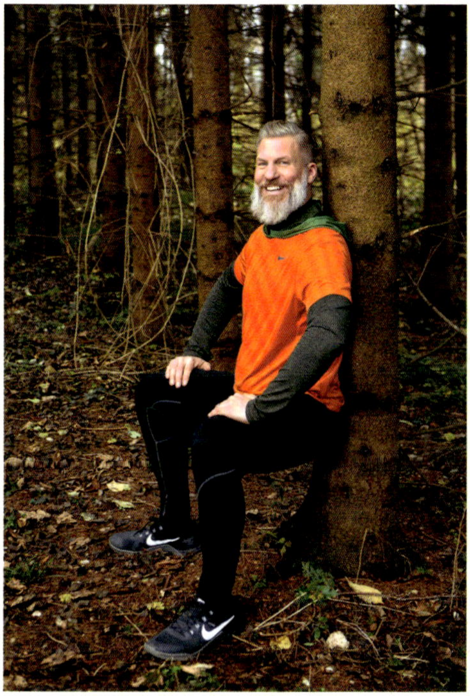

SCHRITT 1

Stelle dich mit dem Rücken zum Baumstamm, etwa eine Oberschenkellänge von ihm entfernt. Gehe in die Hocke, bis dein Po auf Höhe der Knie ist.

SCHRITT 2

Dann lehnst du dich mit Rücken und Schultern am Baumstamm an. Dein Oberkörper ist aufrecht, vermeide ein Hohlkreuz. Die Hände stützt du auf deine Oberschenkel. Bleibe 30 Sekunden in dieser Position.

Tipp

→ Du kannst das Muskeltraining noch verstärken, indem du während des Oberschenkelsitzes auf die Zehenspitzen gehst.

Kniebeuge mit Gewicht

15x wiederholen

kräftigt die Oberschenkel, Hüft- und Rumpfmuskulatur

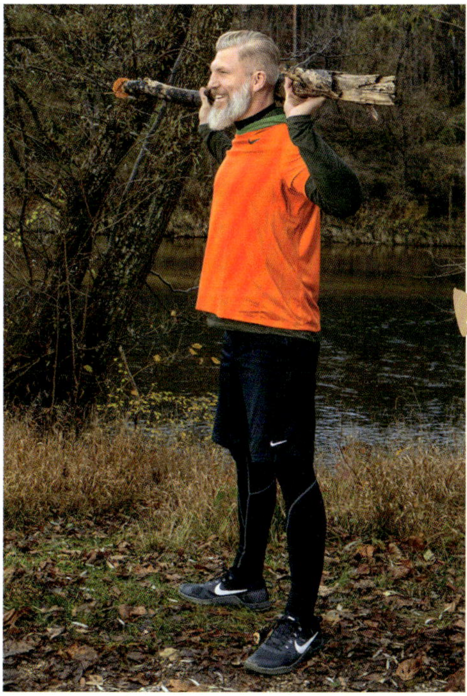

SCHRITT 1

Für diese Übung brauchst du einen (schweren) Ast als Hilfsmittel. Die Füße stehen etwa schulterbreit auseinander. Halte den Ast hinter deinem Kopf mit beiden Händen fest. Achte darauf, dass das Gewicht nicht auf deinem Nacken liegt.

SCHRITT 2

Nun gehst du in die Kniebeuge. Achte darauf, dass der Rücken dabei gerade bleibt. Halte diese Position 10 Sekunden. Dann drücke dich langsam wieder nach oben.

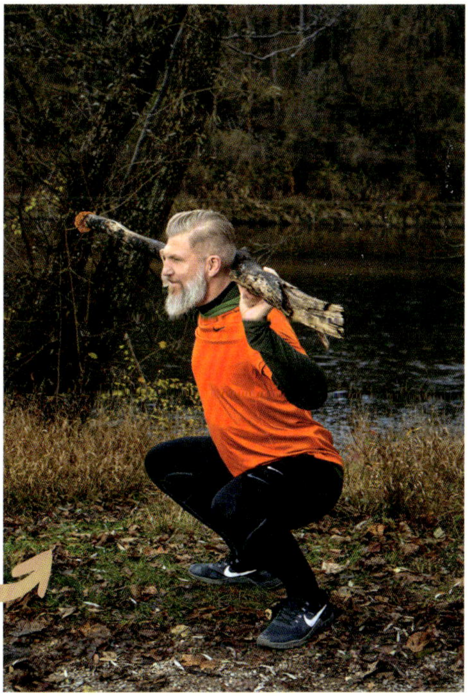

Thruster

kräftigt die Arm-, Brust-, Schulter-, Rumpf- und Beinmuskulatur

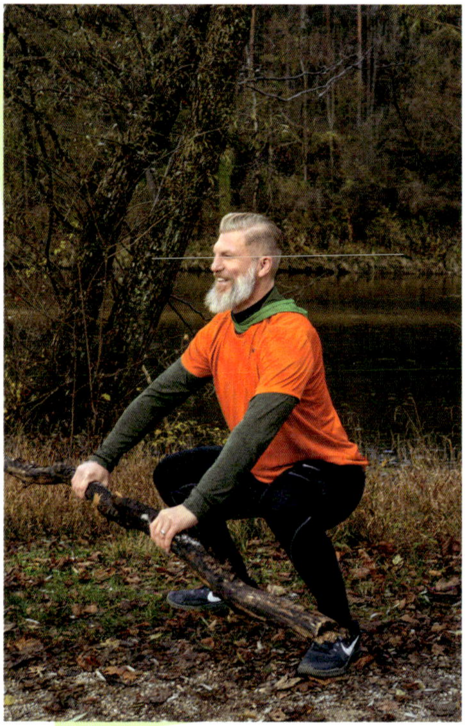

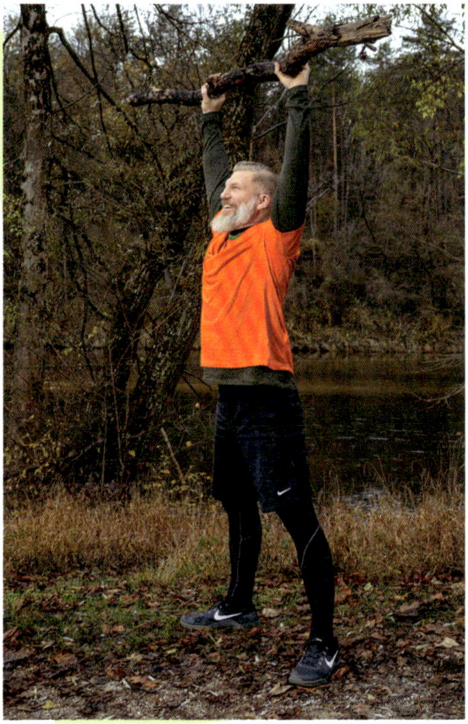

SCHRITT 1

Für diese Übung brauchst du einen (schweren) Ast als Hilfsmittel. Die Füße stehen etwa schulterbreit auseinander. Halte den Ast der Länge nach in den Händen. Die Handrücken zeigen Richtung Himmel. Mache eine Kniebeuge. Halte den Ast etwa auf Kniehöhe.

SCHRITT 2

Komme aus der Kniebeuge wieder nach oben und drücke den Ast dabei über den Kopf. Dort hältst du ihn für 15 Sekunden.

10x wiederholen

Aststemmen

→ kräftigt die Oberarm-, Brust-, Schulter- und Rumpfmuskulatur

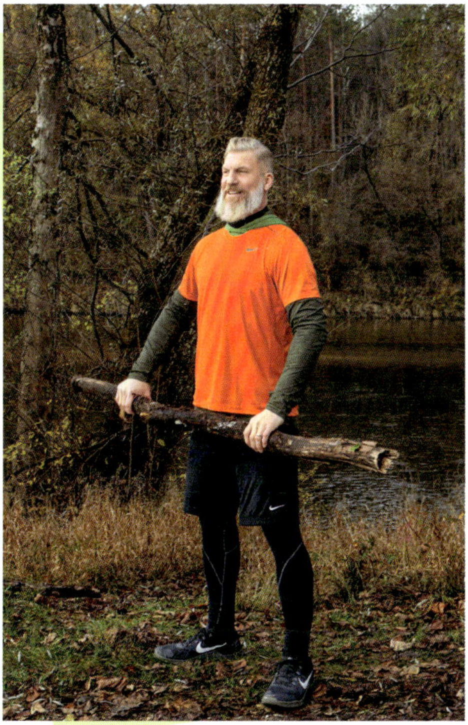

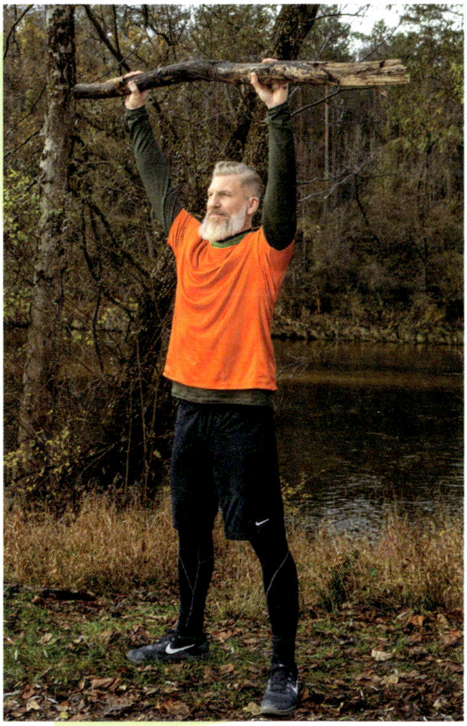

SCHRITT 1

Für diese Übung brauchst du einen (schweren) Ast als Hilfsmittel. Stelle dich aufrecht hin, die Füße schulterbreit auseinander. Deine Hände umfassen den Ast, die Handflächen zeigen dabei zum Körper. Die Arme hängen locker vor dem Körper.

SCHRITT 2

Hebe nun den Ast langsam über deinen Kopf, die Arme bleiben dabei gestreckt. Achte darauf, dass auch der Rücken gerade bleibt. Halte diese Position für 15 Sekunden, bevor du den Ast wieder langsam absenkst. Die Arme sind dabei weiterhin gestreckt.

Kombiniertes Aststemmen und Rudern

kräftigt die Oberarm-, Brust-, Schulter- und Rumpfmuskulatur

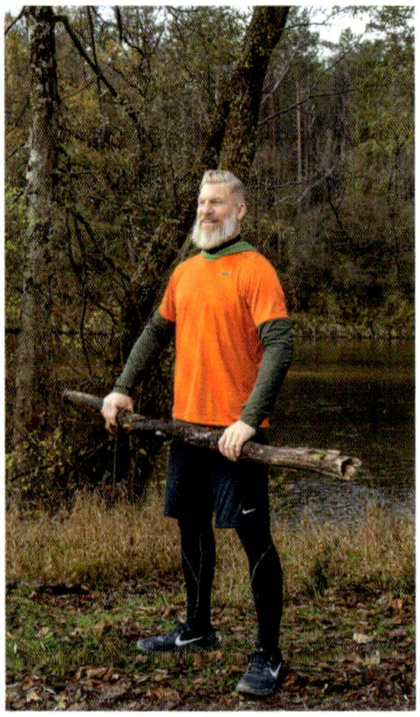
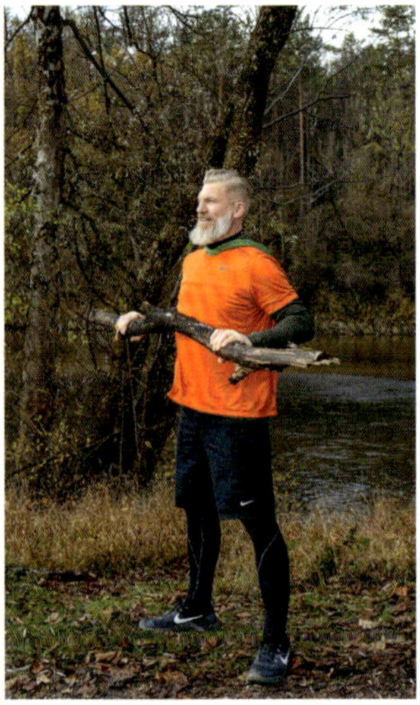
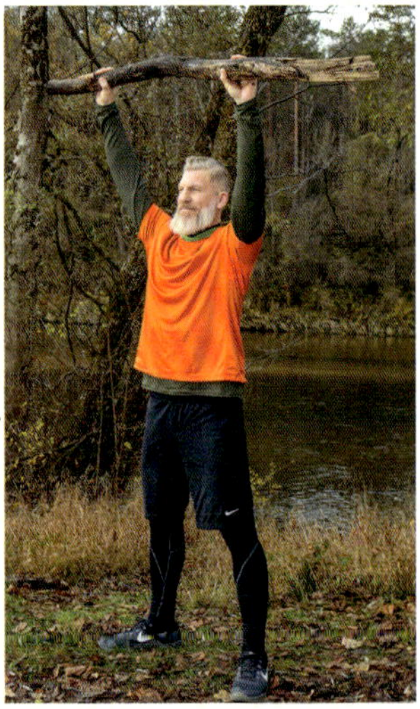

SCHRITT 1

Für diese Übung brauchst du einen (schweren) Ast als Hilfsmittel. Stelle dich aufrecht hin, die Füße schulterbreit auseinander. Deine Hände umfassen den Ast, die Handflächen zeigen dabei zum Körper. Die Arme hängen locker vor dem Körper.

SCHRITT 2

Ziehe nun den Ast langsam auf Brusthöhe. Halte diese Position für 15 Sekunden.

SCHRITT 3

Schiebe den Ast langsam nach oben, bis deine Arme ausgestreckt sind. Halte diese Position wieder für 15 Sekunden. Dann senke den Ast auf Brusthöhe ab, kurz halten und wieder zurück in die Ausgangsposition.

10x wiederholen

Dehnung der Oberschenkelinnenseite

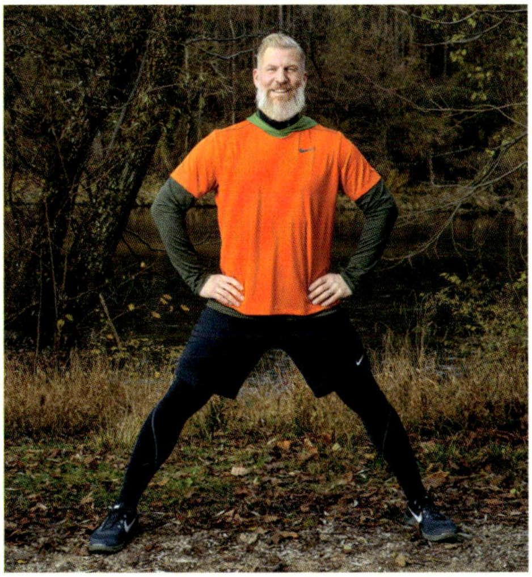

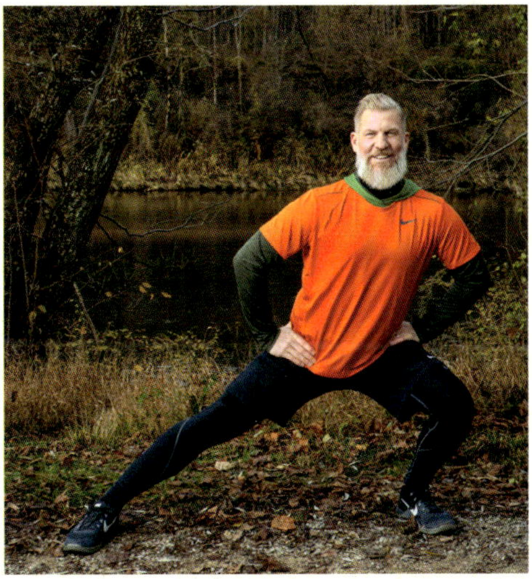

SCHRITT 1

Die Füße werden mehr als schulterbreit auseinandergestellt, beide Fußspitzen zeigen nach vorne, die Hände sind in der Hüfte.

SCHRITT 2

Nun beuge leicht das linke Knie, um einen Zug in der rechten Oberschenkelinnenseite zu spüren. Je mehr das Knie auf der einen Seite gebeugt wird, desto stärker ist die Dehnung auf der anderen Seite. Der Oberkörper bleibt aufrecht. Halte die Dehnung 20 Sekunden lang. Löse die Spannung, komme zurück in die Ausgangsposition und beuge nun das rechte Knie.

5x wiederholen

Tipp

→ Achte darauf, dass das Knie stets über dem Sprunggelenk bleibt und vor allem am Ende der Bewegung nicht über die Zehen hinaus nach vorne wandert. Ansonsten belastest du deine Kniescheibe und auch die Bänder zu stark.

Dehnung der Hüftbeugemuskulatur, Oberschenkelvorderseite und Wade

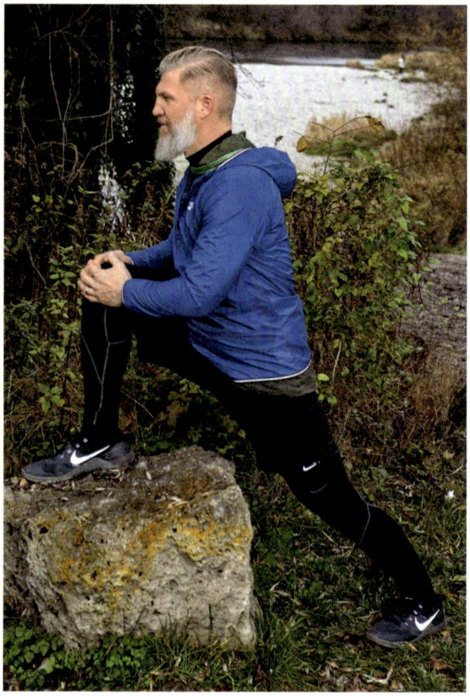

SCHRITT 1

Für diese Übung brauchst du eine Erhöhung, wie zum Beispiel einen großen Stein oder einen Baumstamm. Stelle dein rechtes Bein auf die Erhöhung, das linke Bein bleibt fest auf dem Boden stehen.

SCHRITT 2

Nun beugst du dein rechtes Knie, während das andere Bein im Knie ganz durchgestreckt bleibt. Halte diese Position für 15 Sekunden. Danach folgt ein Seitenwechsel – jetzt wird das andere Bein gedehnt.

3x wiederholen

Dehnung von Schulter-, Bauch-, Brust- und Wirbelsäulenmuskulatur

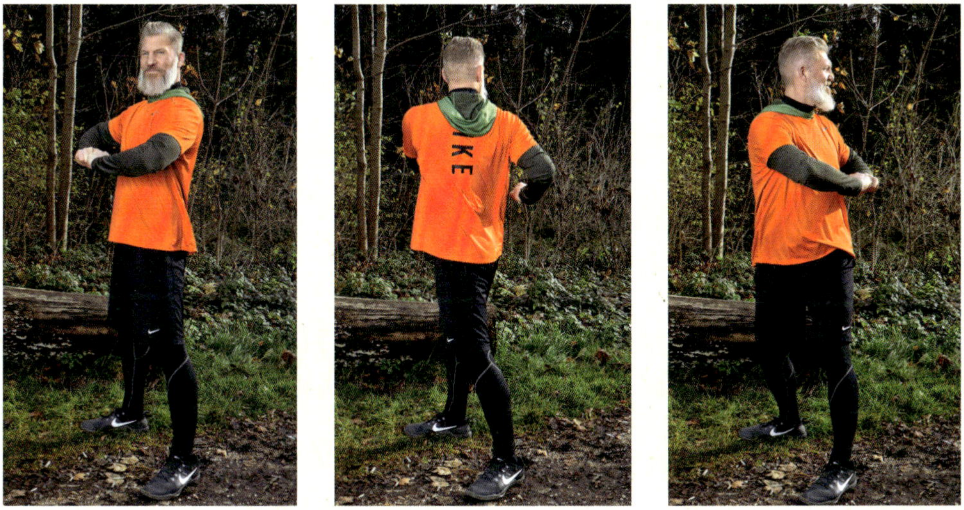

SCHRITT 1
Du stehst aufrecht, die Füße etwa schulterbreit auseinander. Lege deine Hände auf Brusthöhe aneinander.

SCHRITT 2
Drehe deinen Oberkörper nun langsam nach rechts, bis du eine Dehnung wahrnimmst. Halte diese Position für 20 Sekunden.

SCHRITT 3
Drehe deinen Oberkörper nun langsam in die andere Richtung. Halte auch hier die Dehnung 20 Sekunden.

5x wiederholen

Dehnung von Brust und Schulter

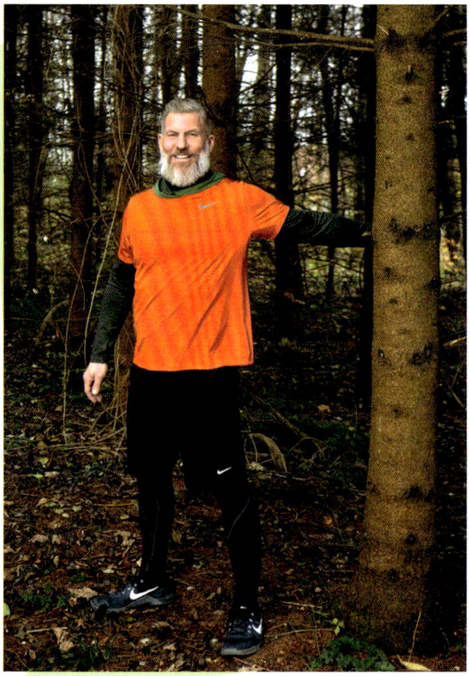

3x
mit je 15 Sek. Pause dazwischen

SCHRITT 1
Lege deine linke Hand – etwa auf Schulterhöhe – flach an einen Baumstamm. Die Beine stehen schulterbreit auf dem Boden. Drehe deinen Körper nach rechts. Blicke dann über die rechte Schulter und dehne den linken Brustmuskel. Halte die Dehnung 20 Sekunden.

SCHRITT 2
Wechsle nun die Seite: Lege die rechte Hand an den Baumstamm, drehe deinen Körper nach links und blicke über die linke Schulter.

Tipp

→ Natürlich kannst du für diese Übung auch eine Straßenlaterne oder einen anderen Masten als Hilfsmittel benutzen.

Dehnung der Hüftbeugemuskulatur, Oberschenkelrückseite und Wade

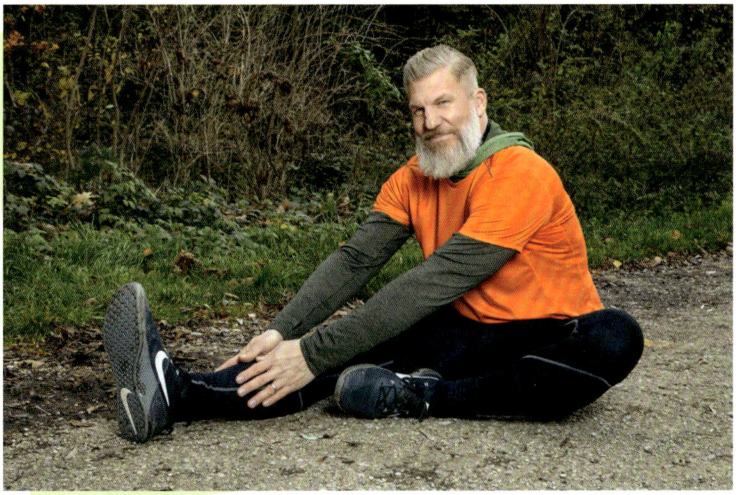

SCHRITT 1

Setze dich mit ausgestreckten Beinen auf den Boden. Winkle das linke Bein an, sodass die Fußsohle an der Oberschenkelinnenseite des rechten Beins anliegt.

SCHRITT 2

Beuge nun deinen Oberkörper nach vorne und versuche, deine Hände so weit vorne wie möglich auf deinem ausgestreckten Bein abzulegen. Halte diese Position für 20 Sekunden. Dann Seitenwechsel – jetzt wird das andere Bein gedehnt!

3x
mit je 15 Sek. Pause dazwischen

Tipp

→ Ziel ist es, irgendwann mit beiden Händen die Fußsohle zu umschließen.

Dehnung von Schulter und Oberarm-innenseite

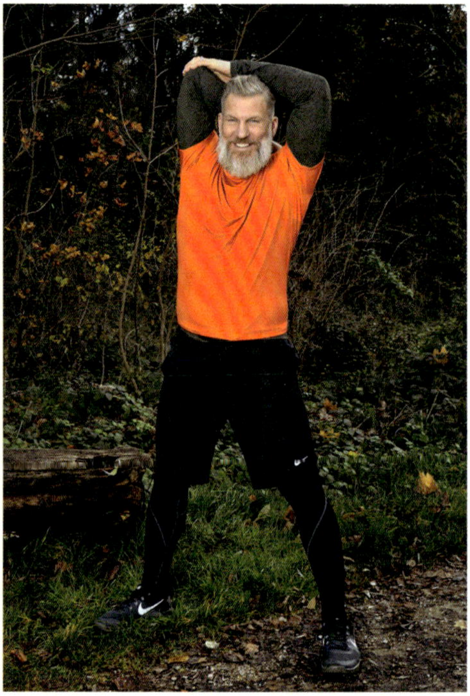

SCHRITT 1

Strecke den linken Arm senkrecht in die Luft und beuge den Ellenbogen so, dass die linke Hand an deinen Halswirbeln liegt. Greife dann mit der rechten Hand den linken Ellenbogen und ziehe vorsichtig daran, damit die linke Hand praktisch an der Wirbelsäule entlang nach unten wandert. Halte die Dehnung 20 Sekunden lang.

SCHRITT 2

Löse die Dehnung und führe die Übung mit dem anderen Arm aus. Anschließend beide Arme einmal ausschütteln.

5x wiederholen

Dehnung von Oberschenkelrückseite und Wade

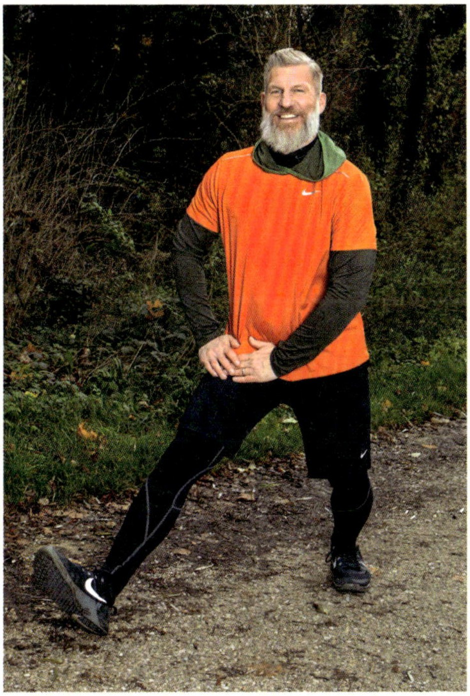

3x wiederholen

SCHRITT 1
Strecke das vordere Bein und ziehe die Fußspitze leicht an. Beuge das hintere Bein leicht im Knie.

SCHRITT 2
Um die Oberschenkelrückseite des vorderen Beins zu dehnen, lehne dich nun mit geradem Rücken nach vorne über das gestreckte Bein. Gedanklich wandert der Bauchnabel in Richtung Oberschenkel, damit der Rücken gerade bleibt. Nach 20 Sekunden ist die andere Seite dran.

Tipp

→ Je intensiver die Fußspitze angezogen wird, desto stärker wird die Wade mit gedehnt.

Dehnung der Hüftbeugemuskulatur

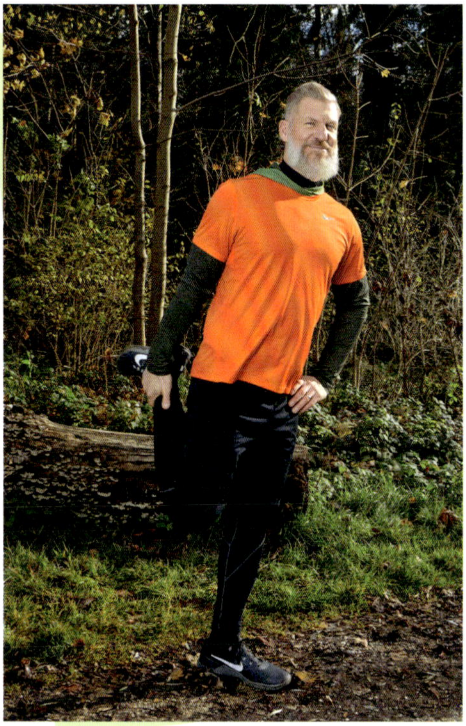

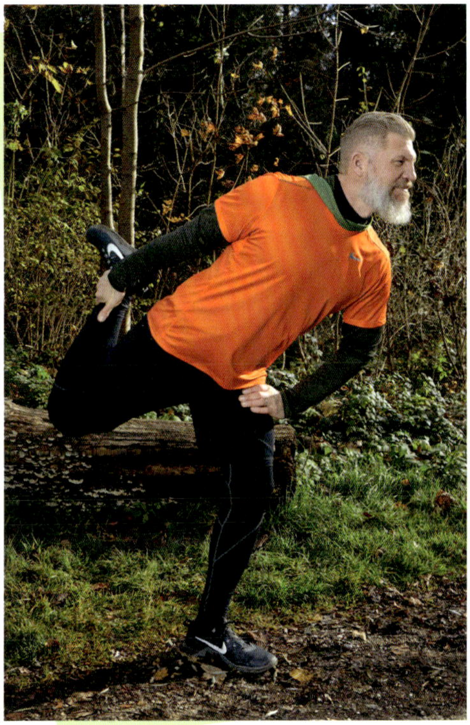

SCHRITT 1

Die Füße stehen (eng) nebeneinander. Winkle dein rechtes Bein nach hinten an und umfasse es am Knöchel mit der rechten Hand. Unter- und Oberschenkel liegen aneinander.

5x wiederholen

SCHRITT 2

Beuge nun dein linkes Knie leicht an, lehne deinen Oberkörper etwas nach vorne und ziehe dein rechtes Bein langsam nach hinten und oben, bis du eine Dehnung spürst. Deine linke Hand stützt sich auf deinen linken Oberschenkel. Halte die Position für 20 Sekunden. Dann Seitenwechsel – jetzt wird das andere Bein gedehnt.

Dehnung der seitlichen Oberkörpermuskulatur

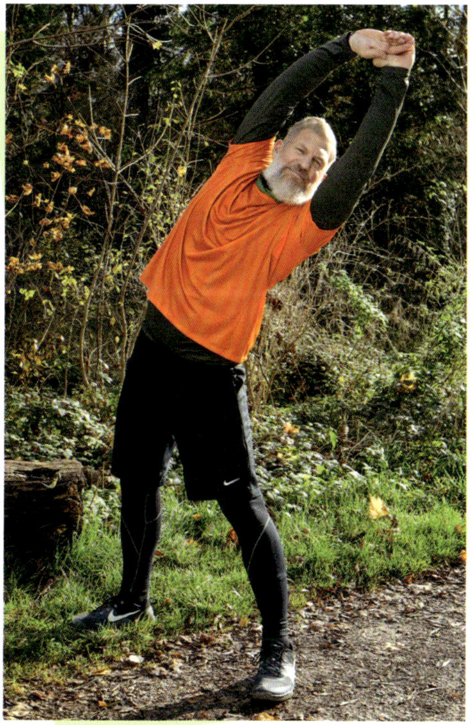

SCHRITT 1

Hebe im schulterbreiten Stand beide Arme senkrecht nach oben. Greife mit der linken Hand um die Finger der rechten Hand. Öffne den rechten Rippenbogen, indem die linke Hand den rechten Arm nach links zieht. Der gesamte Oberkörper neigt sich nach links. Atme dabei tief aus. Nach 20 Sekunden richte dich mittig wieder auf und atme dabei ein.

SCHRITT 2

Dann ist die andere Seite dran: Öffne den linken Rippenbogen, indem du mit der rechten Hand den linken Arm nach rechts ziehst.

3x
mit je 15 Sek. Pause dazwischen

Dehnung der Gesäß- und Oberschenkelmuskulatur

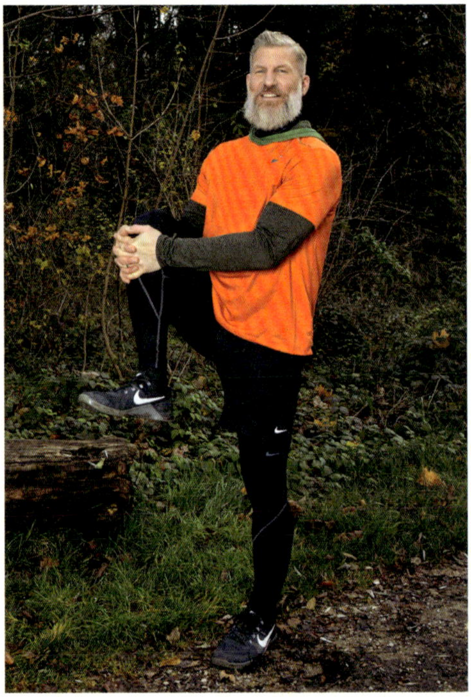

SCHRITT 1

Konzentriere dich im Einbeinstand auf den großen Zeh, um das Gleichgewicht zu halten. Umfasse nun mit beiden Händen das rechte Knie und ziehe es in Richtung Oberkörper. Das Standbein wird aktiv durchgedrückt, die Wirbelsäule bleibt lang und aufrecht, damit ein Zug in der linken Pobacke entsteht. Halte die Dehnung 20 Sekunden lang.

SCHRITT 2

Nun wird die Seite gewechselt: Führe die Dehnübung auch am linken Bein durch.

5x wiederholen

Dehnung der Brust-, Schulter- und vorderen Halsmuskulatur

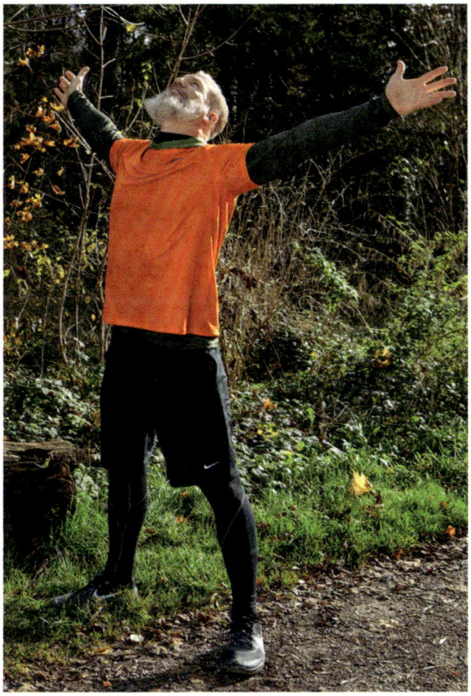

SCHRITT 1
Stelle dich aufrecht hin, die Füße schulterbreit auseinander. Strecke die Arme nach beiden Seiten weit aus.

SCHRITT 2
Ziehe nun deine ausgebreiteten Arme langsam nach hinten, bis du eine Dehnung im Brustbereich wahrnimmst. Halte die Dehnung 20 Sekunden.

3x
mit je 15 Sek. Pause dazwischen

Kniebeuge

15x wiederholen

→ kräftigt die Beinmuskulatur

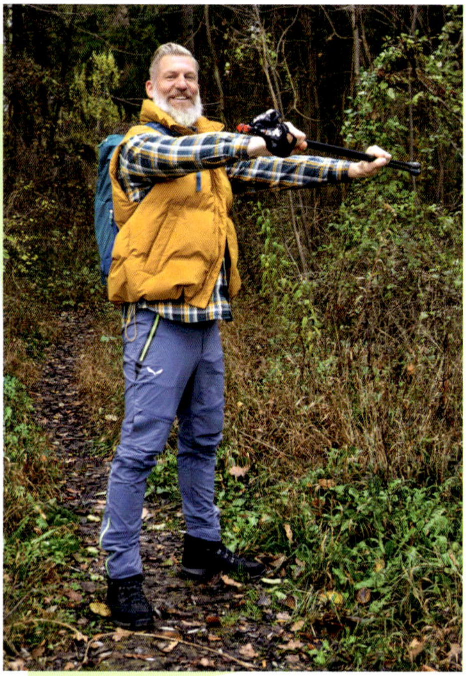

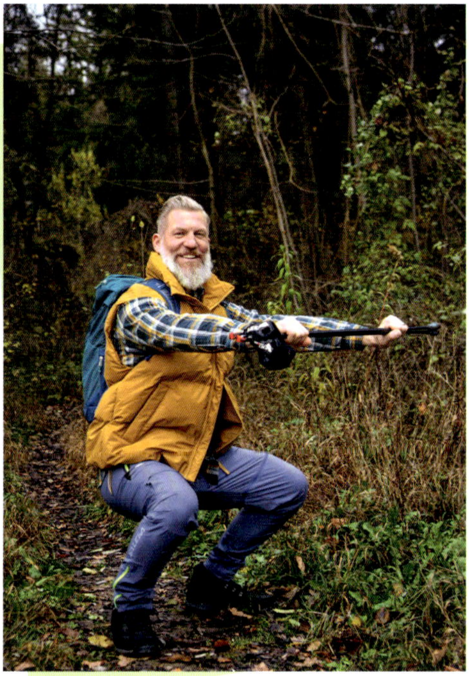

SCHRITT 1

Stelle dich mit Blick nach vorne aufrecht hin. Die Füße sind schulterbreit auseinander, die Arme auf Schulterhöhe nach vorne ausgestreckt.

SCHRITT 2

Gehe in die Kniebeuge. Achte darauf, dass der Rücken gerade bleibt. Halte die Position kurz. Gehe zurück in die Ausgangsposition.

Tipp

→ Wenn dir diese Übung zu leicht ist: Gehe in der Kniebeuge noch auf die Zehenspitzen und halte die Position kurz. Die ausgestreckten Arme helfen dir bei dieser Übung (noch besser), die Balance zu halten.

Rückenstrecker

dehnt die Brust-, Schulter- und Bauchmuskulatur, aktiviert die Rückenstreckermuskulatur

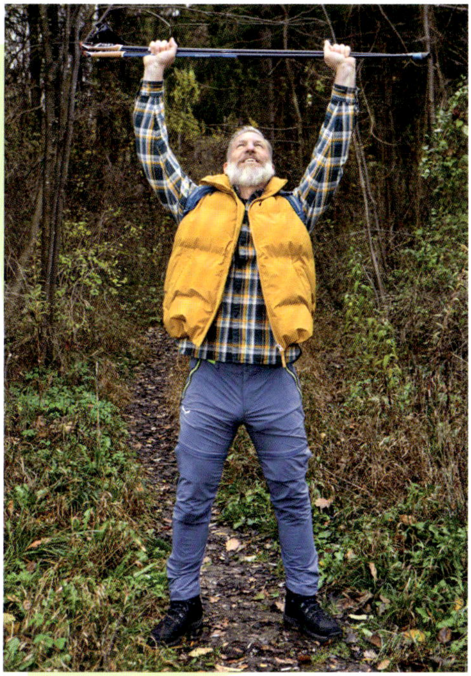

SCHRITT 1
Du stehst aufrecht, die Füße etwa schulterbreit auseinander. Deine Hände umfassen die Wanderstöcke in einem Abstand von ca. 30 cm und so, dass die Handflächen zu dir zeigen. Deine Arme sind leicht gebeugt.

SCHRITT 2
Führe nun deine Arme langsam nach oben über deinen Kopf bis du eine Dehnung in den Oberarmen wahrnimmst. Halte die Dehnung 20 Sekunden.

3x
mit je 15 Sek. Pause dazwischen

Oberkörperdrehung II

dehnt die Schulter-, Bauch-, Brust- und Wirbelsäulenmuskulatur

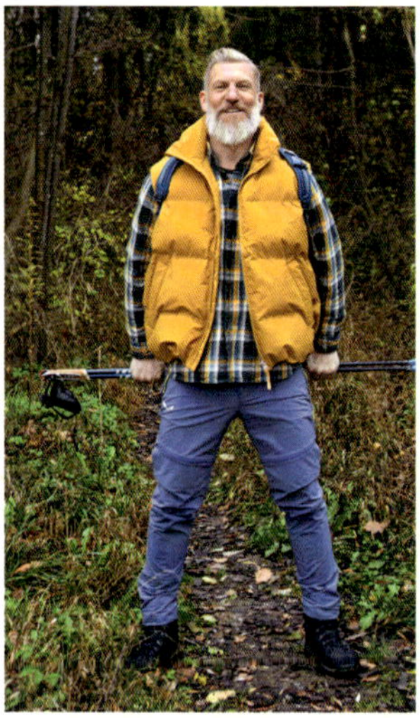

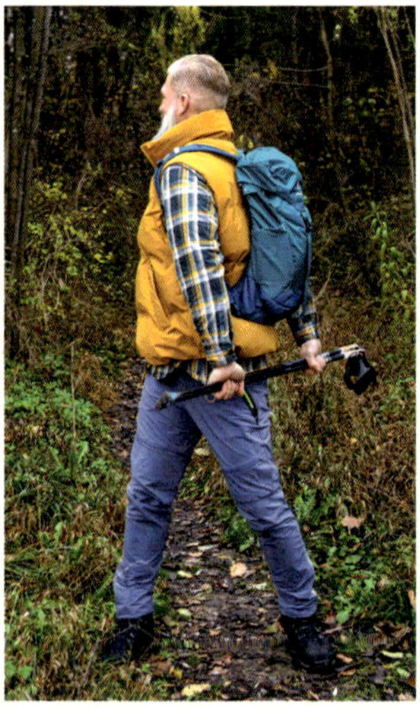

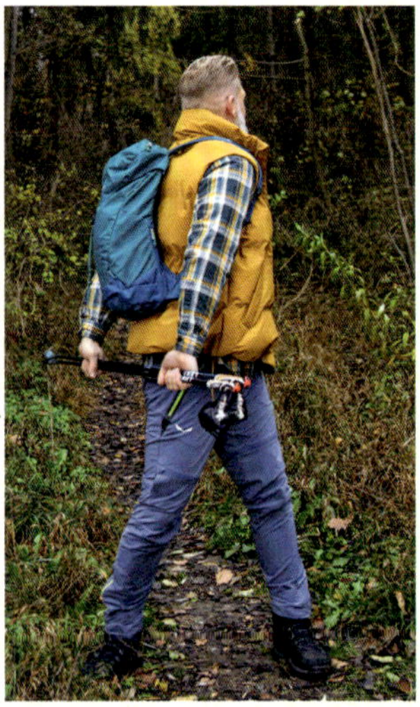

SCHRITT 1

Du stehst aufrecht, die Füße etwa schulterbreit auseinander. Deine Hände umfassen die Wanderstöcke hinter dem Rücken, deine Arme hängen dabei locker herunter.

SCHRITT 2

Drehe deinen Oberkörper nun langsam nach rechts. Deine Beine bleiben dabei fest am Boden stehen. Nutze den gesamten Bewegungsspielraum deiner Körpermitte.

10x wiederholen

SCHRITT 3

Drehe dann deinen Oberkörper langsam nach links. Achte darauf, dass die Beine weiterhin fest am Boden sind, und nimm den Radius der Drehbewegung auch hier bewusst wahr.

Tipp

Wenn du ohne Wander- oder Walkingstöcke unterwegs bist, tut es auch ein Ast als Hilfsmittel, der sich fast überall auf dem (Wald-)Boden finden lässt.

Oberkörperdrehung III

dehnt die Schulter-, Bauch- und Wirbelsäulenmuskulatur

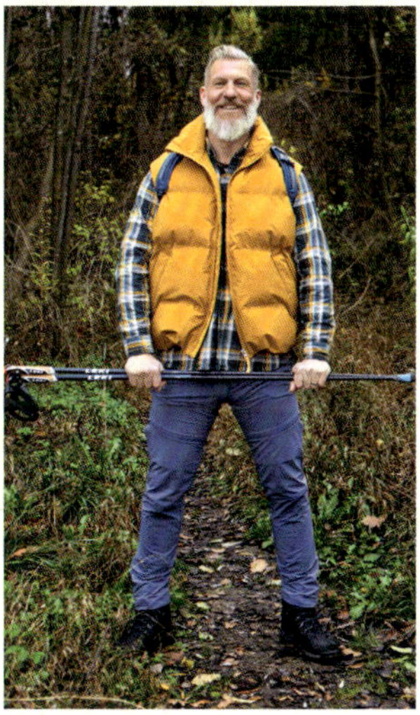
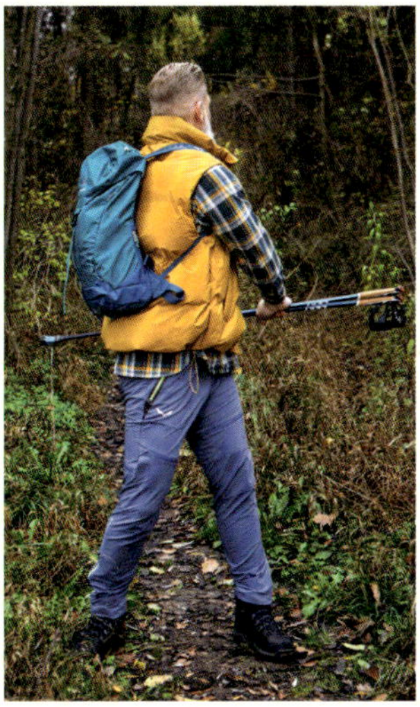
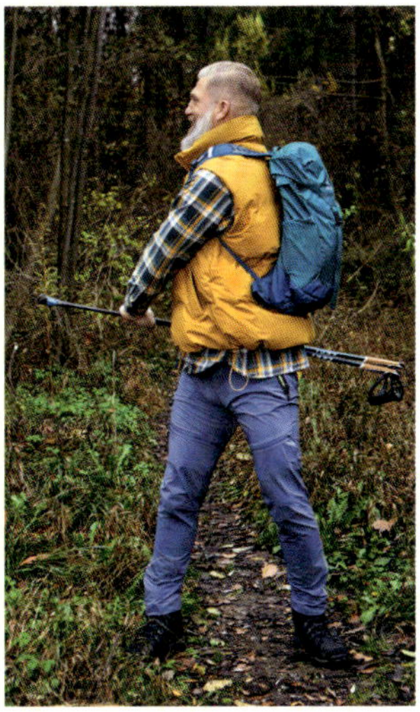

SCHRITT 1

Du stehst aufrecht, die Füße etwa schulterbreit auseinander. Deine Hände umfassen die Wanderstöcke in einem Abstand von ca. 30 cm. Die Handflächen zeigen zu dir, deine Arme hängen locker vor dem Körper.

SCHRITT 2

Drehe deinen Oberkörper nun langsam nach rechts. Deine Beine bleiben dabei fest am Boden stehen. Nutze den gesamten Bewegungsspielraum deiner Körpermitte.

SCHRITT 3

Drehe dann deinen Oberkörper langsam nach links. Achte darauf, dass die Beine weiterhin fest am Boden sind, und nimm den Radius deiner Drehbewegung auch hier bewusst wahr.

10x wiederholen

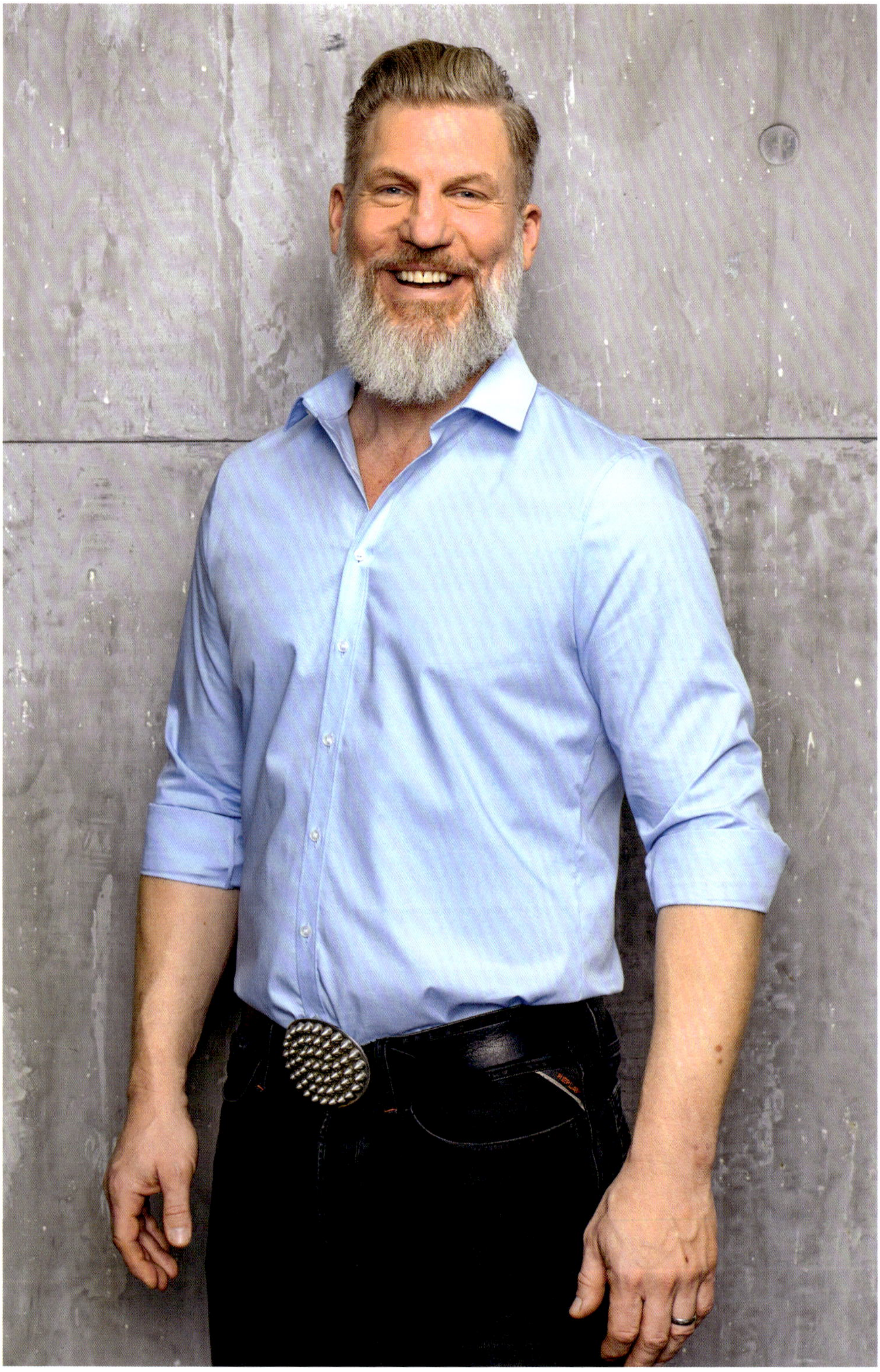

Danksagung

Umgeben von gleichgesinnten Menschen machen nicht nur Bewegung und Sport mehr Freude – auch das Erschaffen eines Buches fällt in einem bewährten und erfolgreichen Team viel leichter.

Erneut hat mich die Zusammenarbeit mit der Mannschaft vom ZS Verlag um die Personen Nadine Widl und Kathrin Ullerich beflügelt – und die Anregungen und Ideen meiner eloquenten Co-Autorin Franziska Pfeiffer waren wie immer hilfreich und unterstützend.

Unter Ausnutzung aller ihnen zur Verfügung stehenden Möglichkeiten haben Deutschlands Top-Fotograf Michael Wilfling, die bezaubernde Visagistin Milka Barbin und der Barbier meines Vertrauens Robert Schott es wieder einmal geschafft, mich im Foto so jung erscheinen zu lassen, wie ich wirklich bin. Dieses Shooting wie alle anderen Pressearbeiten werden hochmotiviert von Franz Jentzsch und Stephan Strauss von 31Media organisiert.

Ebenfalls ein Dank für die seit Jahren vertrauensvolle Zusammenarbeit an mein Management in Person von Daniela Ramsperger und Jürgen Evers.

Die Konzeption eines neuen Buches gelingt mir nur dann, wenn ich mich auf dieses Projekt zu hundert Prozent konzentrieren kann. Dies glückt mir bei einer (manchmal) 7-Tage-Arbeitswoche nur, weil meine Frau Melanie mir hierzu den Rücken freihält, mich in meiner knappen Freizeit das Schreiben gewähren lässt – und dennoch regelmäßige Bewegung mit mir schätzt.

Das Geschriebene geht dann zur Endabnahme an meinen geschätzten Freund und Kollegen Dr. Patrick Julius, der kritisch wie immer – dafür freundlicherweise unentgeltlich und zügig – seinen Senf dazu gibt (bzw. geben muss).

Der letzte Dank geht an meine Eltern und meinen Bruder Martin. Mit ihnen zusammen habe ich in meiner Kindheit Bewegung und Sport gelebt – und schätze es auch heute weiterhin.

Euer

SACHREGISTER

A

Abnehmen 56, 57 f., 79, 102 f.

B

Barfußgehen 24 f.
Bewegung 14 f., 24, 44-59,
Bewegungsmangel 20, 48, 52
Blutdruck 18, 22, 50 f., 81, 97
Burn-out 16

C/D

Cholesterin 51
Depressionen 58 f.
Diabetes 52 f.,

E/F

Eislaufen 114 ff.
Fitnessstudio 44, 64 f.

G

Gelenke 48 f., 50, 57, 76 f.,
Glukose 52 f., 55
Golfen 89 ff.

H

Hautkrebs 23
Herz 17, 50 f., 57, 81, 88, 90
Herz-Kreislauf-Erkrankungen 17, 19, 35, 65, 111

I/J

Immunsystem 25, 26, 54
Joggen 45, 78-82

K

Kanufahren 101 ff.
Klettern 82-85
Knochen 47 ff., 65, 93
Knorpel 93
Konzentration 16
Krebs 54 f.

L

Langlauf 113
Lichtverschmutzung 28 f.
Luftverschmutzung 21

M

Marathon 55
Meditieren 29
Muskeln 19, 44 ff., 53, 56 f., 99

N/O

Nordic Walking 76 ff.
Osteoporose 47 f.

R

Radfahren 86-89
Rodeln 112
Röntgenstrahlen 21

S

Schimmelpilze 21
Schwimmen 92-98.
Skifahren 110-113
Snowboarden 110-113
Solarium 23
Sonnenbaden 22, 23, 99
Sonnenbrand 22, 23, 73
Spazierengehen 66 f., 70
Stand-Up-Paddling 98-101

U/V

Übergewicht 48, 56 f., 80
Umweltsyndrome 22
Vitamin D 22 f., 47, 65

W

Wakeboard 106-109
Waldbaden 18, 68 f.
Wandern 10, 70-76
Wasserski 106-109
Wassertreten nach Kneipp 26
Wellenreiten 103-106
Winterbaden 116

Z

Zecken 33
Zivilisationskrankheiten 14, 17, 19, 80

ÜBUNGSREGISTER

A

Abfahrtshocke 122
Achillessehnentraining 156
Armkreisen 127
Armstütz 132
Armstütz mit Beinheben 157
Aststemmen 161
Aststemmen und Rudern, kombiniertes 162
Aufsteiger 130 f.
Ausfallschritt 123

B

Balancewaage 145
Balancieren 144
Beckenlift, erhöhter 136
Bizeps Curl 143
Box Jump 154

D

Dehnung der Brust-, Schulter- und vorderen Halsmuskulatur 173
Dehnung der Gesäß- und Oberschenkelmuskulatur 172
Dehnung der Hüftbeugemuskulatur 170
Dehnung der Hüftbeugemuskulatur, Oberschenkelvorderseite und Wade 164
Dehnung der Oberschenkelinnenseite 163
Dehnung der seitlichen Oberkörpermuskulatur 171
Dehnung von Brust und Schulter 166
Dehnung von Hüftbeugermuskulatur, Oberschenkelrückseite und Wade 167
Dehnung von Oberschenkelrückseite und Wade 169
Dehnung von Schulter-, Bauch-, Brust- und Wirbelsäulenmuskulatur 165
Dehnung von Schulter und Oberarminnenseite 168
Dip 152

F

Flieger 146
Flieger am Baum 139
Frontheben 126

K

Klimmzüge am Baum 138
Kniebeuge 174
Kniebeuge mit Gewicht 159
Kniestrecker 129

L

Liegestütz am Baum 137
Liegestütz, erhöhter 133
Liegestütz, umgekehrter erhöhter 155

O

Oberkörperdrehung I 142
Oberkörperdrehung II 176
Oberkörperdrehung III 177
Oberschenkeldrücken im Sitzen I 134
Oberschenkeldrücken im Sitzen II 135
Oberschenkelsitz 158

R

Rückenstrecker 175
Rudern I 140
Rudern II 141
Rumpfbeuge, wechselseitige 124 f.

S/T

Schultertippen im Liegestütz 150
Strecksprung 151
Thorax-Rotator 128
Thruster 160

U/W/Y

Unterarmstütz 148
Unterarmstütz, seitlicher 149
Waage halten 153
Yoga-Asana „Baum" 147

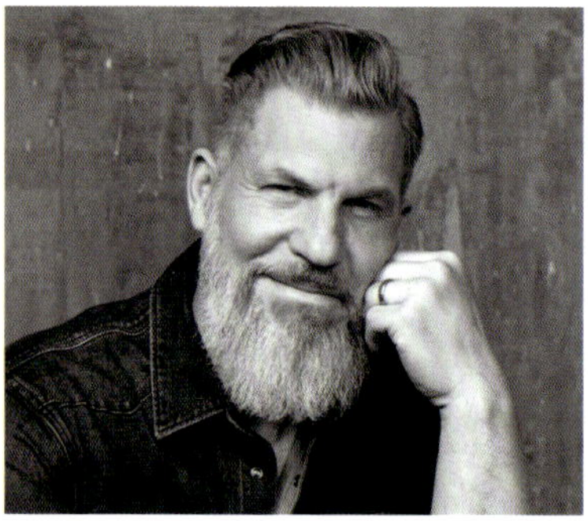

ZUM AUTOR

Revierdoc **Matthias Manke** – Facharzt für Orthopädie mit eigener Praxis in Bochum-Wattenscheid und Bestseller-Autor – ist für dieses Buch in die Rolle des „Doktor Draußen" geschlüpft, um möglichst viele Menschen mit seiner Begeisterung für Bewegung unter freiem Himmel anzustecken. Denn dass Sitzen das neue Rauchen ist, weiß er nicht nur aus den Krankenakten seiner Patienten, sondern auch aus eigener schmerzvoller Erfahrung. Umso wichtiger ist dem bekennenden Naturliebhaber und Outdoor-Sportler, andere zu motivieren und von seinem Credo „Bewegen ist leben" zu überzeugen. Schließlich ist draußen an der frischen Luft Sport zu treiben die beste rezeptfreie Medizin – noch dazu ganz ohne Nebenwirkungen – und ein all-inclusive Wohlfühlpaket für Körper, Geist und Seele.

Weitere Bücher des Autors:

→ Dr. M. Manke:
Wenn der Orthopäde Rücken hat
→ Dr. M. Manke / T. Rose:
Einfach genial gesund

IMPRESSUM

Hinter jedem tollen Buch steckt ein starkes Team
Projektleitung: *Nadine Widl*
Texte: *Matthias Manke, Franziska Pfeiffer*
Lektorat: *Nadine Widl*
Covergestaltung: *ZERO Werbeagentur, München*
Grafische Gestaltung: *ZERO Werbeagentur, München*
Satz: *Dorothee Griesbeck, München*
People-Fotografie (Autor): *31Media GmbH, Michael Wilfling*
Haare & Make-up: *Milka Barbin*
Weitere Fotos und Illustrationen: *Shutterstock*
Herstellung: *Frank Jansen*
Producing: *Jan Russok*
Druck & Bindung: *optimal media GmbH, Röbel*

1. Auflage 2023

Kaiserstraße 14 b
D-80801 München
ISBN: 978-3-96584-353-0

HINWEIS

Die Ratschläge in diesem Buch wurden mit größter Sorgfalt von Autor und Verlag erarbeitet und geprüft. Eine Garantie kann jedoch nicht übernommen werden. Ebenso ist eine Haftung des Autors bzw. des Verlags und seiner Beauftragten für Personen-, Sach- oder Vermögensschäden ausgeschlossen. Erkrankungen mit ernstem Hintergrund gehören in ärztliche Behandlung! Bei bereits bestehenden Beschwerden kann das Buch daher keinen fachärztlichen Rat ersetzen.

LIEBE LESERINNEN, LIEBE LESER,

wie schön, dass Sie ein Buch von ZS in den Händen halten. „jetzt leben!“ ist das Motto unseres Verlages. Es steht für Genuss und Inspiration, Unterstützung und Motivation. Ob Kulinarik oder Fitness, Gesundheit oder Lebenshilfe – seit über 30 Jahren bieten wir kompetente Ratgeber für (fast) alle Lebenslagen. Wir lieben Tradition genauso wie Innovation – sie treiben uns an. Unsere Autorinnen und Autoren sind Menschen, die zu ihrem Thema wirklich etwas zu sagen und zu schreiben haben. Unsere Produkte sind erzählerisch, appetitmachend und als gedruckte Bücher haptisch echte Erlebnisse. Für Sie mit ganz viel Liebe gemacht! Entdecken Sie mehr aus unserer wunderbaren Welt!

UNSER VERLAGSHAUS

Mit Standorten in München, Hamburg und Berlin zählt die Edel Verlagsgruppe zu den größten unabhängigen Buchanbietern Deutschlands. Zur Edel Verlagsgruppe gehört unter anderem ZS mit seinen Lizenzmarken Dr. Oetker Verlag, Kochen & Genießen und Phaidon by ZS.

ZS - Ein Verlag der Edel Verlagsgruppe
www.zsverlag.de
www.facebook.com/zsverlag
www.instagram.com/zsverlag

FÜR DIE UMWELT

ZS unterstützt bei der Produktion dieses Buches das Projekt „Junge Riesen für die nächsten 100 Jahre“ im Naturpark Nossentiner/Schwinzer Heide. Damit wird ein Anteil der unvermeidbaren CO2-Emissionen im direkten Umfeld des Produktionsstandortes kompensiert.

PARTNER
Naturpark Nossentiner/Schwinzer Heide
www.optimal-media.com/naturschutzprojekt-001

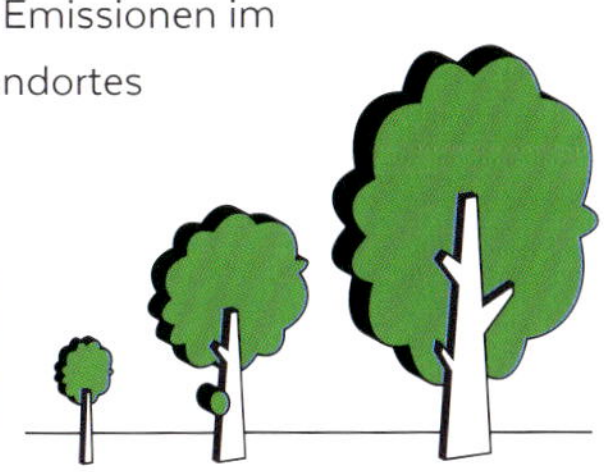

NEWSLETTER

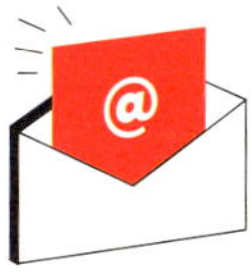

Was koche ich heute Feines? Und wie geht das – schmackhaft und gesund?

Melden Sie sich jetzt zum ZS-Genuss-Service an und verpassen Sie keine kulinarischen und gesundheitlichen Trends mehr.
Wir informieren Sie regelmäßig über unsere Neuerscheinungen, Aktionen oder Gewinnspiele und verraten Ihnen unsere Lieblingsrezepte!

GEWINNEN

Unter allen Neuabonnierenden verlosen wir jeden Monat eine *ZS-Genuss-Box* im Wert von 75,00 €.

Jetzt anmelden unter:
www.zsverlag.de/newsletter

oder den QR Code scannen:

ANMELDEN!